Schriftenreihe Neurologie — Neurology Series

# 12

H. Lange-Cosack · G. Tepfer

# Das Hirntrauma
# im Kindes- und Jugendalter

*Klinische und hirnelektrische
Längsschnittuntersuchungen an 240 Kindern und Jugendlichen
mit frischen Schädelhirntraumen*

Unter Mitarbeit von H.-J. Schlesener

Mit einem Geleitwort von W. Tönnis

Mit 45 Abbildungen in 83 Teilfiguren

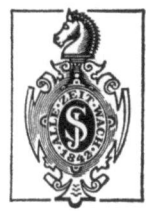

Springer-Verlag Berlin · Heidelberg · New York 1973

H. LANGE-COSACK, Professor Dr.
Chefärztin der Neurologisch-Psychiatrischen Abteilung
des Städtischen Krankenhauses Neukölln, Berlin

G. TEPFER
Fachärztin für Neurologie und Psychiatrie
Leiterin des EEG-Labors am Städtischen Krankenhaus Neukölln, Berlin

Die Arbeit wurde mit Unterstützung des Bundesministeriums für Arbeit
und Sozialordnung erstellt

ISBN-13: 978-3-642-95244-9     e-ISBN-13: 978-3-642-95243-2
DOI: 10.1007/978-3-642-95243-2

*Dem Andenken*
*von Johannes Lange*
*und Hugo Spatz*

# Geleitwort

Nach dem Kriege wandte sich das allgemeine Interesse wieder den Hirnverletzungen der Kinder und Jugendlichen, ihrer Behandlung und Rehabilitation zu.

So ist es sehr zu begrüßen, wenn nun über den Verlauf und die Rückbildung der cerebralen Schäden an 240 Fällen bei einer Beobachtungsdauer bis zu 11 Jahren berichtet werden kann. Dabei tauchen natürlich gleich die Fragen nach der rechtzeitigen Rehabilitation auf. Sicher ist, daß die Behandlung der Ausfälle nicht früh genug beginnen kann, wie wir es an den Erfahrungen bei unseren Hirnverletzten während des Krieges beobachten konnten.

Parallel laufende EEG-Ableitungen sowie psychologische Testverfahren ergänzen sehr wirkungsvoll die neurologisch gewonnene Beurteilung von der Art und Ausdehnung der Hirnschädigung.

Bei der Häufigkeit der Verkehrsunfälle — gerade bei Kindern — verdient dieser Bericht eine besondere Beachtung.

Die Arbeit dürfte vor allem bei den erstversorgenden Chirurgen und ihren beratenden Neurologen und Psychiatern besonderes Interesse finden.

Etwas möchte ich noch hinzufügen, was mir sehr am Herzen liegt: Es fehlen heute noch ausreichende Einrichtungen stationärer und vor allen Dingen ambulanter Art für die Rehabilitation von hirnverletzten Kindern und Jugendlichen, die in den üblichen Tagesstätten für „Körperbehinderte Kinder" wegen ihres — mindestens vorübergehend — auffälligen Sozialverhaltens nicht tragbar sind und auch nicht optimal gefördert werden können.

Wie notwendig die Einrichtung derartiger Zentren ist, geht auch aus den vorliegenden Untersuchungen eindringlich hervor.

Köln-Lindenthal, im Sommer 1973                                        W. Tönnis

# Vorwort

Unter den Schäden, die Leben und Gesundheit unserer Jugend bedrohen, nehmen die Unfälle einen immer breiteren Raum ein. Nach Rückgang der Mortalität durch Infektionskrankheiten sind sie zur häufigsten Todesursache in dieser Altersgruppe geworden. Besonders beunruhigend ist die ständige Zunahme der Verkehrsunfälle. Nach der Bundesstatistik stieg die Zahl der Kinderunfälle (1.—14. Lj.) im Straßenverkehr von 33 000 im Jahre 1953 auf 63 400 im Jahre 1967. Bezogen auf 100 000 lebende Kinder verunfallten 1953 im Straßenverkehr 313 und 1967 467 Kinder. Das Risiko dieser Altersgruppe, im Straßenverkehr zu verunglücken, hat sich demnach in 15 Jahren um 50% erhöht. Dieser Anstieg setzte sich in den folgenden Jahren weiter fort und betrifft auch die Jugendlichen. Die Zunahme der Unfälle hat auch eine Zunahme der Hirntraumen zur Folge. Besonders häufig wird der kindliche Schädel bei Verkehrsunfällen verletzt, nach klinischen Statistiken in 50—70% gegenüber 30% bei anderen Unfällen. Durch die großen kinetischen Energien, die im modernen Straßenverkehr wirksam werden, kommt es vielfach zu besonders schweren Hirntraumen. Sowohl die zahlenmäßige Zunahme als auch die Zunahme der schweren Traumen zwingen uns, einerseits der Unfallverhütung, andererseits der Rehabilitation hirnverletzter Kinder und Jugendlicher volle Aufmerksamkeit zuzuwenden.

Die vorliegende Untersuchung geht auf eine Anregung von Herrn Prof. TÖNNIS zurück und wurde mit Unterstützung des Bundesministeriums für Arbeit und Sozialordnung durchgeführt. Sie hat sich die Aufgabe gestellt, das akute posttraumatische Stadium sorgfältig zu beobachten und durch neurologische, psychiatrische und hirnelektrische Verlaufskontrollen Hinweise für die Prognose zu gewinnen. Die klinischen Untersuchungen wurden von H. LANGE-COSACK und G. TEPFER, die EEG-Untersuchungen von G. TEPFER durchgeführt. Die Zusammenstellung und Auswertung der testpsychologischen Ergebnisse und die statistischen Berechnungen übernahm Dipl.-Psych. H.-J. SCHLESENER. An den psychologischen Untersuchungen beteiligten sich die Diplompsychologinnen ROSEMARIE NEUMANN und ANGELIKA TRETOW.

Den Chefärzten der Chirurgischen Abteilung, Herrn Dr. VON BRAMANN und Herrn Prof. BÜCHERL, den Chefärzten der Neurochirurgischen Abteilung, Herrn Prof. PENZHOLZ und Herrn Prof. WENKER, der Chefärztin des Neuköllner Kinderkrankenhauses, Frau Dr. KUJATH, und den Vorständen der Neurochirurgischen Universitätsklinik am Klinikum Westend, Herrn Prof. STENDER und Herrn Prof. SCHULZE, spreche ich für die freundliche Unterstützung unserer Bemühungen und für die Überlassung von Krankenpapieren meinen besten Dank aus.

Bei Erhebung der Anamnesen und Katamnesen waren die heilpädagogischen Leiterinnen unserer Kinderstation HILDE FRIES, RENATE TRENNER und MAREN FUCHS behilflich. An den klinischen Befunderhebungen beteiligten sich Frau Dr. GERDA KAMMER, Dr. BRAASCH und Dr. RIEBEL. Die auf der neurologischen Kinderstation tätigen Krankenschwestern LISELOTTE FISCHER und RENATE JANSEN haben mit ihrer guten Beobachtungsgabe und ihrem Einfühlungsvermögen unsere Arbeit sehr unterstützt. Die Krankengymnastinnen EVA BUCHER und KARIN VALENTIN bemühten sich um neue Ansätze in der Bewegungstherapie schwer hirnverletzter Kinder. Die Lehrerin INGEBORG KRELL versuchte sie schulisch indiviuell zu fördern. Die Mehrzahl der EEG-Ableitungen wurde von LUISE NEUMANN vorgenommen. Die photographischen Aufnahmen stammen von Dr. BRAASCH und Frl. ZIMMERMANN, die graphischen Darstellungen von Herrn KLAUS RACH. Ihnen allen sei für ihre Mitarbeit herzlich gedankt.

Dank gebührt schließlich noch meiner unermüdlichen Sekretärin BERTA NEUMANN für die langwierigen und mühsamen Schreib- und Registrierarbeiten. Auch Frau JOHANNA BÖHM spreche ich für ihre Hilfe bei den Schreibarbeiten meinen Dank aus.

Die Untersuchungen und ihre Auswertung gestalteten sich umfangreicher und zeitraubender als ursprünglich vorgesehen war, da es uns wichtig erschien, auch das Spätstadium einzubeziehen. Wenn dadurch eine bessere Beurteilung der viel umstrittenen Prognose der Schädelhirntraumen im Kindes- und Jugendalter möglich sein sollte und wenn sich die Anregungen für die Frührehabilitation als brauchbar erweisen sollten, wäre der Zweck unseres Forschungsvorhabens erfüllt.

Berlin-Neukölln, im Sommer 1973                                     H. LANGE-COSACK

# Inhaltsverzeichnis

# I. Einleitung

## 1. Fragestellung

Hirnverletzungen nehmen unter den traumatischen Körperschäden dadurch eine Sonderstellung ein, daß sie nicht nur zu körperlichen, sondern auch zu vorübergehenden oder bleibenden psychischen Störungen führen. Bei Erwachsenen sind uns die Folgezustände durch Erfahrungen mit Kriegsverletzungen, mit Arbeits- und Verkehrsunfällen recht gut bekannt. Ihre Beurteilung wird durch den Vergleich mit relativ konstanten prätraumatischen Persönlichkeitszügen erleichtert; ferner können Bildungsniveau, Beruf und soziale Integration wichtige Hinweise auf den Zustand vor dem Unfall geben. Die Prognose von Hirntraumen im Kindesalter ist viel schwieriger zu beurteilen und ist sehr umstritten. Über die prätraumatischen Persönlichkeitsmerkmale und die Entwicklungspotenzen kann um so weniger ausgesagt werden, je jünger das Kind ist, wenn es die Verletzung erleidet. Bei der Beurteilung des posttraumatischen Verlaufes, besonders wenn sich dieser über Jahre hinzieht, muß außerdem die Interferenz zwischen psychischer Restitution und entwicklungspsychologischer Eigengesetzlichkeit in Rechnung gestellt werden. Es kommt noch hinzu, daß die Informationen über das akute Verletzungsstadium gerade bei Kindern oft unzureichend sind, da sie selbst keine Auskunft zu geben vermögen. Für die Beurteilung der Spätfolgen ist aber die Kenntnis des akuten Symptomenbildes eine wichtige Voraussetzung. Deshalb entschlossen wir uns, an einer größeren Serie von Kindern und Jugendlichen mit frischen Schädelhirntraumen aller Schweregrade die klinischen Symptome und die EEG-Veränderungen von Anfang an fortlaufend zu registrieren und den Heilungsverlauf anhand der Rückbildung der neurologischen, psychiatrischen und hirnelektrischen Symptome zu verfolgen. Nach leichten Verletzungen lassen sich auf diese Weise flüchtige neurologische, psychopathologische und hirnelektrische Symptome als Ausdruck einer cerebralen Beteiligung feststellen, die bei den üblichen Routineuntersuchungen oft übersehen werden. Nach schweren Verletzungen ermöglicht die Beobachtung der Frühsymptome und der Reihenfolge, des Tempos sowie der Vollständigkeit ihrer Rückbildung eine bessere Beurteilung des pathophysiologischen Geschehens und des Heilungsverlaufes. Bei den Schwerverletzten wurde die Beobachtung möglichst lange ausgedehnt, bis eine völlige Genesung oder eine Stabilisierung der Befunde erreicht war. Bei einem Teil der Leichtverletzten und bei sämtlichen Schwerverletzten wurden nach größeren Zeitabständen klinische und hirnelektrische Kontrollen vorgenommen, so daß in diesen Fällen eine klare Gegenüberstellung von Initialstadium und Spätfolgen möglich ist. Der Einfluß unfallfremder Faktoren auf das klinische Bild und auf das EEG wurde besonders beachtet. Bevor über die eigenen Untersuchungsergebnisse berichtet wird, soll eine kurze Übersicht über die bisher vorliegenden Publikationen gegeben werden.

# 2. Literaturübersicht

Mit den *Spätfolgen nach Hirntraumen im Kindesalter* haben sich verschiedene Autoren beschäftigt:

Auf die ältere Literatur, in der die Folgen von Hirnverletzungen im Kindesalter unter sehr verschiedenen Aspekten behandelt werden, soll hier nicht eingegangen werden. Eine ausführliche Darstellung der Weltliteratur enthält die 1962 erschienene Monographie von LEISCHNER [132] über das Lebensschicksal von 50 Kindern und Jugendlichen, die vor dem 20. Lebensjahr eine schwere offene oder gedeckte Hirnverletzung erlitten hatten. Er stellte fest, daß nach einem Beobachtungszeitraum von 16—41 Jahren mehr als die Hälfte der Patienten entweder im erlernten oder in einem weniger differenzierten Beruf tätig waren; 14 Pat. waren invalidisiert und 10 verstorben. Als prognostisch ungünstige Faktoren bezeichnete LEISCHNER die Tatsache der offenen Hirnverletzung, die temporale Lokalisation und die traumatische Epilepsie, die in der günstigsten Gruppe bei 11,1%, in den übrigen Gruppen bei 43,7—45,4% vorkam.

Katamnestische Erhebungen anderer Autoren ergaben ebenfalls, daß bei einem erheblichen Teil der Patienten, die im Kindes- und Jugendalter eine schwere Hirnverletzung durchgemacht hatten, die volle oder weitgehende soziale Wiedereingliederung gelang, daß bei einem kleineren Teil aber Defektsymptome bestehen blieben (BLAU [18], LUTZ [146/147], LANGE-COSACK und NEVERMANN [123], OTTO [174], LUXEY et al. [148]). Weniger günstige Verläufe wurden von NEUGEBAUER [165/68] und von SCHMUKLERSKI [215] mitgeteilt.

Serienmäßige Nachuntersuchungen von Kindern mit Schädelhirntraumen aller Schweregrade wurden von RIGGENBACH [198], PROBST [194], ROWBOTHAM et al. [202], HARRIS [80], LAUX und BUES [128] und von JENSEN und GEISLER [106] durchgeführt. Die Mortalität liegt in diesen Serien zwischen 7,6 und 12%, die Häufigkeit hirnorganischer Anfälle zwischen 2% [106, 128] und 26% [80]. Von LANGE-COSACK und NEVERMANN wurde die Quote der Spätepilepsie mit 22,2%, von SCHMUKLERSKI mit ca. 30% und von NEUGEBAUER für sein ungünstiges versorgungsärztliches Krankengut mit 56% angegeben.

Besonders hervorzuheben ist die auslesefreie Längsschnittuntersuchung von LAUX und BUES an 234 zwischen dem 1.—20. Lebensjahr verletzten Kindern, die einen Beobachtungszeitraum von 2—11 Jahren umfaßt. Die Initialstadien wurden in 4 Schweregrade unterteilt: 1. Leichte Initialsyndrome hatten 73,1%; 2. mittelschwere Initialsyndrome 10,2%; 3. schwere Initialsyndrome 6,8% und 4. schwerste Initialsyndrome 3,1% der Verletzten. Während die neurologischen Restsymptome meist geringfügig waren, nahmen die psychischen Veränderungen (Hirnleistungsschwäche, Wesensveränderung, hirnorganische Hyperkinese) einen wichtigen Platz ein. Es ergab sich insofern eine Beziehung zum Schweregrad der akuten Symptome, als der prozentuale Anteil psychischer Allgemeinveränderungen mit dem Schweregrad ansteigt. Langdauernde oder bleibende psychische Symptome, insbesondere die hirnorganische Hyperkinese, kamen aber auch nach leichten Initialsyndromen vor. SELIGMANN [206] hält die hirnorganische Hyperkinese, die sie bei 23 von 52 verletzten Kindern fand, abweichend von BLAU und von LAUX und BUES, nur für ein vorübergehendes Symptom, das etwa nach einem Jahr eine gute Besserungstendenz zeigt.

Die meisten Autoren stimmen darin überein, daß nach Hirntraumen im Kindesalter den neurologischen Restsymptomen eine geringere Bedeutung zukommt als den psychischen, die die Entwicklung maßgebend beeinträchtigen können. Daß die Ergebnisse in anderen Punkten abweichen, hängt wohl damit zusammen, daß über Anlagemängel und Vorschäden und über die traumatischen Initialsyndrome nicht genügend Einzelheiten bekannt sind.

In der 1971 von KLEINPETER [112] vorgelegten katamnestischen Studie, die von einem auslesefreien chirurgischen Krankengut von 487 Kindern des 1.—15. Lebensjahres und 94 Kindern der Neuropsych. Abt. ausgeht, werden die cerebralen Vorschäden (rd. 20%) sorgfältig beachtet und von den Unfallfolgen abgegrenzt. 203 Kinder mit Commotio oder Schädelprellung ohne cerebrale Beteiligung wurden katamnestisch durch Fragebogen erfaßt. Bei diesen entsprach der Schulbildungsgang dem Durchschnitt. Subjektive Beschwerden wurden bei 22,7%, Verhaltensstörungen bei 19% angegeben. 196 Kinder mit mittelschweren und schweren Verletzungen, darunter 8 Apalliker, wurden persönlich nachuntersucht (Schweregrad I nach TÖNNIS = 66, II = 93, III = 37). Subjektive Beschwerden wurden anfangs von der Hälfte, nach 5 Jahren etwa noch von einem Drittel angegeben. Neurologische Abweichungen hatten 38%, eine Spätepilepsie 16%, Verhaltensauffälligkeiten 60% der Gr. I, 75% der Gr. II und 95% der Gr. III; meist wurden Unruhe und Reizbarkeit, nach schweren Traumen auch Antriebsmangel mit Verlangsamung beobachtet. Die Schwachsinnshäufigkeit betrug nach Aussonderung der prätraumatisch Schwachsinnigen bei Gr. I 8%, bei Gr. II 11%, bei Gr. III 39%. Vor dem Unfall besuchten 8,5%, nachher 22% eine Hilfsschule. Schwere Störungen der Intelligenzentwicklung waren bei Kindern mit frontalen und frontotemporalen Verletzungen häufiger als bei den anderen. Die Verfasserin kommt zu dem Schluß, daß die Prognose vom Schweregrad des Hirntraumas, vom Unfallalter und von der Lokalisation abhängt.

Das *akute Verletzungsstadium* wurde vorwiegend im *neurochirurgischen Schrifttum* behandelt. Da die Unterteilung in Commotio als voll reversible traumatische Funktionsstörung der mesodiencephalen Übergangsregion und in Contusio als substantielle Hirnschädigung den neurophysiologischen Vorstellungen nicht mehr entspricht [140, 141, 233, 333, 334, 335, 358] und da auch die klinische Unterscheidung schwierig sein kann, wurden andere Einteilungsprinzipien vorgeschlagen. TÖNNIS und LOEW [140, 233] nahmen die Rückbildungsdauer der akuten Symptome zum Maßstab und unterschieden Hirnschaden I bei Rückbildung innerhalb von 4 Tagen, Hirnschaden II bei Rückbildung innerhalb von 3 Wochen und Hirnschaden III bei längerer Rückbildungsdauer oder bleibenden Ausfällen. Von BUES und SCHMIDT [28] wurde die bereits erwähnte phänomenologische Einteilung nach der Dauer der Bewußtseinsstörung unter gleichzeitiger Berücksichtigung neurologischer Symptome in leichte, mittelschwere, schwere und schwerste Initialsyndrome vorgeschlagen.

In einer Studie von FROWEIN, AUF DER HAAR, TERHAAG, KINZEL und WIECK [61 a] werden bei 100 Verletzten (50 Erwachsene, 50 Kinder und Jugendliche bis 20 Jahre) mit einer Bewußtlosigkeit von 2—27 Tagen Initialsyndrom und Ergebnis der Nachuntersuchung nach 2 bis 13 Jahren gegenübergestellt (dort auch Literaturübersicht). Mit zunehmender Dauer der Bwl verschlechterte sich die Erholungsfähigkeit, die bei den jüngeren Verletzten deutlich besser war als bei den älteren. HJERN und NYLANDER [84] fanden dagegen keine sichere Korrelation zwischen Dauer der Bwl und Schwere der Folgeerscheinungen.

Den neurochirurgischen Publikationen ist zu entnehmen, daß die Prognose schwerer Hirnverletzungen bei jüngeren Patienten in der Regel günstiger zu sein scheint als bei Erwachsenen, obwohl im akuten Stadium durch die besondere Reaktionsweise des kindlichen Organismus, die Neigung zum Hirnödem, zu Krampfanfällen und zu vegetativen Dysregulationen, eine erhöhte Gefährdung bestehen kann [57, 58, 61 a, 72, 183, 235, 244]. Die Häufigkeit sekundärer Bwl bei Kindern, auch beim Fehlen eines raumverdrängenden Hämatoms, wird von TESTARD und HOROSZOWSKI [227] besonders betont.

Der akuten posttraumatischen Phase wurde von *kinderpsychiatrischer Seite* bisher wenig Beachtung geschenkt. Wenn man von den Beobachtungen von BLAU und von LUTZ absieht, wurde das Initialstadium meist nur summarisch abgehandelt. Nachdem durch die Verbesserung der neurochirurgischen Frühversorgung und die moderne Intensivtherapie die Überlebens- und Heilungschancen nach schweren Verletzungen zugenommen haben, wurden in letzter Zeit mehrfach Einzelbeobachtungen sehr schwerer Fälle, insbesondere auch Verläufe nach apallischen Syndromen beschrieben [7, 35, 67, 68, 84, 178, 205, 235].

Auch unter den *Publikationen über das EEG nach kindlichen Hirntraumen* finden sich solche, die nur auf das Spätstadium eingehen [111, 174, 367]. Andere befassen sich

mit dem akuten Stadium und dem Rückbildungsstadium. EEG-Längsschnittunter-
suchungen in systematischer Form liegen allerdings bisher nicht vor. Posttraumatische
EEG-Untersuchungen bei Kindern wurden zuerst von MELIN [332], später auch von
SILVERMAN [355] und LENARD [326] durchgeführt. Sie gliederten ihr Krankengut
nach klinischen Gesichtspunkten und ordneten diesen die EEG-Befunde zu.

MELIN, der über 134 Kinder mit akuten Verletzungen verschiedener Schweregrade berichtete, unterschied 4 Gruppen von Schädel-Hirntraumen: Gr. 1 ohne nennenswerte klinische
Symptome, Gr. 2 mit kurzer Bwl oder Benommenheit und mit Erbrechen, Gr. 3 mit länger
dauernder Bwl oder stärkeren Allgemeinbeschwerden und Gr. 4 mit Bwl oder Benommenheit
und ausgeprägten Krankheitserscheinungen über mehr als 12 Std. Mehr als die Hälfte wurde
innerhalb von 24 Std nach dem Unfall abgeleitet. Zwischen der Schwere des Traumas und den
EEG-Veränderungen fand sich eine gute Übereinstimmung. Normale EEG-Befunde wurden bei
62%/o der Gr. 1, 41%/o der Gr. 2 und bei 2%/o der Gr. 3 registriert; in der Gr. 4 waren alle
Befunde pathologisch. Sofern die pathologischen Befunde später kontrolliert wurden (73 Fälle),
überdauerten die EEG-Veränderungen die klinischen Symptome.

SILVERMAN, der 100 Kinder im Verlauf von 4 Wochen nach dem Unfall untersuchte, nahm
eine ähnliche Einteilung vor. 66 der 100 Kinder hatten pathologische Befunde, die der Schwere
des Traumas weitgehend entsprachen. Nach Verlaufskontrollen bei 56 Kindern, die bis zu
2 Jahren, aber nicht systematisch erfolgten, nahm die Häufigkeit pathologischer Befunde allmählich ab.

LENARD übernahm die Gruppeneinteilung von SILVERMAN. In seinem Krankengut von
354 Kindern im 1.—10. Lebensjahr mit Schädelhirntraumen aller Schweregrade war das Säuglingsalter besonders repräsentiert. Nach schweren Traumen fand er eine bessere Übereinstimmung zwischen dem klinischen und dem hirnelektrischen Befund als nach leichten Traumen. Bei
der Erstableitung innerhalb eines Monats nach dem Unfall hatten 34%/o der Kinder mit gering-
fügigen Traumen, 60%/o mit leichten, 46%/o mit mäßigen oder mittelschweren und 28%/o mit
schweren Traumen bereits ein normales EEG. Kontrollen der Kinder mit pathologischen Erst-
befunden ergaben vielfach eine Normalisierung nach 6—12 Monaten.

Von LERIQUE-KOECHLIN et al. [327] wurde die Rückbildung der EEG-Veränderungen zum Einteilungsprinzip gewählt und im Initial- und Remissionsstadium mit
den klinischen Symptomen in Beziehung gesetzt.

254 Kinder bis zu 15 Jahren mit frischen Hirntraumen verschiedener Schweregrade wurden erfaßt. Die EEG-Befunde wurden im ersten Monat registriert und bei einem Teil mehrere
Jahre verfolgt. 122 Kinder hatten schon bei der Erstuntersuchung normale Befunde. Bei 23%/o
der Kinder mit pathologischem Erstbefund normalisierte sich das EEG nach 3 Monaten und bei
25%/o zwischen dem 4. und 24. Monat (1. und 2. Gr.); auch klinisch bestanden keine Restsymptome. In weiteren 42%/o besserte sich das EEG allmählich, ohne sich völlig zu normalisieren
(3. Gr.); diese Kinder waren, bei normalen neurologischen Befunden, noch längere Zeit wenig
belastungsfähig. Die restlichen 10%/o der Kinder, die meist ein schweres Trauma mit Koma,
passageren Hemiplegien und Krampfanfällen durchgemacht hatten, behielten bei jahrelanger
Beobachtung epileptische EEG-Veränderungen (4. Gr.). Die Verfasser heben hervor, daß sich
die klinischen Symptome schneller und vollständiger als die hirnelektrischen zurückbildeten:
von den jahrelang überwachten Kindern behielten 25%/o ein pathologisches EEG und nur 10%/o
neurologische Restsymptome. Zwischen Schweregrad des Traumas und den EEG-Veränderungen ergab sich eine gute Übereinstimmung.

Dies bestätigten auch ÖZEK und MEYER-MICKELEIT [341]. Sie untersuchten 82 Kinder von
2—14 Jahren zu sehr unterschiedlichen Terminen. Verletzte mit der klinischen Diagnose Commotio hatten Herdbefunde in 20%/o und solche mit der Diagnose Contusio in über 60%/o. Auch
KELLAWAY beschrieb bei einem nicht genauer definierten Krankengut z. T. monate- und jahrelang anhaltende EEG-Veränderungen und wies besonders auf Herdbefunde nach leichten
Traumen hin.

Den EEG-Untersuchungen von KÜLZ [111] lag ein Krankengut von 429 Kindern bis zu
14 Jahren zugrunde, das nach Hirnschaden I—III (TÖNNIS) unterteilt wurde und keine Schwerverletzten enthielt. Bei 168 Kindern, die nur in der Frühphase untersucht wurden, stimmten

EEG- und klinischer Befund gut überein: beim Hirnschaden I wurden überwiegend normale, beim Hirnschaden II und III dagegen in der Mehrzahl pathologische EEG-Befunde registriert; dabei waren pathologische Befunde bei Kindern mit Schädelfrakturen häufiger als bei anderen. Auch bei EEG-Untersuchungen an 375 Kindern in der Spätphase blieben diese Unterschiede bestehen. EEG-Längsschnittbefunde wurden bei 114 Kindern erhoben; sie ergaben bei 43%/o bereits in der Frühphase ein normales EEG, und innerhalb einer Kontrollzeit bis zu 4 Jahren hatte sich das EEG bei insgesamt 57%/o normalisiert. Der Einfluß prätraumatischer Belastungsfaktoren auf das EEG wurde besonders beachtet. Anhaltend pathologische Befunde kamen bei Kindern mit prätraumatischen Anomalien signifikant häufiger vor als bei den nichtbelasteten.

RICHTER [348] stellte eine Verletztengruppe von 50 Kindern zwischen 2 und 14 Jahren vor, von denen nur wenige in der Frühphase, die anderen Monate oder Jahre nach dem Trauma erstmals hirnelektrisch untersucht wurden. Er teilte seine Ergebnisse im Zusammenhang mit den klinischen Diagnosen Commotio und Contusio mit und berücksichtigte besonders die Befunde bei Schädelfrakturen. Unter den posttraumatischen EEG-Veränderungen stellte er als spezifisch kindliche Reaktionsform einen sogenannten „Reiztyp", charakterisiert durch große steile Wellen, dem sogenannten „Lähmungstyp" gegenüber, bei dem langsame Wellen bei geringer Spannung vorherrschen.

Auf weitere spezielle Probleme des posttraumatischen Elektroencephalogramms bei Kindern wird im EEG-Teil eingegangen.

# II. Eigenes Krankengut

## 1. Auswahl

In dem Fünf-Jahres-Zeitraum vom 1. 11. 1959 bis zum 31. 10. 1964 wurden alle Kinder und Jugendlichen im 1.—20. Lebensjahr erfaßt, die mit einem frischen Schädelhirntrauma auf die Chirurgische, Neurochirurgische oder Neurologische Abteilung des Neuköllner Krankenhauses eingeliefert wurden und das akute Stadium überlebten. Außerdem wurden die Verletzten dieser Altersgruppe, die nach Abschluß der neurochirurgischen Behandlung von der Universitätsklinik zu uns verlegt wurden, und die Säuglinge und Kleinkinder, die vom Neuköllner Kinderkrankenhaus wegen eines frischen Schädelhirntraumas zur Konsiliaruntersuchung und zum EEG überwiesen wurden, in die Untersuchung mit einbezogen.

Aus der Gesamtzahl von 503 Kindern und Jugendlichen, die mit der Diagnose eines Schädeltraumas ins Krankenhaus kamen, wurden diejenigen ausgewählt, welche bei eindeutiger Unfallanamnese neben dem klinischen Bild eines frischen Hirntraumas pathologische EEG-Befunde hatten, die nach den Verlaufskontrollen als unfallbedingt anzusehen waren. Diese Voraussetzung erfüllten 220 Pat.

Bei der Auswahl wurde ein strenger Maßstab angelegt, weil nur Patienten mit sicheren Hirntraumen in die Untersuchungsserie aufgenommen werden sollten. 86 Pat. wurden ausgesondert, weil entweder das Unfallgeschehen zweifelhaft war oder weil nur Gesichts- und Halsverletzungen bzw. einfache Kopfprellungen ohne nachweisliche Hirnbeteiligung vorlagen oder weil durch Sturz in einem Anfall mit postparoxysmalem Dämmerzustand zunächst ein Hirntrauma vorgetäuscht worden war. 166 Fälle konnten für die geplante Längsschnittbeobachtung der Rückbildung klinischer und hirnelektrischer Befunde deshalb nicht verwertet werden, weil die erste EEG-Ableitung und häufig auch die Kontrollen ein normales Ergebnis hatten. Bei diesen handelte es sich vorwiegend um Säuglinge und Kleinkinder mit Traumen ohne nachweisliche cerebrale Beteiligung oder mit leichten Schädelhirntraumen, bei denen die Phase der pathologischen EEG-Befunde bereits nach kurzer Zeit abgeklungen war. 31 Fälle wurden ausgeschlossen, weil zwar ein pathologischer EEG-Erstbefund, aber keine späteren Kontrollen vorlagen.

Unser Kollektiv umfaßt nach Aussonderung aller unklaren Fälle 220 Kinder und Jugendliche mit klinisch und hirnelektrisch gesicherten Schädelhirntraumen aller Schweregrade. In einer solchen Serie, die dem Anfall an Einweisungen in ein Unfallkrankenhaus entspricht, sind die Schwerverletzten erfahrungsgemäß unterrepräsentiert. Da die Rehabilitation dieser Verletztengruppe zunehmend an Bedeutung gewonnen hat, lag uns daran, die Längsschnittbeobachtung auf eine größere Zahl von Schwerverletzten auszudehnen. Deshalb wurde die fortlaufende Serie durch 20 Pat. dieser Altersgruppe mit posttraumatischer Bwl von mehreren Stunden bis zur Dauer von 40 Tagen, die nach dem 31. 10. 1964 (Stichtag) auf unserer Abteilung behandelt wurden, ergänzt.

Die Zusatzserie setzt sich aus 10 Knaben und 10 Mädchen zusammen, von denen 2 bei Hochstürzen, 18 bei Verkehrsunfällen verletzt wurden. Je 3 Pat. standen im 1.—5. Lebensjahr, im 11.—15. Lebensjahr und im 16.—20. Lebensjahr, 11 Pat. im 6.—10. Lebensjahr.

Es wurden also insgesamt 240 Kinder und Jugendliche mit frischen Schädelhirn-traumen in die Untersuchung einbezogen. Fast ausschließlich kamen gedeckte Ver-letzungen zur Beobachtung; nur 4 Pat. hatten offene Hirnverletzungen.

# 2. Gruppierung, Alters- und Geschlechtsverteilung

Bei der Gruppierung unseres Krankengutes schlossen wir uns den Autoren an, die die Dauer der posttraumatischen Bewußtlosigkeit (Bwl) zum Einteilungsprinzip ge-wählt haben. Unter Bwl verstehen wir mit TÖNNIS, FROWEIN u. Mitarb. [235] den Zu-stand völliger Kontaktlosigkeit. Sobald der Verletzte in der Lage ist, die Augen zu öffnen und auf Geheiß eine gezielte Bewegung auszuführen, gilt er nicht mehr als be-wußtlos, weil nunmehr eine beschränkte Kommunikationsfähigkeit besteht. Nach diesen leicht erfaßbaren Beobachtungskriterien ließ sich die Dauer der Bwl selbst dann sicher registrieren, wenn die Verletzten auf anderen Abteilungen lagen und von uns nur regelmäßig konsiliarisch untersucht wurden.

| Es wurden 6 Gruppen unterschieden: | | Patienten |
|---|---|---|
| Gr. I: keine Bewußtseinsstörung = 60 Pat. <br> Gr. II: Bewußtseinstrübung (Bwtr) = 33 Pat. } keine Bwl | | 93 |
| Gr. III: Bwl bis 1 Std | | 104 |
| Gr. IV: Bwl über 1 Std—24 Std | | 17 (6)[1] |
| Gr. V: Bwl über 1 Tg.—1 Wo. | | 12 (6) |
| Gr. VI: Bwl über 1 Wo. | | 14 (8) |
| | insgesamt | 240 (20) |

Nach dieser Übersicht hatte die überraschend große Zahl von 60 Kindern keine nachweisliche Bewußtseinsstörung, weitere 33 Kinder hatten eine Bwtr oder einen pri-mären geordneten Dämmerzustand; die übrigen waren kürzere oder längere Zeit be-wußtlos. MELIN, SILVERMAN, LENARD, TÖNNIS, FROWEIN und GRÜN stellten bei Kin-dern mit frischen Schädelhirntraumen ebenfalls eine Gruppe ohne Bewußtseinsstörung und eine Gruppe mit Bwtr den Gruppen mit Bwl von verschiedener Dauer gegenüber. Auch BUES und SCHMIDT hoben hervor, daß Kinder, insbesondere Kleinkinder, nach akuten Hirntraumen weniger zu Bewußtseinsstörungen neigen als Erwachsene. In ihrem Einteilungsschema fehlt allerdings eine Gruppe ohne Bewußtseinsstörung, die unserer Gruppe 1 entsprechen würde.

Um nichts zu präjudizieren, verzichteten wir darauf, andere Merkmale wie Schädelbrüche, Liquorveränderungen und neurologische Symptome nach ihrem Schweregrad zu klassifizieren und zur Abgrenzung heranzuziehen, weil deren prognostische Bedeutung erst durch die Ver-laufsbeobachtung geklärt werden sollte. Auch in diesem Punkte unterscheidet sich unsere Grup-peneinteilung von denen, die von BUES und SCHMIDT, MELIN, SILVERMAN und LENARD vor-geschlagen wurden.

Die von TÖNNIS 1951 vorgeschlagene Einteilung erwies sich für unsere Frage-stellung ebenfalls als nicht geeignet, weil diese vorwiegend die Rückbildungsdauer der akuten neurologischen und vegetativen Symptome berücksichtigt, während von uns

---

1 Die Zahlen in Klammern entsprechen den Patienten der Zusatzserie.

besonderer Wert auf die gleichzeitige Erfassung der wesentlich langsamer abklingenden psychopathologischen und hirnelektrischen Veränderungen gelegt wurde. Außerdem lassen sich die schweren Verletzungen nur ungenügend differenzieren, da unter Hirnschaden III sowohl günstige, aber länger als 3 Wochen dauernde Restitutionen als auch ungünstige Verläufe mit schweren Restschäden fallen. Nach dem Schema von TÖNNIS, das in manchen neueren Arbeiten [111, 112] noch verwertet wird, ergeben sich für unser Krankengut die folgenden Vergleichswerte:

| Dauer der Bwl | Anzahl der Patienten | Hirnschaden I | Hirnschaden II | Hirnschaden III |
|---|---|---|---|---|
| Gr. I/II = keine | 93 = 100% | 87 = 93,5% | 6 = 6,5% | — — |
| Gr. III = 1—60 min | 104 = 100% | 28 = 26,9% | 55 = 53 % | 21 = 20,1% |
| Gr. IV = 1—24 Std | 17 = 100% | — — | 3 = 17,6% | 14 = 82,4% |
| Gr. V/VI = über 1 Tg. und über 1 Wo. | 26 = 100% | — — | — — | 26 = 100 % |

Die *Alters- und Geschlechtsverteilung* der 240 Verletzten ist aus der Abb. 1 zu ersehen. Das Diagramm zeigt einen hohen Gipfel um das Einschulungsalter und einen zweiten Gipfel im 19. Lebensjahr. Die relativ große Zahl von Säuglingen und Kleinkindern erklärt sich durch die Zusammenarbeit mit der Kinderklinik.

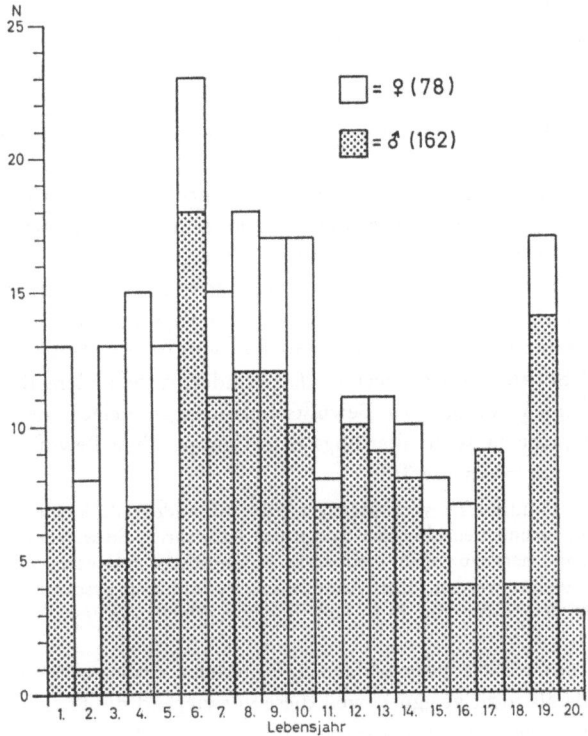

Abb. 1. Alters- und Geschlechtsverteilung bei 240 Kindern und Jugendlichen mit frischen Schädelhirntraumen

Das Verhältnis von rd. ²/₃ Knaben zu ¹/₃ Mädchen (152 : 68) in der fortlaufenden Serie entspricht der Geschlechtsverteilung, die auch in anderen Verletzungsstatistiken von Kindern und Jugendlichen angegeben wird. Mit den 20 Verletzten der Zusatzserie ergibt sich das Zahlenverhältnis von 162 Knaben zu 68 Mädchen.

# 3. Untersuchungsmethodik

*Erstuntersuchung:* Die 240 Verletzten wurden sofort nach der Einlieferung chirurgisch bzw. neurochirurgisch versorgt, neurologisch, psychiatrisch, nötigenfalls auch augen- und ohrenärztlich untersucht. In allen Fällen wurden Röntgen-Aufnahmen des Schädels angefertigt. Wenn es möglich war, wurde bereits am Unfalltag eine Hirnstromuntersuchung vorgenommen. Bei 160 Verletzten konnte das erste EEG bis zum dritten Tage nach dem Unfall abgeleitet werden.

Da für die Abgrenzung der Hirntraumafolgen von Anlagemängeln, cerebralen Vorschäden und ungünstigen Umwelteinflüssen die genaue Kenntnis der Vorgeschichte unerläßlich ist, wurde auf die Erhebung der familiären und Eigenanamnese besonderer Wert gelegt. Die Angaben der Kinder und ihrer Eltern wurden durch Auskünfte von Schulen und Kindergärten und die Beiziehung von Kranken- und Jugendamtsakten ergänzt, so daß bei der Mehrzahl ein Bild von der somatischen und psychischen Entwicklung vor dem Unfall und von der sozialen Umwelt gewonnen werden konnte.

Es wurde auch versucht, möglichst genaue Unfallschilderungen zu erhalten, um einerseits den Verletzungsmechanismus, andererseits die Umstände, die den Unfall herbeiführten, zu rekonstruieren.

*Längsschnittuntersuchungen:* Die Rückbildung der neurologischen und psychopathologischen Befunde wurde bis zur Normalisierung, bei unvollständiger Restitution bis zum Abklingen der akuten Symptome beobachtet. Bei den Verletzten mit mittelschweren und schweren Initialsyndromen (Gruppen IV—VI) wurde die Reorganisation der somatischen und psychischen Funktionen über möglichst lange Zeitstrecken verfolgt. Diese Patienten wurden mit einer Ausnahme nach der Entlassung weiter behandelt oder in bestimmten Zeitabständen nachuntersucht. Bei allen 240 Verletzten wurden mehrfache EEG-Ableitungen durchgeführt. Die Intervalle zwischen den Einzeluntersuchungen betrugen bei den Leichtverletzten 2—5 Tage, während Schwerverletzte anfangs oft täglich, später in größeren Zeitabständen überprüft wurden (s. EEG-Teil).

Bei den *psychiatrisch-psychologischen Längsschnittuntersuchungen* wurde für die Abgrenzung der einzelnen Phasen der posttraumatischen „Funktionspsychose" die Nomenklatur von WIECK [249, 250, 253, 255] weitgehend übernommen.

Die *reversiblen posttraumatischen psychopathologischen Syndrome* beginnen am häufigsten mit *Bewußtlosigkeit (Bwl),* deren Tiefe nach dem Schema von JOUVET [244] bestimmt werden kann. In der Bwl ist die aktuelle seelische Tätigkeit erloschen, Reaktionen auf Außenreize fehlen oder laufen reflektorisch ab. Auf die Bwl folgt häufig ein Stadium der *Bewußtseinstrübung (Bwtr),* in dem alle seelischen Funktionen, die das gegenwärtige Erleben bedingen, noch beeinträchtigt sind, aber bereits eine beschränkte Kommunikation möglich ist. Nach Abklingen der Bwtr bleiben häufig Auffälligkeiten bestehen, die sich nicht mehr auf sämtliche seelische Funktionen, sondern nur noch auf einige Einzelfunktionen erstrecken. Da diese Symptome besserungsfähig sind und sich oft völlig zurückbilden, hat WIECK dafür die treffende Bezeichnung *Durchgangssyndrom (DS)* gewählt. Im *schweren und mittelschweren DS* sind Aufmerksamkeit, Merkfähigkeit und psychisches Tempo, häufig auch der Antrieb und die emotionale Steuerung verändert. Die Störungen bilden sich im weiteren Verlauf zurück. Wenn noch geringe Veränderungen des Antriebs und der Affektivität bestehen und die Denkfunktionen normalisiert oder nur durch eine Herabsetzung der Konzentration, der psychischen Belastbarkeit und der visuomotorischen Leistungen beeinträchtigt sind, ist ein *leichtes DS* anzunehmen.

Anfangs bestand die wichtigste psychiatrische Aufgabe in der Überwachung und Beurteilung der Bewußtseinslage. Nach Abklingen der Bewußtseinsstörung erwies sich die fortlaufende Verhaltensbeobachtung als brauchbare Methode zur Erfassung der Rückbildungsstadien. Insbesondere bei Schwerverletzten mit und ohne apallisches Syndrom war die Beobachtung des Spontanverhaltens und der Reaktionen auf Umweltreize lange Zeit die einzige Möglichkeit der Information über den psychischen Allgemeinzustand. Hirnpathologische Herdsymptome ließen sich erst dann abgrenzen, wenn Zuwendung und Kommunikationsfähigkeit wieder vorhanden waren. Dies war auch die Voraussetzung für fortlaufende testpsychologische Untersuchungen, auf die wir besonders bei den Gruppen IV—VI Wert legten.

Einschränkend ist zu bemerken, daß in der akuten Phase durch die Störung des Allgemeinbefindens und durch das Primat der therapeutischen Maßnahmen systematische Untersuchungen, die den üblichen methodischen Kriterien entsprechen, erschwert waren und auch nicht nach einem genauen Zeitplan weitergeführt werden konnten. Da es bisher wenige Arbeiten gibt, bei denen im posttraumatischen Initialstadium sowohl Verhaltensbeobachtungen als auch psychometrische Verfahren zur Anwendung kamen, hielten wir trotz der methodischen Einwände eine solche Datenerhebung im Sinne eines Erkundungsexperimentes für wichtig.

*Angewandte Testverfahren:* Die Erfassung der funktionellen Reorganisation im intellektuellen Bereich mit psychometrischen Verfahren bietet bei Kindern eine besondere Problematik gegenüber erwachsenen Hirnverletzten. Bei Erwachsenen kann die Restitution danach beurteilt werden, wie einfache, von gesunden Versuchspersonen leicht zu erfüllende Aufgaben allmählich immer besser gelöst werden. Verfahren dieser Art, wie z. B. der von BÖCKER entwickelte „Syndromtest" [19, 20 a] stellen gewissermaßen ein Minimalprogramm dar, das nur bei pathologischer Verminderung der perceptiv-effektorischen Informationsumsetzung nicht bewältigt werden kann.

Der Böcker-Test ist darauf abgestellt, Veränderungen der Bewußtseinslage im wesentlichen dadurch zu erfassen, daß „die Fähigkeit, aufmerksam zu sein" und die damit eng zusammenhängenden Leistungen des Kurzzeitgedächtnisses geprüft werden. Schlüsse auf die Antriebslage des Patienten werden durch Einbeziehung des Zeitfaktors in die Leistungsbewertung ermöglicht. Ferner gibt das Verfahren Gelegenheit, Verhaltenskorrelate der Affektivität zu beobachten.

Der Test setzt sich aus 10 Versuchen zusammen. Die Testleistungen der Patienten werden nach einem Punktwertschema verrechnet. Dieses bildet die Grundlage für die Abgrenzung von Bwl, Bwtr und DS und wird außerdem zur Klassifizierung der Schweregrade des DS (schwer, mittel, leicht) herangezogen. Für aphasische Patienten ist der Test nur bedingt geeignet.

Will man ein solches psychometrisches Prüfverfahren bei Kindern anwenden, so muß den entwicklungsspezifischen Eigenheiten der kindlichen Leistungsfähigkeit Rechnung getragen werden.

Zum Beispiel sind Kinder vor dem 6. Lebensjahr nicht in der Lage, Zahlensequenzen herzustellen oder Gegenstände der Größe nach zu ordnen [171, 185]. Ferner ist bei der als einfach geltenden Testaufgabe „Buchstaben alphabetisch zu ordnen" zu beachten, daß die Kenntnis des Alphabetes in der bestimmten Buchstabensequenz keinen hohen Stellenwert mehr bei den Kindern hat, die Lesen und Schreiben nach der „Ganzheitsmethode" erlernt haben. Dieses didaktisch bedingte Phänomen konnten wir sogar noch bei 10- und 11jährigen beobachten.

Bei *Schulkindern* und *Jugendlichen* wurde in der Initialphase der unseren Überlegungen entsprechend modifizierte Böcker-Test benutzt. Sobald wie möglich wurden standardisierte psychometrische Verfahren zur Prüfung spezifischer Funktionen durch-geführt:

Bender-Gestalt-Test zur Prüfung der visuomotorischen Funktion; die Aus-wertung erfolgte bei jüngeren Altersgruppen nach den Kriterien von WEWETZER, bei über 13jährigen Kindern nach denen von PASCAL und SUTTELL.

Benton-Test zur Prüfung der visuellen Merkfähigkeit.

Durchstreichtest (nach MEILI) zur Prüfung der Konzentrationsfähigkeit.

Konzentrations-Verlaufs-Test (nach ABELS) und

Konzentrations-Leistungs-Test (nach DÜKER und LIENERT), Test „d 2" (nach BRICKENKAMP) zur Prüfung der Aufmerksamkeits-Belastbarkeit, beide seit 1967 verwendet.

Im weiteren Verlauf kamen Intelligenztestverfahren, meist der HAWIK-, in einzel-nen Fällen auch der Stanford-Binet- oder der Binet-Kramer-Intelligenztest, ergänzend auch noch die von der Sprachfähigkeit unabhängigen Tests nach RAVEN (Progressiver Matrizen-Test) zur Anwendung.

*Kinder vom 2.—6. Lebensjahr* wurden anfangs in ihrem Spontanverhalten und bei der Beschäftigung mit altersgemäßem Spielmaterial, das z. T. aus dem Bühler-Hetzer-Entwicklungstest stammte, hinsichtlich der Zuwendung, des Interesses, der Spontanei-tät und Ausdauer beobachtet. Die Verwendung von Merkaufgaben, Bildbeschreibun-gen und anderen einfachen Verbalaufgaben kann bereits orientierende Hinweise auf die Mnestik, die Wahrnehmung und die Qualität elementarer kognitiver Prozesse geben. Das Aufgabenmaterial für die orientierenden Prüfungen stammte teilweise aus dem Intelligenztest von BINET-SIMON-KRAMER.

*Nachuntersuchungen im Spätstadium:* Bei 110 Verletzten konnten nach einem mehrjährigen Beobachtungszeitraum klinische Nachuntersuchungen mit gleichzeitigen Hirnstromkontrollen vorgenommen werden. Zu diesen gehören ein Teil der Patienten der Gr. I—III und — mit einer Ausnahme — alle Patienten der Gr. IV—VI. Dabei wurde einheitlich die folgende Testbatterie verwandt.

Kinder vom 6.— 9. Lebensjahr: HAWIK, Bender

Kinder vom 10.—15. Lebensjahr: HAWIK, Bender, K-L-T, Kinder-Angst-Test (KAT)

Kinder über 15. Lebensjahr: W-I-P (HAWIE-Kurzform), K-V-T, Bender, Benton, Manifest-Anxiety-Scale (A-Skala) nach WELSH.

Wenn diese Verfahren wegen der Schwere des Defekts nicht anwendbar waren, wurden Einzeltests aus der Testbatterie für geistig Behinderte (nach BONDY et al.) oder freie Prüfungen durchgeführt.

Einige Patienten wurden, insbesondere wenn Beschulungs- und Berufsfragen zur Debatte standen, mit dem Intelligenz-Struktur-Test (I-S-T nach AMTHAUER) untersucht.

# III. Unfallarten und Unfallhergang

Bei unserer Untersuchung, die sich besonders mit der posttraumatischen Frühphase beschäftigt, wurde versucht, den Unfallhergang jeweils zu rekonstruieren und den Unfallmechanismus mit Lokalisation, Art und Schwere der Verletzung in Beziehung zu setzen. Die näheren Umstände des Unfallgeschehens können außerdem einen Einblick vermitteln, ob bestimmte äußere Konstellationen oder altersspezifische Verhaltensweisen den Unfall verursacht oder begünstigt haben.

Aus nachfolgender Aufstellung sind die *Unfallarten bei den 240 Kindern und Jugendlichen* und die Beteiligung der Geschlechter zu ersehen. Die Zahlen in Klammern bezeichnen die Verletzten der Zusatzserie, die in den Gesamtzahlen mitenthalten sind.

|  |  | ♂ |  | ♀ |  | % |
|---|---|---|---|---|---|---|
| Verkehrsunfälle | 129 | 91 | (9) | 38 | (9) | = 53,7% |
| Flachstürze | 48 | 26 |  | 22 |  |  |
| Hochstürze | 25 | 17 | (1) | 8 | (1) |  |
| Sportunfälle | 25 | 20 |  | 5 |  |  |
| Mißhandlungen und Schlägereien | 6 | 4 |  | 2 |  | = 46,3% |
| Sonstige Unfälle | 7 | 4 |  | 3 |  |  |
| insgesamt | 240 | 162 | (10) | 78 | (10) | = 100 % |

Während im Gesamtkrankengut die Zahl der bei Verkehrsunfällen und der bei anderen Unfällen Verletzten fast gleich hoch ist, zeigten sich in den einzelnen Altersgruppen erhebliche Unterschiede. Die Unfallarten in den verschiedenen Altersgruppen ergeben sich aus der folgenden Tabelle:

| Altersgruppen | Gesamtzahl | Flachstürze | Hochstürze | Sportunfälle | Schläge | Sonstige | Verkehrsunfälle Zahl % d. Altersgruppen |
|---|---|---|---|---|---|---|---|
| 1.— 5. Lebensjahr | 62 | 30 | 14 | — | 3 | 2 | 13 = 21% |
| 6.—10. Lebensjahr | 90 | 11 | 7 | 5 | — | 5 | 62 = 69% |
| 11.—15. Lebensjahr | 48 | 6 | 4 | 12 | 2 | — | 24 = 50% |
| 16.—20. Lebensjahr | 40 | 1 | — | 8 | 1 | — | 30 = 75% |
|  | 240 | 48 | 25 | 25 | 6 | 7 | 129 = 53,7% |

# 1. Unfälle unter Ausschluß der Verkehrsunfälle

## A. Flachstürze

Flachstürze zu ebener Erde oder aus niedriger Höhe, die bei Kindern häufig vorkommen und meist harmlos ablaufen, können die Ursache von Schädelhirntraumen werden, wenn der Kopf auf einen harten Widerstand aufprallt. Wie eine Beobachtung von LINDENBERG [133] zeigt, kann es sogar infolge der Schwellungsbereitschaft des kindlichen Hirngewebes nach einem banalen Flachsturz zu einer tödlichen Hirnschwellung kommen. KREBS und MLETZKO [117] berichteten über ein 1jähriges Kind, das sich bei einem Sturz im Laufstall eine sternförmige Fraktur mit einem epiduralen Hämatom zuzog.

In unserem Krankengut wurden 48 Pat., darunter 30 Kleinkinder, bei einem Flachsturz verletzt; 7 trugen eine Schädelfraktur davon. Wie die Abb. 2 erkennen läßt, handelte es sich meist um leichtere Verletzungen ohne oder mit kurzdauerndem Bewußtseinsverlust. Nur ein Kind von 13 Monaten (IV/2) bot nach dem Aufschlagen des Kopfes auf Steinboden zunächst ein bedrohliches Bild, krampfte und wurde nach einem freien Intervall — wohl ebenso wie in dem Falle von LINDENBERG infolge eines sich rasch entwickelnden Hirnödems — für 10 Std bewußtlos, erholte sich aber wieder.

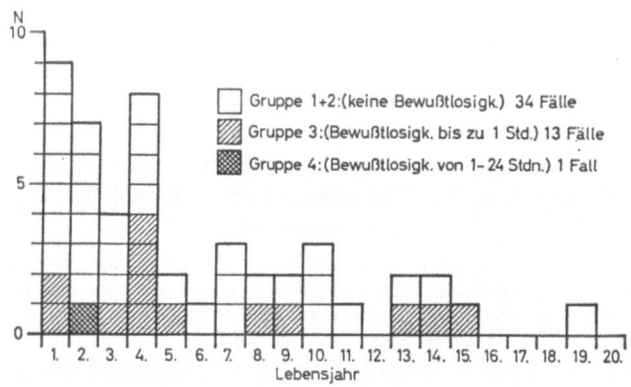

Abb. 2. Altersverteilung und Verletzungsgruppen bei 48 Flachstürzen

Bei den Kleinkindern waren Stürze vom Arm der Betreuungsperson, von der Waagschale, aus dem Bett oder Kinderwagen, vom Tisch, Stuhl, Schaukelpferd oder einem anderen Spielgerät am häufigsten. Einige Kinder waren beim Spielen oder Gehen gestolpert oder von anderen umgerissen worden und mit dem Schädel auf den Boden oder auf eine harte Kante von Tisch, Badewanne o. ä. aufgeschlagen. Der einzige ältere Patient, ein 18jähriger Maurer (II/32) kam nachts angetrunken im Garten zu Fall und zog sich eine Schädelbasisfraktur mit einem Hämatotympanon zu.

## B. Hochstürze

Fünfundzwanzig Kinder verunglückten durch Stürze aus größerer Höhe, 3 durch Fensterstürze, 14 durch Treppenstürze, die übrigen 8 durch Stürze von einem Baum, einer Mauer, einem Holzstapel o. ä. Zwei Säuglinge, von denen der eine im Kinderwagen, der andere vom Arm der Tante die Treppe herunterfielen, erlitten den Unfall passiv, alle anderen Kinder waren aktiv beteiligt.

Auch bei den Hochstürzen ist vorwiegend das Vorschulalter betroffen. Auffallend ist die geringe Zahl der Kinder, die länger als 24 Std bewußtlos waren (Abb. 3). Die übrigen waren unter einer Stunde oder überhaupt nicht bewußtlos.

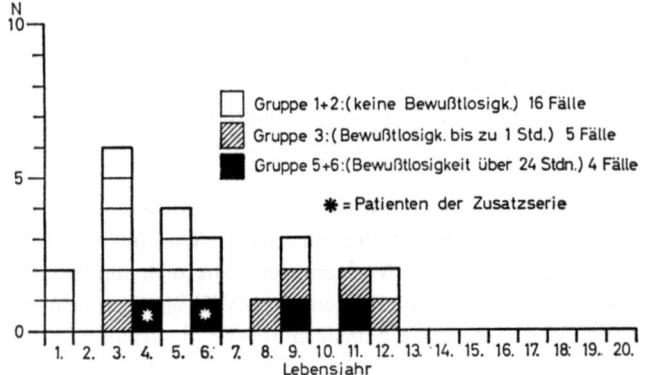

Abb. 3. Altersverteilung und Verletzungsgruppen bei 25 Hochstürzen

Daß Kinder, insbesondere Kleinkinder, Hochstürze mitunter erstaunlich gut überstehen, wurde in letzter Zeit von EYDT und HEINISCH [46], von KREBS und MLETZKO und von TISCHER [231] betont. In unserem Krankengut verliefen 2 Fensterstürze aus dem I. und III. Stockwerk ebenfalls so günstig, daß die Kinder weder ernste Kopfverletzungen noch erhebliche andere Verletzungen erlitten und nicht einmal das Bewußtsein verloren. Über die klinischen Verläufe wird auf S. 31 berichtet. Hier soll auf die Begleitumstände dieser Unfälle hingewiesen werden.

*I/17* [2]: Die Eltern eines 2jährigen Mädchens waren abends mit dem Wagen fortgefahren, nachdem sie es zum Schlafen hingelegt hatten. Als es nachts erwachte und merkte, daß die Eltern nicht zu Hause waren, wollte es nachsehen, ob der Wagen des Vaters auf dem Hof geparkt war und stürzte dabei aus dem Fenster des III. Stocks.

*I/25:* Ein 4jähriger Knabe war darüber verärgert, daß er mit seiner Schwester zu Hause bleiben sollte und nicht die Mutter beim Einkaufen begleiten durfte. Während die Schwester nur weinte, gelang es ihm, die Balkontür zu öffnen und auf die Brüstung zu klettern. Dann sprang er unbekümmert vom I. Stock der Mutter nach, um doch noch mit ihr einkaufen zu gehen.

*VI/6:* Ein drittes Kind jedoch, ein vernachlässigtes, unbeaufsichtigtes 5jähriges Mädchen, wurde bei einem Fenstersturz aus dem III. Stock schwer verletzt und behielt irreparable Schäden zurück.

Diese Beispiele zeigen eindringlich, wie unberechenbar Kleinkinder aus Angst, Ärger und Mangel an Übersicht reagieren können, wenn man sie sich selbst überläßt. Alle 3 Unfälle wären vermeidbar gewesen.

Treppenstürze verlaufen gewöhnlich harmloser als Fensterstürze, können aber auch zu schweren Verletzungen führen, z. B. wenn die Kinder schwungvoll das Treppengeländer heruntergleiten und dabei das Gleichgewicht verlieren (V/4).

_____

2 Bei den Fallbeispielen kennzeichnet die römische Zahl die Gruppenzugehörigkeit, die arabische Zahl die Reihenfolge innerhalb der Gruppe.

# C. Sportunfälle

Durch Sportunfälle, die je nach der Sportart ihren besonderen Mechanismus und ihre Dynamik haben, wurden 25 Kinder (20 Knaben, 5 Mädchen) verletzt,

| | |
|---|---|
| davon beim Rodeln | 1 |
| davon beim Rollschuhlauf | 1 |
| davon beim Eislauf | 11 |
| davon beim Turnen und bei Turnspielen | 7 |
| davon beim Schwimmen und Wasserspringen | 5 |

Der jüngste Sportler war ein 5jähriger Knabe (III/18), der sich beim *Rodeln* überschlug und bewußtlos liegen blieb. Ein 8jähriges Mädchen (II/20) stürzte beim *Rollschuhlaufen* und prallte mit dem Schädel auf.

*Stürze beim Eislaufen*, die seit Eröffnung der Neuköllner Kunsteisbahn zu den häufigsten Sportunfällen unseres Krankengutes gehören, kamen entweder durch Zusammenstoß mit anderen Läufern oder durch Umknicken und Hinstürzen ungeübter oder übermüdeter Schlittschuhläufer zustande.

Bei einem Knaben (I/51), der ohne äußeren Anlaß rücklings hingestürzt war, fand sich eine leichte Paraspastik als Folge einer frühkindlichen Hirnschädigung. Es ist anzunehmen, daß die geringe cerebrale Bewegungsstörung das Kind behindert und den Sturz mitverursacht hat.

8 der 11 beim Eislauf verunfallten Kinder waren bewußtlos; ein Mädchen erlitt einen Schädelbruch.

Verhältnismäßig leicht waren die Unfälle beim *Schulsport*, die durch Hinstürzen, durch Herabstürzen von Barren und Anschlagen des Kopfes an ein Turngerät zustande kamen.

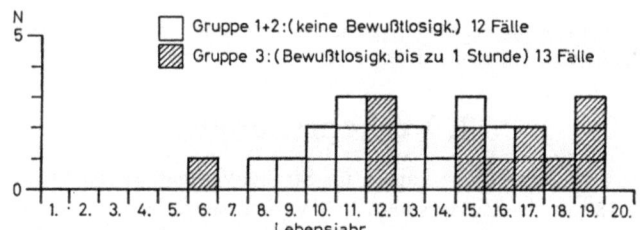

Abb. 4. Altersverteilung und Verletzungsgruppen bei 25 Sportunfällen

Auch eines der beim Schulturnen verletzten Kinder hatte eine nicht beachtete leichte Spastik, die die Koordination erschwerte und den Unfall begünstigte.

Etwas schwerer waren die Verletzungen von 2 Jugendlichen beim *Handball-* und *Fußballspiel*.

*III/96:* Der eine bekam unerwartet mit voller Wucht den Ball an den Kopf und verlor sofort das Bewußtsein.

*III/88:* Der andere, ein 16jähriger Fußballspieler, wurde nach einem Tritt hinter das linke Ohr ebenfalls bewußtlos; bei ihm entwickelte sich ein Hämatotympanon links mit passagerer Facialislähmung, flüchtiger Aphasie und bleibender Hörminderung links.

Im *Schwimmbad* verunfallten 3 Kinder, als sie mit den anderen auf den feuchten Fliesen herumliefen, ausglitten und — ähnlich wie die beim Eislauf verletzten Kinder — mit dem Kopf auf den harten Boden aufschlugen. Zwei Unfälle (II/30, III/57) kamen durch Kollision eines Wasserspringers mit einem Schwimmer zustande.

Die beiden Verletzten hatten eine Kalottenfraktur. Der eine machte einen primären geordneten Dämmerzustand durch, der andere konnte noch aus dem Wasser herauskommen und wurde nach einem kurzen Intervall bewußtlos.

Bei dem zuletzt erwähnten Patienten stellten sich später eine psychomotorische Epilepsie ein. Sonst behielt keiner der beim Sport Verletzten eine nennenswerte Beeinträchtigung zurück.

## D. Mißhandlungen und Schlägereien

Zwei Säuglinge im Alter von 1 und 4 Monaten wurden von den Vätern mißhandelt und erlitten schwere Verletzungen (III/1, IV/1); bei einem Kind entwickelte sich ein subdurales Hämatom. Während in einem Fall sofort der Verdacht auf eine *Mißhandlung* auftauchte, stellte sich im anderen erst nach 5 Jahren bei der Nachuntersuchung der wahre Sachverhalt heraus.

*I/24:* Der jüngste in eine *Schlägerei* verwickelte Pat. war ein stämmiger 3jähriger, dem sein 2jähriger Spielkamerad mit einem Schusterhammer auf den Kopf geschlagen hatte. Da keine retrograde Amnesie bestand, konnte er berichten, daß er zuerst den Freund verhauen habe und daß dieser dann das „Hämmerchen" genommen und damit zurückgeschlagen habe. In den anderen Fällen handelte es sich um Prügeleien unter gleichaltrigen Knaben und um einen angetrunkenen 19jährigen, der mit einem Polizisten in Streit geraten war.

## E. Sonstige Unfälle

In dieser Rubrik sind 7 Kinder aufgeführt, von denen 3 durch einen geschleuderten oder von oben herabfallenden Gegenstand am Kopf getroffen wurden (I/31, II/9, II/13). Ein Kind (II/23) wurde auf einer Festwiese von einem die Barriere durchbrechenden Autoscooter umgerissen und durch die Luft geschleudert. Die 3 übrigen Kinder verletzten sich durch Anrennen gegen Automaten (III/13), gegen eine Pumpe (I/33) und gegen den Kopf eines anderen Kindes (II/21). Dabei zogen sich die beiden letzteren, die nach dem Trauma nicht bewußtlos waren, an der Aufprallstelle eine Impressionsfraktur zu.

## 2. Verkehrsunfälle

129 Kinder und Jugendliche kamen im Straßenverkehr zu Schaden (111 aus der fortlaufenden, 18 aus der Zusatzserie). Die Verkehrsunfälle stehen nicht nur zahlenmäßig, sondern auch als Ursache schwerer Verletzungen an erster Stelle. Die Abb. 5 zeigt, daß 22 (17%) der im Verkehr Verletzten den Gruppen V/VI zuzurechnen sind. Es erschien wichtig, gerade bei den Verkehrsunfällen die näheren Umstände des Unfallgeschehens nachzuprüfen und unfallbegünstigende Faktoren, deren Kenntnis für die Unfallverhütung wichtig ist, herauszufinden.

*Art der Tätigkeit vor dem Unfall:* Es ist nicht immer bekannt, aus welchem Grunde sich die Kinder auf der Straße aufhielten. Die folgenden Tätigkeiten, denen sie unmittelbar vor dem Unfall nachgingen, ließen sich ermitteln:

| | | |
|---|---|---|
| Hin- und Rückweg/Schule oder Arbeitsstelle | 29 (4) | = 22,5% [3] |
| Spieltätigkeit | 22 (3) | = 17 % |
| Einkaufsgang | 12 (3) | = 9,3% |
| Sonstige Wege | 66 (8) | = 51,2% |

---

3 Die Zahlen in Klammern bezeichnen die 18 Verletzten der Zusatzserie, die in den Gesamtzahlen mitenthalten sind.

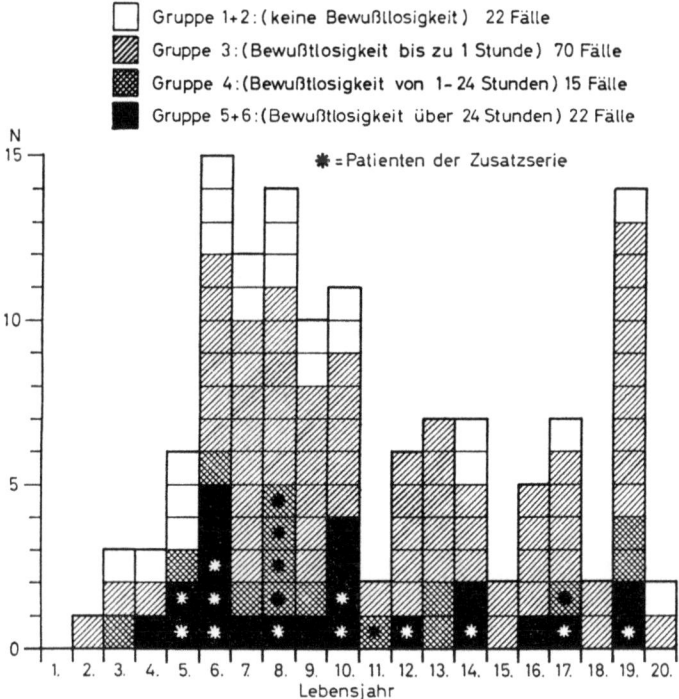

Abb. 5. Altersverteilung und Verletzungsgruppen bei 129 Verkehrsunfällen

„Sonstige Wege" sind solche mit festem Ziel (z. B. zum Arzt, Hin- oder Rückweg von Freunden, Veranstaltungen usw.), ferner Spaziergänge und auch Wege, über die nichts bekannt ist. Diese Wege führten teils zu näheren, teils, der Ausdehnung der Großstadt entsprechend, zu entfernteren Zielen.

| Art der Teilnahme am Verkehr: | |
|---|---|
| Fußgänger | 72 = 55,8% |
| Radfahrer und Lenker von Kinderfahrzeugen | 30 = 23,3% |
| Mopedfahrer | 12 = 9,3% |
| Pkw-Fahrer | 1 = 0,8% |
| Mitfahrer | 14 = 10,8% |

Die *Altersverteilung* der im Verkehr Verletzten läßt 3 Gipfel erkennen. Der erste Anstieg, der das 6.—10. Lebensjahr umfaßt, entspricht der Häufung von Fußgänger-unfällen (Abb. 6). Auch aus anderen Statistiken [48, 64, 164, 268] geht hervor, daß Fußgängerunfälle um die Zeit der Einschulung und in den ersten Schuljahren besonders zahlreich sind. Der zweite, etwas niedrigere Gipfel im 13. und 14. Lebensjahr entspricht der Häufung von Radfahrerunfällen. In der Statistik von GÄDEKE [64], der polizeilich aufgenommene Verkehrsunfälle, in die Kinder verwickelt waren, untersuchte, setzt die Zunahme der Radfahrerunfälle bereits im 9. Lebensjahr ein und hat ihre Spitze im 14. Lebensjahr. Der dritte Anstieg, der im 17. Lebensjahr beginnt und

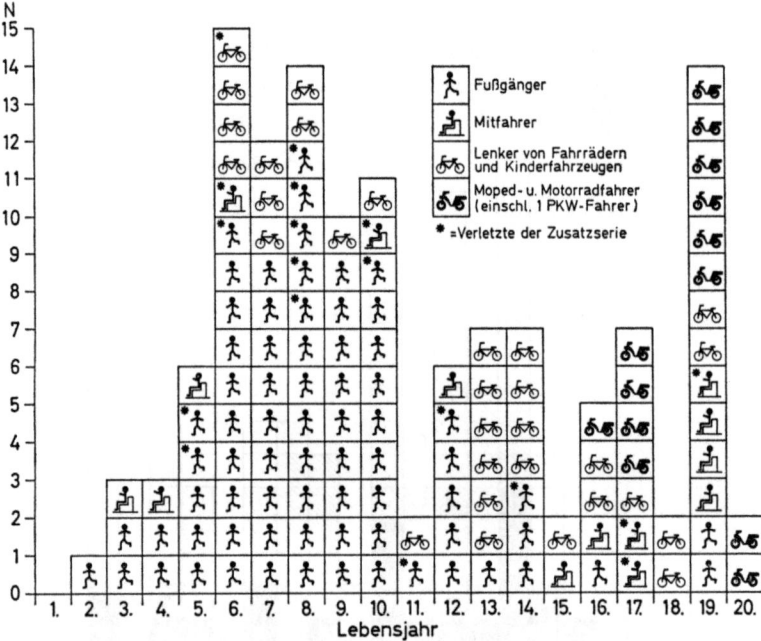

Abb. 6. Lebensalter und Art der Teilnahme am Verkehr bei 129 im Straßenverkehr Verletzten

im 19. Lebensjahr seinen Höhepunkt erreicht, wird durch Kraftfahrzeugunfälle der Jugendlichen, die selbst ein Fahrzeug lenken oder Mitfahrer bei Freunden im Pkw oder auf dem Soziussitz eines Kraftrades sind, bestimmt.

Von den *72 Fußgängern* verunfallten

65 durch Kollision mit einem Kraftfahrzeug,
 4 durch Kollision mit einem Fahrrad,
 3 durch Herauslehnen oder Abspringen aus öffentlichen Verkehrsmitteln.

Dadurch, daß die Fußgänger vorwiegend in Kraftfahrzeugunfälle verwickelt waren, erlitten sie teilweise sehr ernste Verletzungen.

Daß besondere Verhaltensweisen kindlicher Fußgänger Unfälle hervorrufen können, wurde bereits von NEJEDLIK [164] und neuerdings in der Monographie von GÄDEKE [64] herausgestellt.

GÄDEKE fand als Ursache bei 100 Fußgängerunfällen von Kindern kein eigenes Verschulden bei 13,2%, Überqueren der Straße vor oder hinter einem Fahrzeug bei 23,6%, Abspringen von einem Fahrzeug bei 6,6%, plötzliches Hervorstürzen aus einem Eingang o. ä. auf die Straße bei 18,9%, Überqueren der Straße, wobei die Aufmerksamkeit auf die andere Straßenseite gerichtet ist, bei 23,6%. Nähere Angaben fehlten bei 14,1%.

Sechsunddreißig Kinder unseres Krankengutes verunfallten beim Überqueren der Fahrbahn, ohne den Verkehr zu beachten, wenn sie z. B. Angehörige oder Spielkameraden auf der anderen Straßenseite sahen; 4 von diesen kamen plötzlich hinter einem Sichthindernis hervor. Mehrere Kleinkinder rissen sich von der Hand der Begleitperson los. 15 Kinder kamen durch unbedachtes Herauslaufen auf die Fahrbahn beim Spielen zu Schaden. Nur bei 4 Verletzten lag sicher kein eigenes Verschulden vor.

Die 30 Kinder, die als *Radfahrer* oder als *Lenker von Kinderfahrzeugen* verunglückten, standen im Alter von 5—18 Jahren.

Zwölf Unfälle kamen dadurch zustande, daß das radfahrende Kind ohne Zusammenprall mit einem anderen Fahrzeug hinstürzte, etwa dadurch, daß es in die Straßenbahnschiene geriet oder daß ein defekter Dynamo in die Speichen kam und das Rad blockierte. Ein 9jähriges Mädchen (V/6), das auf dem Radfahrweg von der Bordsteinkante abglitt und auf die Fahrbahn stürzte, wurde danach von einem Pkw erfaßt und erheblich verletzt. 6 Kinder fuhren auf ein parkendes oder langsam fahrendes Fahrzeug auf; eine 15jährige kam durch das unvorsichtige Öffnen einer Autotür zu Fall. Die übrigen 11 Radfahrer wurden angefahren oder fuhren mit einem anderen Fahrzeug zusammen.

Die von KUSKE [120 a] in seiner Untersuchung über Fahrradunfälle von Kindern als typisch hervorgehobenen Fehler, nämlich das Nebeneinanderfahren im Verkehr und das unvorsichtige Überholen, oft mit zu weitem Ausscheren nach links, waren auch bei unseren Patienten Unfallursachen.

Außerdem scheint bei den älteren Radfahrern ebenso wie bei den *Moped-* und *Motorradfahrern* die überhöhte Geschwindigkeit eine wichtige Unfallursache zu sein. 4 der 12 Mopedfahrer standen unter Alkoholeinwirkung. Der einzige Pkw-Fahrer war ein Fahrschüler, der ohne sein Verschulden von einem anderen Fahrzeug gerammt wurde.

Von den 14 *Mitfahrern* unseres Krankengutes saßen 2 in öffentlichen Verkehrsmitteln, 6 im Pkw, 4 Kleinkinder auf der Lenkstange eines Fahrrades und 2 Jugendliche auf dem Soziussitz eines Kraftrades. Einige Mitfahrer im Pkw waren, wie alle übrigen Insassen des Wagens, einschließlich des Fahrers, erheblich angetrunken. Wenn sie als Mitfahrer auch keine direkte Schuld am Unfall trifft, so haben sie doch eine Mitschuld, weil sie den betrunkenen Fahrer nicht zurückgehalten und sich ihm leichtsinnigerweise anvertraut haben.

# 3. Unfallbegünstigende Faktoren

Soweit die häuslichen Verhältnisse der verunglückten Kinder bekannt waren, muß man vielfach die *mangelnde Aufsicht* durch die Eltern oder andere Betreuungspersonen als unfallbegünstigend bewerten. Sicher reicht auch die Aufsicht nicht aus, wenn ein Kleinkind einem wenig älteren Geschwister anvertraut wird und dieses selbst unvorsichtig ist oder das Kleinkind nicht von der Fahrbahn zurückzuhalten vermag.

Nicht nur fehlende oder unzureichende Aufsicht, sondern auch Überbetreuung kann sich unfallbegünstigend auswirken.

*III/27:* So verunfallte z. B. ein 7jähriger, den die Mutter nach dem Tode des Vaters ängstlich behütet und auf allen Wegen begleitet hatte, als er erstmals allein auf die Straße gehen durfte. Er lief unbedacht seinem davonrollenden Ball nach und geriet dabei unter ein Auto.

Ein anderer verhätschelter 7jähriger Junge erlitt ebenfalls auf seinem ersten selbständigen Ausgang zum Friseur einen Verkehrsunfall.

Bei diesen überbetreuten Kindern kam der Übergang zur Selbständigkeit zu unvorbereitet, weil sie als Großstadtkinder nicht daran gewöhnt waren, selbst auf den Verkehr zu achten und sich darin zu bewegen. FABIAN und BENDER [48] fanden bei Kindern mit Schädeltraumen häufig die ungünstige Kombination von überstrengem Vater und weicher, überfürsorglicher Mutter.

Gefährliche Situationen ergaben sich auch, abgesehen von den gemeinsamen Spielen auf der Straße, wenn mehrere Kinder als *Gruppe die Straße überquerten* und sich dabei unterhielten oder herumalberten.

Auch nach den Untersuchungen von WINKLER [268] über das Verhalten von Erwachsenen und Kindern an Straßenübergängen unterschieden sich die Kinder, die sich einzeln im Verkehr bewegten, deutlich von denen, die in Gruppen auftraten. Die Kinder, die sich allein im Verkehr bewegten, ähnelten in ihrem Verhalten viel mehr dem der Erwachsenen als die in Gruppen.

Bei den *Maßnahmen zur Unfallverhütung* ist besonders zu beachten, daß um das Einschulungsalter die Unfallgefährdung im Straßenverkehr stark zunimmt und sich erst bei den älteren Schulkindern durch Gewöhnung und Anpassung verringert. Das Einschulungsalter bedarf also besonderer Erziehungs- und Schutzmaßnahmen für den Straßenverkehr, die bereits im Vorschulalter einsetzen müssen.

Da bei den 5—15jährigen, wie WINKLER hervorhebt, nicht nur im Verkehr, sondern auch in anderen Situationen eine erhebliche Unfallgefährdung besteht, muß die Unfallbekämpfung für dieses Lebensalter auf eine allgemeine Erhöhung der Sicherheitseinstellung ausgerichtet sein.

# IV. Die Bedeutung prätraumatischer Befunde für die Bewertung der Unfallfolgen

Bei der systematischen Anamneseerhebung stellte sich heraus, daß von den 240 Kindern und Jugendlichen 49 (20,4%) bereits vor dem Unfall *Auffälligkeiten im Verhalten* (unter Ausschluß der Hypermotilität) bis zu eindeutigen *neurotischen Störungen* gezeigt hatten. Die neurotischen Symptome kamen teils einzeln, teils mit anderen Symptomen kombiniert vor. Es fanden sich u. a. Eß- und Schlafstörungen, Enuresis und Enkopresis, Nägelknabbern, Stottern, verschiedenartige Tics, Neigung zu Pseudologien, zum Fortlaufen, Schulschwänzen und zu Eigentumsdelikten. Einige Kinder waren von jeher durch Ängstlichkeit, Schüchternheit, Gehemmtheit und Kontaktschwierigkeiten, andere durch Ungebundenheit, Aggressivität oder Mangel an Stetigkeit aufgefallen. 6 Jugendliche hatten eine *Neigung zum Alkohol* und waren z. T. bereits wegen Verkehrsdelikten unter Alkoholeinwirkung bestraft worden.

Aus der Vorgeschichte ergab sich, daß 5 Kinder schon vor dem Unfall zeitweise *Kopfschmerzen* gehabt hatten und daß von 9 Kindern mit Kopfschmerzen nach dem Unfall ein Elternteil an Migräne oder habituellen Kopfschmerzen litt.

Ferner erschien es wichtig, *cerebrale Vorschäden* zu erfassen und bei der Beurteilung der Unfallfolgen zu berücksichtigen. In diese Erhebung wurden *7 Faktoren* einbezogen, die bei 78 (32,5%) verletzten Kindern vorkamen:

1. Frühere Unfälle mit Verdacht auf Hirnbeteiligung (Commotio)
2. Frühere Krankheiten mit sicherer oder möglicher cerebraler Beteiligung
3. Krampfanfälle vor dem Unfall
4. Sichere perinatale Schäden oder Verdacht auf solche (perinatales Risiko)
5. Cerebrale Bewegungsstörungen als Folge früherworbener Hirnschäden
6. Intelligenzmängel
7. Hypermotilität vor dem Unfall.

Die Tabelle 1 zeigt die verschiedenen bei 78 Pat. festgestellten Kombinationen prätraumatischer Belastungsfaktoren. Die Faktoren 1—4 sind den anamnestischen Angaben entnommen. Bei den Faktoren 5—7 wurden die anamnestischen Angaben durch den Untersuchungsbefund ergänzt.

Die Faktoren 1, 2 und 4 kommen als Ursache einer Hirnschädigung in Betracht, die Faktoren 3, 5 und 6 sind Ausdruck einer Hirnschädigung. Krampfanfälle und Intelligenzminderung (Faktoren 3 und 6) können sowohl exogen als auch genetisch bedingt sein. Hypermotilität (Faktor 7) kann ebenfalls Ausdruck einer Hirnschädigung, aber auch eines konstitutionellen motorischen Antriebsüberschusses sein. Dies ist mit großer Wahrscheinlichkeit bei den 12 Pat. anzunehmen, bei denen sie ein isoliertes Symptom ist oder mit neurotischen Verhaltensauffälligkeiten (nicht in der Tabelle vermerkt) einhergeht (7 Fälle).

Tabelle 1. Kombinationen und Häufigkeiten der auf cerebrale Vorschäden hinweisenden prätraumatischen Belastungsfaktoren

| | 1. Co | 2. Kr | 3. ↯ | 4. P | 5. C.P. | 6. S/R | 7. Hyp. | Anzahl der Patienten | |
|---|---|---|---|---|---|---|---|---|---|
| 1 Faktor | | | | | | | + | 12 | |
| | | | | | | + | | 8 | |
| | + | | | | | | | 13 | |
| | | + | | | | | | 5 | |
| | | | | + | | | | 5 | Σ = 43 |
| 2-Faktoren-Kombination | | | | + | | | + | 5 | |
| | | | | + | | + | | 3 | |
| | | | | + | + | | | 5 | |
| | | | | | | + | + | 5 | |
| | | + | | | | + | | 1 | |
| | | | + | | | | + | 2 | |
| | + | | | | | | + | 1 | |
| | | + | | | | | + | 1 | Σ = 23 |
| 3-Faktoren-Kombination | | | | + | | + | + | 5 | |
| | | | + | | | + | + | 1 | |
| | | | | | + | + | + | 1 | |
| | + | | | + | + | | | 1 | |
| | | + | | + | | | + | 1 | |
| | | | | + | + | + | | 1 | Σ = 11 |
| | | | | + | + | | + | 1 | |
| 4-Faktoren-Kombination | | | + | + | | + | + | 1 | Σ = 1 |

Gesamtzahl = 78

| Häufigkeit der Einzelfaktoren | Co | Kr | ↯ | P | C.P. | S/R | Hyp. |
|---|---|---|---|---|---|---|---|
| | 15 | 8 | 4 | 28 | 9 | 26 | 36 |

Die Tabelle gibt Auskunft über 7 Faktoren und deren Kombinationen:

1. Co = frühere Schädeltraumen (Commotio)
2. Kr = frühere Krankheiten mit möglicher oder sicherer cerebraler Beteiligung
3. ↯ = Krampfanfälle vor dem Unfall
4. P = sichere perinatale Schäden oder perinatales Risiko
5. C.P. = cerebrale Bewegungsstörung (Cerebral Palsy)
6. S/R = Schwachsinn oder Retardation
7. Hyp. = Hypermotilität vor dem Unfall

Aus den Feldern ist das kombinierte Vorkommen von 1—4 Faktoren zu ersehen. Die Zahlen rechts daneben geben die Anzahl der Patienten bei den verschiedenen Faktorenkombinationen an.

*Faktor 1: Frühere Unfälle mit Hirnbeteiligung (Commotio).* 46 Pat. (41 Knaben, 5 Mädchen), d. h. 19,1%, waren bei früheren Unfällen verletzt worden (24 bei Verkehrsunfällen, 1 durch Sturz aus dem I. Stock, die anderen bei Spiel und Sport). 23 Kinder hatten sich dabei Kopfverletzungen zugezogen; bei 15 von diesen waren

Gehirnerschütterungen (in einem Falle mit Schädelbruch) angenommen worden. Die Diagnose einer Kontusion war in keinem Falle gestellt worden; bei unseren Untersuchungen wurden auch niemals Restsymptome einer Kontusion nachgewiesen. Der Faktor 1 trifft bei einem Patienten mit dem Faktor 7 Hypermotilität zusammen, bei dem anderen mit den Faktoren 4 und 5. Bei diesem Patienten (II/51) war eine leichte Tetraspastik als Folge einer perinatalen Schädigung die Ursache des jetzigen (Sturz auf dem Eis) und vielleicht auch des früheren Unfalles. Bei den restlichen 13 Pat. bleibt der Faktor 1 ein Einzelfaktor.

*Faktor 2:* Unter den *Krankheiten,* die zu einer *Hirnbeteiligung* führen können, sind 3 Fälle von Toxoplasmose, 1 Fall von Meningitis, 1 Fall von Encephalitis-Verdacht bei Keuchhusten und 3 Fälle von schwerster Ernährungsstörung mit möglicher cerebraler Beteiligung im frühen Säuglingsalter aufgeführt.

*Faktor 3: Krampfanfälle* ( $\mathsf{V}_{\!L}$ ) vor dem Unfall, meist in Form von Gelegenheitskrämpfen bei fieberhaften Infekten, hatten 4 Kinder, von denen 2 gleichzeitig retardiert und hypermotil waren. Ein Kind mit Verdacht auf atypische Anfälle vor dem Unfall ist in der Tabelle nicht aufgeführt.

In 5 Fällen waren bei Eltern oder Geschwistern Krampfanfälle bekannt; die Familienangehörigen mit Anfällen sind in der Tabelle nicht berücksichtigt worden.

*Faktor 4: Perinatale Schäden* oder ein *perinatales Risiko* (P) waren bei 28 Verletzten bekannt. Dazu wurden gerechnet: Nephropathie in der Schwangerschaft und/oder Eklampsie (5 Fälle), nicht sanierte Lues der Mutter in der Gravidität (3 Fälle), Frühgeburt (10 Fälle), komplizierte langdauernde Geburt (4 Fälle), Asphyxie (4 Fälle), schwerer Icterus neonatorum (2 Fälle). Die Faktoren-Kombinationen sind aus der Tabelle ersichtlich.

*Faktor 5:* 9 Kinder hatten eine *cerebrale Bewegungsstörung* (C. P.), eine leichte Hemi- oder Tetraspastik oder spastisch-athetotische Mischbilder. Die leichte Cerebralparese wurde bei einem Kind (V/10) durch eine zufällige Untersuchung vor dem Unfall von uns diagnostiziert und war bei den anderen anamnestisch seit der frühen Kindheit bekannt. Wie aus der Tabelle zu ersehen ist, trifft der Faktor 5 bei 8 Kindern mit dem Faktor 4 (Perinatalschaden), bei 2 Kindern mit dem Faktor 6 (Schwachsinn) und bei 2 Kindern mit dem Faktor 7 (Hypermotilität) zusammen. Der Faktor 5 ist niemals Einzelfaktor, sondern kommt stets in Kombination mit ein oder zwei anderen Faktoren vor.

*Faktor 6: Schwachsinn* (meist leichten Grades) oder *Retardation* (S/R) bestanden vor dem Unfall bei 26 Kindern (10,8%). Fragliche Fälle wurden nicht mitgezählt.

Bei Kleinkindern nahmen wir eine Retardation an, wenn die Entwicklung auf mehreren Gebieten verzögert verlaufen war und auch unsere Untersuchungen den Rückstand bestätigten. Die Diagnose Schwachsinn wurde dann gestellt, wenn schon vor dem Unfall ein unter der Norm liegender Intelligenzquotient gefunden worden war, wenn die Kinder schon vor dem Unfall die Hilfsschule besucht hatten oder mehrfach sitzengeblieben waren, ohne daß dafür andere Gründe als ein Begabungsmangel verantwortlich gemacht werden konnten, und wenn dieser durch unsere eigenen psychologischen Untersuchungen nach Abklingen des posttraumatischen DS bestätigt wurde. Bei den Schwerverletzten mit ausgeprägten psychoorganischen Störungen, bei denen das Ergebnis der Testverfahren durch die posttraumatischen Veränderungen bestimmt war, legten wir besonderen Wert auf die Heranziehung aller verfügbaren anamnestischen Unterlagen, weil die Untersuchungen nach dem Trauma bei diesen Kindern für die Beurteilung des prätraumatischen Zustandes keinen Aussagewert hatten.

Der Faktor 6 ist nur in 8 Fällen Einzelfaktor und tritt sonst in Kombinationen von 2—4 Faktoren auf. In 13 Fällen sind Schwachsinn und Hypermotilität (Faktor 7) kombiniert (5,4%), in 9 Fällen Schwachsinn und Perinatalschädigung. Die selteneren Faktoren-Kombinationen sind aus der Tabelle zu ersehen.

*Faktor 7:* 36 Kinder (15%) wurden vor dem Unfall als überlebhaft oder hypermotil geschildert. *Hypermotilität* (Hyp) ist ein sehr vieldeutiges Symptom, das in der Tabelle nur deshalb aufgeführt wird, weil es u. a. auch bei organischen Hirnschäden vorkommt. Eine organische Ursache ist in den 13 Fällen zu vermuten, in denen außerdem ein Intelligenzmangel (Faktor 6) bestand. Dasselbe gilt für die Kombination mit Krampfanfällen und Cerebralparesen. Das Zusammentreffen von Hypermotilität, Schwachsinn und Perinatalschaden sticht bei den Kombinationen dreier Faktoren hervor: es findet sich bei 5 Pat., während die anderen Dreier-Kombinationen jeweils nur durch 1 Pat. repräsentiert werden.

*Unfallbegünstigende Persönlichkeitsmerkmale.* Auf die Bedeutung prätraumatischer Belastungsfaktoren für die Bewertung der Unfallfolgen, die auch FABIAN und BENDER [48], LUTZ und OTTO [174] hervorheben, wird in den klinischen Kapiteln eingegangen. Hier soll die Frage erörtert werden, ob es neben altersspezifischen Verhaltensweisen, mangelnder Aufsicht und Erziehungsfehlern auch bestimmte Persönlichkeitsmerkmale gibt, die sich unfallbegünstigend auswirken können.

Von verschiedenen Autoren wird die stärkere Unfallgefährdung minderbegabter Kinder, die weniger als normale Kinder Gefahren voraussehen und sinnvoll reagieren können, besonders betont.

FABIAN und BENDER unterscheiden allgemeine Faktoren (Alter, Geschlecht) von spezifischen unfallbegünstigenden Faktoren, zu denen Schwachsinn, Epilepsie, organische Hirnschäden und Psychosen gerechnet werden, die bei 21 der 86 von ihnen untersuchten kopfverletzten Kinder vorkamen. Außerdem weisen sie auf eine besondere Unfallbereitschaft bei manchen Kindern hin, die bei ungünstigen Familienkonstellationen beobachtet wurde.

Nach LANGFORD (zit. bei OTTO) sind 3 Typen von Kindern, besonders unfallgefährdet: die unruhigen, hyperaktiven, die retardierten und die empfindlichen labilen Kinder ohne ausreichende elterliche Führung.

OTTO hebt dieselben Faktoren als unfallbegünstigend heraus. Er fand bei 11 von 124 Kindern mit Kopfverletzungen nach dem Terman-Merrill-Test einen IQ unter 70 (8,9% gegenüber 2,27% von Schwachsinnigen in der Normalpopulation).

In unserem Krankengut entspricht der Anteil Minderbegabter bzw. Retardierter mit 10,8% etwa dem der Normpopulation standardisierter Intelligenztests mit einem IQ von etwa 80 oder darunter. In der Patientengruppe, die Verkehrsunfälle erlitten hat, ist aber ein relativ höherer Anteil Minderbegabter zu verzeichnen (20 Fälle = 15,5%). Von diesen entfällt der größte Teil (14 Fälle) auf das 6.—10 Lebensjahr (= 22,6% dieser Altersgruppe).

In der Häufigkeit der Hypermotilität, für die keine Vergleichswerte in der Durchschnittsbevölkerung vorliegen, zeigt sich bei den Kindern mit Verkehrsunfällen und denen mit anderen Unfällen kein signifikanter Unterschied (ohne Rücksicht darauf, ob Hypermotilität mit Minderbegabung gekoppelt ist oder nicht). Bei den Patienten, die andere Unfälle als Verkehrsunfälle erlitten haben, lassen sich keine signifikanten Aussagen bezüglich eines unterschiedlich häufigen Vorkommens von Hypermotilität bei Normalbegabten und Minderbegabten machen. In der Patientengruppe mit Verkehrsunfällen bestehen dagegen signifikante Unterschiede hinsichtlich des Vorkommens von Hypermotilität bei Normal- und Minderbegabten: unter den Normalbegabten sind nur 13,7%, unter den Minderbegabten 55% Hypermotile zu verzeichnen. Die Kombination von Hypermotilität und Minderbegabung/Retardation kommt bei 7,7% der im Verkehr verletzten Kinder im 1.—5. Lebensjahr, bei 14,5% im 6.—10. Lebensjahr und bei 4,2% im 11.—15. Lebensjahr vor.

Diese statistischen Berechnungen (Signifikanzprüfung nach der Chi²-Methode) bestätigen die Aussagen der anderen Autoren, daß debile oder retardierte Kinder, die keine altersentsprechende Übersicht und Urteilsfähigkeit haben, den Anforderungen des modernen Verkehrs nicht gewachsen sind. Besonders ungünstig ist die Kombination von Minderbegabung und ungesteuertem, hypermotilem Verhalten, die bei den im Verkehr verunfallten Kindern in einem relativ hohen Prozentsatz vorkommt. Die Altersverteilung zeigt, daß die minderbegabten und die gleichzeitig minderbegabten und hypermotilen Kinder um das Einschulungsalter herum im Straßenverkehr besonders gefährdet sind. Dafür sei ein demonstratives Beispiel angeführt:

Ein schwachsinniger, motorisch sehr unruhiger Knabe (VI/5), der aus einer asozialen Familie stammte, lief schon als 3jähriger ohne jede Furcht allein über eine Verkehrsstraße, weil er auf der anderen Seite in einem Geschäft bunte Bälle gesehen hatte. Er ging unbekümmert an alles heran, aß alles, was er bekam, sogar Abfälle aus der Mülltonne und einmal auch Schuhwichse, trank Pfützen aus und probierte auch Benzin. Später lief er öfter fort und ließ sich mit Vorliebe durch einen Polizeifunkwagen nach Hause bringen. Es ging alles gut aus, bis das Kind mit 5 Jahren beim unvorsichtigen Überqueren der Straße von einem Auto erfaßt und schwer verletzt wurde.

Vorangegangene Unfälle waren bei den im Verkehr verletzten Kindern und Jugendlichen nicht wesentlich häufiger als im gesamten Krankengut.

Auch *körperliche Mängel* wirken sich manchmal unfallbegünstigend aus. Daß z. B. Cerebralparesen, besonders wenn sie nicht erkannt und bei den Anforderungen an das Kind nicht berücksichtigt werden, Sportunfälle verursachen können, wurde bereits erwähnt. Auch im Straßenverkehr kommt es vor, daß die Behinderung durch eine leichte cerebrale Bewegungsstörung zur Unfallursache werden kann.

Ein 9jähriger (III/45) z. B., der eine geringe spastisch-athetotische Störung hatte und wegen seiner Ungeschicklichkeit den Spitznamen „Hans Huckebein, der Unglücksrabe" erhielt, überquerte die Straße nach dem Aussteigen aus dem Bus so langsam, daß er von einem anfahrenden Auto umgerissen wurde.

Schließlich können auch *neurotische Mechanismen* und frühentstandene emotionale Störungen bei Kindern und Jugendlichen zu einem Versagen der Selbstschutzfunktionen führen und als unbewußte Motivationen zur Unfallursache werden [47, 48].

# V. Klinische Untersuchungen

## 1. Initialsymptome und Verläufe bei den Gruppen I und II (keine posttraumatische Bwl)

93 Kinder und Jugendliche (42,3% der 220 Pat. der fortlaufenden Serie) waren nach der Gewalteinwirkung weder primär noch sekundär bewußtlos, boten aber andere Zeichen einer cerebralen Irritation wie passagere neurologische, psychische oder zentrale vegetative Symptome. 60 Verletzte (Gr. I) hatten keine nachweisbare Bewußtseinsstörung, 33 Verletzte (Gr. II) hatten eine Bewußtseinstrübung (Bwtr), davon 3 einen primären geordneten Dämmerzustand.

Obwohl jeder Patient unmittelbar nach der Einlieferung psychiatrisch und neurologisch untersucht wurde, machte die Abgrenzung der Gruppen I und II gelegentlich Schwierigkeiten. Da kurzdauernde psychische Störungen bei der Aufnahme mitunter schon abgeklungen waren, mußte das psychopathologische Initialsyndrom in diesen Fällen aus Befund und Unfallschilderung rekonstruiert werden. Auch die Abgrenzung der Gruppen II und III, d. h. die Beantwortung der Frage, ob der Bwtr eine kurzdauernde Bwl vorausgegangen sein könnte, war mitunter schwierig. Es wurde versucht, diese mögliche Fehlerquelle durch sorgfältige Anamneseerhebung und Erstuntersuchung weitgehend auszuschalten.

In allen Fällen war die Hirnbeteiligung durch ein pathologisches posttraumatisches EEG gesichert. Den Wert des Hirnstrombildes bei leichten Traumen, die allein nach dem klinischen Befund nicht zu klassifizieren sind, haben bereits KREBS und MLETZKO [117] betont. RICHTER [348] kam aufgrund der Untersuchung von 50 Kindern mit Schädeltraumen ebenfalls zu der Ansicht, daß leichte Traumen, auch ohne klinisch ein Commotionssyndrom hervorzurufen, zu EEG-Veränderungen führen können.

In der Literaturübersicht wurde bereits darauf hingewiesen, daß auch andere Autoren in den letzten Jahren verschiedentlich bei Kindern, insbesondere bei Säuglingen und Kleinkindern, das Symptom der Bwl nach Schädelhirntraumen vermißten, während es bei Erwachsenen viel seltener fehlt.

Von 261 Kindern bis zum Alter von 16 Jahren, die RIGGENBACH [198] nach einem Schädeltrauma untersuchte, waren 19% nicht bewußtlos.

TÖNNIS, FROWEIN et al. [235] berichteten, daß 89 von 203 Kindern und Jugendlichen mit gedeckten und offenen Hirnverletzungen bewußtseinsklar waren und daß 27 weniger als 24 Std bewußtseinsgetrübt waren.

PIA [183] vermißte bei Kindern mit Impressionsfrakturen, vorwiegend in den ersten 5 Lebensjahren, in der Hälfte der Fälle die Bwl. Das EEG zeigte bei diesen eine hohe Rate rasch auftretender Herdbefunde. Einige Kinder hatten eine sekundäre Bwtr und vorübergehende neurologische Symptome.

In der bereits erwähnten Arbeit von MELIN [332] wurde eine Gruppe frischverletzter Kinder ohne Bwl beobachtet, in der die jüngeren Jahrgänge bis zum 5. Lebensjahr, insbesondere aber bis zum 2. Lebensjahr, besonders stark vertreten waren.

Auch SILVERMAN [355] fand, daß in einer Untersuchungsserie von 100 Kindern mit frischen gedeckten Hirnverletzungen etwa ein Drittel nicht bewußtlos, einige davon kurz benommen waren.

Ein von WALKENHORST [363] beschriebenes 7jähriges Mädchen, das mit der rechten Kopfseite gegen einen Türknauf geprallt war, war nicht bewußtlos, erbrach aber und fiel in der
ersten halben Stunde durch gehäuftes Gähnen auf. Im EEG zeigte sich ein rechtsseitiger Herdbefund und klinisch eine Hemiparese links, die sich nur langsam und unvollständig zurückbildete. Der Autor erörterte die Frage, ob es zu einer Hirnkontusion gekommen sei oder ob
das leichte Trauma ein vielleicht schon vorgeschädigtes Gehirn getroffen haben könnte. Unseres
Erachtens sprechen Entwicklung und Rückbildung der klinischen und hirnelektrischen Symptome mehr für eine Kontusion, wenn sich auch ein Hinweis auf eine cerebrale Vorschädigung
fand.

In dem Krankengut von FRANTZEN, HARVALD und HAUGSTEDT [287] waren von 399 Pat.
(darunter 132 Kinder und Jugendliche) mit frischen Kopfverletzungen 173 gar nicht oder nur
einige Sekunden bewußtlos. Das EEG bei 94 dieser 173 Verletzten war 66mal normal, zeigte
in 3 Fällen einen „irritativen Focus" und in 25 Fällen andere pathologische Veränderungen.

Von 9 Säuglingen mit Schädelhirntraumen verschiedener Schweregrade, über die EYDT
und HEINISCH [46] berichteten, war nur einer primär und ein anderer mit einem epiduralen
Hämatom sekundär bewußtlos; die übrigen 7 Kinder waren nicht bewußtlos; darunter hatte
eines ein doppelseitiges subdurales Hämatom und kam nach 3 Wochen mit hochgradiger intrakranieller Drucksteigerung zur Operation. In diesem Falle zeigte das EEG lediglich eine leichte
Spannungsverminderung rechts parietal. Die EEG-Untersuchungen bei 5 weiteren Säuglingen,
die nicht bewußtlos waren, hatten in 2 Fällen ein normales Ergebnis und zeigten in 3 Fällen
Herdbefunde bzw. wechselnde Seitendifferenzen.

LENARD [326] fand unter 395 Kindern mit frischen Schädelhirntraumen 56 ohne
Bewußtseinsverlust, wenn auch gelegentlich mit kurzer Benommenheit.

Die Literaturangaben stimmen darin überein, daß bei etwa 20—50% von Kindern
und Jugendlichen mit sicheren Schädelhirntraumen das Symptom der Bwl fehlen kann.
Dabei scheinen die jüngeren Jahrgänge zu überwiegen. Die Frage, ob die Bwl nur deshalb fehlt, weil es sich um leichtere Traumen handelt, oder ob das Ausbleiben der Bewußtseinsstörung vorwiegend mit der besonderen Reaktionsweise des kindlichen Gehirns zusammenhängt, ist noch offen. Da detaillierte klinische und hirnelektrische
Verlaufsbeobachtungen an Kindern ohne posttraumatische Bwl noch fehlen, haben wir
den Initialsyndromen der Gr. I und II besondere Beachtung geschenkt.

Altersverteilung bei den Gruppen I und II

| | | |
|---|---|---|
| 1.— 5. Lebensjahr | 40 (10)[4] | 43  % |
| 6.—10. Lebensjahr | 33 (14) | 35,5% |
| 11.—15. Lebensjahr | 14  (5) | 15  % |
| 16.—20. Lebensjahr | 6  (4) | 6,5% |
| insgesamt | 93 (33) | 100  % |

In der Alterszusammensetzung weichen die Gruppen I und II durch den großen
Anteil an Säuglingen und Kleinkindern von den übrigen Gruppen ab: 43% der verletzten Kinder ohne posttraumatische Bwl standen im 1.—5. Lebensjahr, während bei
den Verletzten mit kurz- oder langdauernder Bwl der Gruppen III bis VI nur 14,9%
auf dieses Lebensalter entfallen.

Auch in den Unfallarten unterscheiden sich die Gruppen I und II von der Gesamt-
serie. Flachstürze, zu denen u. a. die passiven Unfälle der Säuglinge und Kleinkinder
durch Sturz vom Arm, vom Tisch, aus dem Bett oder Kinderwagen gehören, sind am

4 Die eingeklammerten Zahlen beziehen sich auf die Gruppe II; sie sind in den Gesamtzahlen mitgezählt.

häufigsten, während Verkehrsunfälle, die bei den anderen Gruppen an erster Stelle stehen, zahlenmäßig zurücktreten.

Daß 8 Kinder (8,6%) (4 Gr. I, 4 Gr. II) noch *Verletzungen anderer Körperteile*, meist Frakturen, vereinzelt Weichteilverletzungen, davontrugen, zeigt, daß die Gewalteinwirkung bei diesen nicht ganz unerheblich war.

Unfallarten bei den Gruppen I und II

| | | |
|---|---|---|
| Flachstürze | 34 (8) [4] | 36,5% |
| Verkehrsunfälle | 22 (11) | 23,6% |
| Hochstürze | 16 (5) | 17,2% |
| Sportunfälle | 12 (4) | 12,9% |
| Sonstige Unfälle | 6 (4) | 6,5% |
| Schlägereien und Mißhandlungen | 3 (1) | 3,3% |
| insgesamt | 93 (33) | 100 % |

Die routinemäßig nach allen Schädeltraumen angefertigten Röntgenbilder ergaben, daß auch *Schädelfrakturen* nicht selten waren und bei 22 (23,6%) der 93 Kinder vorkamen (14 Gr. I, 8 Gr. II).

Zwei Kinder hatten Schädelbasisfrakturen, die übrigen Kalottenfrakturen. 2 Kinder, von denen eines (I/33) gegen eine Pumpe, das andere (II/21) gegen ein anderes Kind angerannt war, so daß die Köpfe zusammenprallten, erlitten frontale Impressionsfrakturen. Eine wachsende Fraktur (PIA und TÖNNIS) wurde nicht beobachtet [5].

Besonders häufig waren Schädelfrakturen bei Säuglingen und Kleinkindern. Sie wurden festgestellt bei:

13 der 40 Kinder im  1.— 5. Lebensjahr (davon 6 von 9 Kindern d. 1. Lebensjahrs)
 5 der 33 Kinder im  6.—10. Lebensjahr
 4 der 20 Kinder im 11.—20. Lebensjahr.

In Übereinstimmung mit EYDT und HEINISCH konnten wir feststellen, daß die Prognose der Schädeltraumen im Säuglings- und Kleinkindalter durch das Ereignis einer Schädeldachfraktur in der Regel nicht getrübt wird. Während intrakranielle Hämatome bei den Kindern ohne posttraumatische Bwl nicht vorkamen, wurden bei mehreren Kleinkindern mit Kalottenfrakturen (z. B. I/23, II/1, II/2) ausgedehnte Kopfschwartenhämatome, die Volumenmangel-Anämien zur Folge hatten, beobachtet.

# A. Akutes Stadium

## a) Gruppe I: Kinder ohne nachweisbare Bewußtseinsstörung

Bei den 60 Verletzten, die der Gruppe I zugerechnet wurden, fehlte jeder Hinweis auf eine Bwl oder eine Bewußtseinsveränderung. Als Kriterien der fehlenden Bewußtseinsstörung wurden bei Säuglingen und Kleinkindern normale Reaktionen gegenüber Außenreizen und lautes Schreien oder Weinen unmittelbar nach dem Unfall angesehen. Von den älteren Kindern und Jugendlichen wurden diejenigen der Gruppe I zu-

---

5 Jeder Krankheitsfall ist durch eine römische Zahl, die die Gruppenzugehörigkeit angibt, und durch eine arabische Zahl zur Zählung innerhalb der Gruppe gekennzeichnet.

gerechnet, die bei der Aufnahme bewußtseinsklar waren und sich an den Unfallhergang und an die Zeit vor und nach dem Unfall lückenlos erinnern konnten. Soweit es möglich war, wurden diese Berichte durch Zeugenaussagen nachgeprüft. Wenn man die Kinder befragte, bevor sie durch die Angaben der Erwachsenen beeinflußt werden konnten, erhielt man mitunter schon von 3—5jährigen präzise Unfallschilderungen, die mit den Zeugenaussagen übereinstimmten. Ältere Kinder beschrieben häufig genau die nach dem Unfall eingetretenen Störungen wie heftige Kopfschmerzen, Übelkeit, Erbrechen und plötzlich einsetzende Müdigkeit mit Schlafbedürfnis. Ein 6jähriger Knabe (I/37), der beim Schlittern auf den Hinterkopf gestürzt war, hatte eine kurzdauernde *Hyperakusis:* beim Heimkommen konnte er das Radio nicht ertragen und fand selbst die leiseste Tonstärke unerträglich laut.

Fünf ältere Kinder schilderten nach Sturz auf die Stirn (4) oder auf den Hinterkopf (1) *passagere optische Reizerscheinungen.* Als Beispiele seien die beiden folgenden Fälle aufgeführt:

*1. Fall I/53:* Die 12;8jährige Schülerin bekam auf der Eisbahn von hinten einen Stoß und stürzte nach vorn auf die rechte Stirnschläfengegend. Unmittelbar danach sah sie „rote Kringel" und später ein Flimmern vor den Augen, das eine Weile bestehen blieb. Ein Junge half ihr hoch und führte sie zur Barriere. Auf dem Heimweg bekam sie heftige Kopfschmerzen und Übelkeit. Einige Stunden später hatte sie bei der Aufnahme eine leichte Schwäche mit Reflexabschwächung im re. Arm und ein Spreizphänomen re., außerdem eine Tachykardie. Das EEG am 2. Tg. zeigte eine leichte AV und einen Herd occipital (Contrecoup) und war am 8. Tg. normal. Die neurologischen Symptome und die psychischen Abweichungen (zuerst Erregung, später Apathie) waren bereits am 5. Tg. abgeklungen.

*2. Fall I/54:* Ein 12;9jähriger Knabe stürzte bei einer Balgerei von einer Couch auf die re. Stirnseite und hörte „den Krach", als der Kopf aufschlug. Er stand auf, konnte aber plötzlich nur noch verschwommen sehen „als ob alles aus Zackenlinien bestehen würde". Nach einer Viertelstunde ging er nach Hause, war aber unsicher und schwankte hin und her. Zunächst konnte er kleine Schrift nicht recht erkennen; nach einer halben Stunde war das Sehen wieder normal. Dann stellten sich Übelkeit, starkes Erbrechen und Kopfschmerzen ein, so daß der Junge nach 4 Std ins Krankenhaus gebracht wurde. Der neurologische und psychiatrische Befund war unauffällig. Im EEG wurden am 1. Tg. eine leichte AV und ein Herd li. occipital, der in diesem Falle ebenfalls als Contrecoup-Herd gedeutet werden muß, registriert.

Auch die anderen 3 Kinder (I/46, I/56, I/58) beschrieben kurzdauernde optische Erscheinungen wie „flimmernde Sterne" oder eine „leuchtende Sonne, von der Strahlen oder Blitze ausgehen", die z. T. so eindrucksvoll waren, daß sie aufgezeichnet werden konnten. Diese Photopsien sind mit großer Wahrscheinlichkeit als occipitale Rindenreizsymptome anzusehen. In den beiden Beispielen wird diese Annahme durch den passageren occipitalen EEG-Herd bestätigt.

*Neurologische Symptome* oder Symptomkombinationen zeigten 24 Verletzte (40%) der Gruppe I. Aus der Tabelle 2 sind Häufigkeit und Dauer der einzelnen Symptome bei den Gruppen I und II, die sich darin nicht wesentlich unterscheiden, zu ersehen. Die Symptome waren mitunter nur am Unfalltag nachzuweisen und gingen bei der Mehrzahl bis zum 4. bzw. 7. Tag zurück. Nur vereinzelt blieben sie bis zur 2. Woche oder länger bestehen; ein 6jähriger behielt als Dauerschaden eine partielle rechtsseitige Opticusschädigung zurück.

Bei diesem Knaben (I/38), der beim Sturz auf das re. Auge aufgeprallt war und sich dabei eine Opticusschädigung mit akuter Erblindung zugezogen hatte, restituierte sich diese, trotz sofortiger Freilegung des ödematösen Sehnerven durch Eröffnung des Canalis opticus (Prof. PENZHOLZ), nicht vollständig. Ebenso wie bei den Beobachtungen von DODEN [40] und DRIESEN und SEITZ [41] waren Allgemeinzustand und Bewußtseinslage nicht beeinträchtigt.

Tabelle 2. Art und Dauer der neurologischen Initialsymptome, isoliert oder kombiniert mit anderen Symptomen, bei 34 Verletzten der Gr. I (24 Pat.) und II (10 Pat.)

| | Anzahl der Verletzten | 1. Wo. in Tg. | | | 2. Wo. | mehr als 2 Wo. | D |
|---|---|---|---|---|---|---|---|
| | | U. | 1.—4. | 5.—7. | | | |
| Pyramidenzeichen ohne Paresen | 11 (3) | 2 (1) | 5 (1) | 2 (1) | 2 | — | — |
| Reflexdifferenzen | 11 (3) | 1 | 6 (1) | (2) | 1 | 1 | |
| Koordinationsstörungen | 8 (3) | 4 (2) | 3 (1) | 1 | | — | — |
| Nystagmus | 7 (1) | 4 | 2 (1) | | 1 | — | — |
| Verzögerte Lichtreaktion | 3 (1) | 1 | (1) | 1 | | — | — |
| Photopsien oder passagere Amaurose | 5 | 5 | | | | — | — |
| Hyperakusis | 1 | 1 | | | | — | — |
| Hirnnervensymptome | 5 (2) | 1 | (2) | | | 1 | 1 |
| Monoparese (keine Hemi- oder Tetraparese) | 1 | 1 | | | | — | — |
| Horner | (1) | | | | | — | (1) |
| Nackensteifigkeit | 4 (1) | 1 | (1) | | 2 | — | — |
| Initialkrämpfe (fokal oder general.) | (2) | (1) | | | | (1) | — |

U = Unfalltag; D = Dauerschaden

Die Zahlen in Klammern bezeichnen die neurologischen Symptome bei den 10 Pat. der Gr. II, die in den Gesamtzahlen mitenthalten sind

Der Verlauf war aber insofern günstiger, als die Sehstörung bei unserem Patienten teilweise reversibel war und bei temporalem Gesichtsfeldausfall wieder ein Visus von 1/25 erreicht wurde.

Bei 50 Kindern (83,3%) fanden sich *objektivierbare zentrale vegetative Symptome:* bei 39 Kindern Erbrechen, bei 18 Kindern Störungen der Kreislaufregulation mit Gesichtsblässe, teilweise auch mit Kollapsneigung und bei 18 Kindern eine Tachykardie. Eine Bradykardie, die zu den häufigsten postcommotionellen Symptomen der Erwachsenen gehört, kam nicht vor. Es handelt sich dabei um eine Besonderheit des Kindesalters. Von EHALT [44] und von EYDT und HEINISCH [46] wird darauf hingewiesen, daß selbst bei zunehmendem intrakraniellem Druck infolge eines Hämatoms der langsame Druckpuls, der für das Erwachsenenalter typisch ist, bei Säuglingen und Kleinkindern meist vermißt wird. Schwere Schockzustände kamen bei den Patienten ohne Bewußtseinsstörung nicht zur Beobachtung. An subjektiven vegetativen Symptomen wurden am häufigsten Kopfschmerzen (27 Fälle), mitunter auch Schwindel bei Lagewechsel angegeben.

Während die Symptome meistens unmittelbar nach dem Trauma einsetzten, entwickelten sie sich bei 5 Kleinkindern (I/10, I/12, I/16, I/18, I/23) so langsam, daß die Kinder erst 1—6 Tage nach dem Unfall eingewiesen wurden. Als Beispiel soll der folgende Fall dienen:

*Fall I/23:* Ein 3;4jähriger Knabe stürzte im Kindergarten von der Schaukel, klagte über Kopfschmerzen, besuchte in den nächsten 2 Tg. aber weiter den Kindergarten. Erst am 3. Tg.

fiel eine Schwellung am Kopf auf, am 4. Tg. wurde das Kind taumelig, am 6. Tg. wurde es wegen Zunahme der Schwellung aufgenommen. Befund: Schädelfraktur re. occipito-temporal, ausgedehntes Kopfschwartenhämatom, das sich zirkulär um den ganzen Kopf, besonders aber über der Fraktur ausgedehnt hatte. Reflexe li. lebhafter als re., Babinski li. suspekt.

Bei der Entlastungspunktion, die mehrmals wiederholt werden mußte, entleerten sich zu Beginn 300 ccm flüssiges Blut. Es entwickelte sich eine Anämie von 8,8 gr%/o Hb, die sich erst nach einer Bluttransfusion am Ende der 2. Wo. besserte.

Im ersten EEG vor der Punktion bestanden leichte AV und Herdbefund kontralateral zur Fraktur, später ein Rechtsherd im Frakturbereich. Der anfängliche Linksherd wurde als flüchtiger Contrecoup-Herd gedeutet.

Psychisch war das Kind bis zum 7. Tg. apathisch, schlief viel, sprach kaum. Allmählich wurde es lebhafter und erreichte nach einer hypermotilen Phase in 4—5 Wo. wieder seinen Normalzustand.

Diesem ungewöhnlichen Verlauf bei einem riesigen Kopfschwartenhämatom scheint eine langsam einsetzende, aber sehr ausgeprägte Ödemphase zu entsprechen. Man kann vermuten, daß der Blutverlust mit nachfolgender Anämie zu einer sekundären Beeinträchtigung der cerebralen Zirkulation und Sauerstoffversorgung geführt hat.

Auch 3 der 4 anderen Kinder mit verzögerter Manifestation der cerebralen Symptome hatten Schädelfrakturen und ausgedehnte Kopfschwartenhämatome, die wie in dem beschriebenen Fall Anämien zur Folge hatten. Diese Kinder erholten sich langsamer als die anderen und blieben auch länger psychisch auffällig als die Mehrzahl der Gruppe I.

Erwähnenswert sind noch 2 gefährlich aussehende Fensterstürze, die verhältnismäßig glimpflich ausgingen.

*Fall I/17:* Das bereits auf S. 14 angeführte 2;9 J. alte Mädchen stürzte am Abend in Abwesenheit der Eltern aus einem Fenster des III. Stockwerks auf den unregelmäßig gepflasterten, teilweise mit Erde bedeckten Hof. Als die Nachbarn herbeieilten, hatte es sich gerade aufgesetzt, sprach sofort, zog die Strümpfe hoch und wollte aufstehen.

*Befund 1 Std nach dem Unfall:* Hämatom occipital re,. keine Schädelfraktur; kein Erbrechen; gepreßte Atmung, Blässe und anhaltende Tachykardie. Temperaturerhöhung auf 38 Grad. Reflexe li. lebhafter als re., Babinski li. positiv, leichte Nackensteifigkeit, Abriß des Dornfortsatzes des 1. BWK und Kantenabsprengung des 7. HWK. Das Kind war bewußtseinsklar und hatte keine retrograde Amnesie. In der folgenden Zeit wurde es apathisch, weinerlich, stark ermüdbar und interesselos. Der neurologische Befund war nach 4 Tg., der psychiatrische nach 4 Wo. normalisiert.

Im EEG wurde am 1. Tg. eine leichte AV mit rechtsseitigem Herdbefund registriert. Der Herd wurde bei Kontrollen am 3.—5. Tg., also in der Ödemphase, noch deutlicher, normalisierte sich bis zum 13. Tg. und blieb bei Kontrollen nach 1, 3 und 6 Mon. normal.

*Nachuntersuchung nach 5¹/₂ Jahren:* Nach Angabe der Mutter hat sich das Kind gut entwickelt, wurde rechtzeitig eingeschult und immer versetzt. Bis auf gelegentliche Kopfschmerzen (ebenso wie Mutter) beschwerdefrei. Neurologisch und psychisch war das Kind unauffällig; bei der I-Prüfung nach STANFORD wurde ein hoher IQ erzielt. Nur im EEG wurde erneut der Rechtsherd registriert.

Bei diesem Sturz aus dem III. Stockwerk wurde der Anprall wohl hauptsächlich von Rücken und Gesäß aufgefangen. Jedoch muß auch die rechte Schädelseite aufgeschlagen sein. Es könnte neben einer primären Hirnbeteiligung vielleicht noch infolge passagerer Zirkulationsstörung zu einer sekundären Hirnschädigung reversibler Art gekommen sein.

*Fall I/25:* Auch ein 4jähriger Junge, der vom Balkon des 1. Stockwerks gesprungen war, war nicht bewußtlos und konnte genau berichten, was sich nach dem Unfall ereignet hatte und wie er mit der Feuerwehr ins Krankenhaus gekommen war. Er zeigte keine neurologischen und vegetativen Symptome, war aber psychisch auffällig; am Unfalltage war er erregt, unruhig und weinte viel, in den folgenden Tagen war er sehr ruhig und antriebsarm. Nach einer Woche war sein Verhalten wieder wie vor dem Unfall. Im EEG wurde am 1. Tg. eine mäßige AV registriert, die sich rasch besserte und bereits am 3. Tg. nicht mehr nachzuweisen war. Auch bei Kontrollen innerhalb der nächsten 4 Wo. blieb der Befund normal.

Von anderer Seite sind ähnliche Beobachtungen darüber gemacht worden, daß Kinder Hochstürze mitunter besser überstehen als Erwachsene [117, 231]. Leider gehen sie auch bei kleinen Kindern nicht immer so günstig aus wie in den beiden Fällen; dies zeigen in unserem Material die Verläufe bei 2 Schwerverletzten (V/1, VI/6).

### Psychische Symptome

Nur 6 Kinder der Gruppe I waren im akuten Stadium psychisch unauffällig. Bei allen anderen (90%) zeigte sich ein *leichtes posttraumatisches Durchgangssyndrom (DS)*, das vorwiegend durch Störungen des Antriebs und der Affektivität gekennzeichnet war. Sofern testpsychologische Untersuchungen durchgeführt wurden, ließen sich im beginnenden DS eine leichte Störung der Merk- und Konzentrationsfähigkeit, Verlangsamung und gesteigerte psychische Ermüdbarkeit feststellen.

Sechs Säuglinge fielen durch schrilles Geschrei und starke Unruhe, die manchmal mit Apathie wechselte, auf. Auch 7 ältere Kinder waren während der ersten Tage so unruhig und erregt, daß sie medikamentös gedämpft werden mußten. Die Mehrzahl war apathisch, oft auch weinerlich, verlangsamt und antriebsgestört.

Im chirurgischen Milieu pflegten diese Kinder nicht besonders aufzufallen. Sie wurden vielmehr von den Schwestern wegen ihrer Ruhe und „Bravheit" gelobt. Erst bei genauerer psychiatrischer Beobachtung zeigte sich, daß die kleinen Patienten empfindlich und unkindlich ernst waren und daß es ihnen an Spontaneität mangelte. Allmählich wurden sie lebhafter und fröhlicher, begannen zu spielen, zeigten Interesse an ihrer Umgebung und wurden auch von den Eltern nunmehr als unauffällig und dem früheren Zustand entsprechend beurteilt. Bei 8 Kindern folgte auf die apathische eine hypermotile Phase, bevor sich das Verhalten normalisierte. Anhaltende hyperkinetische Bilder nach leichten Verletzungen sahen wir im Gegensatz zu LAUX und BUES [128] nur bei Kindern, die schon vor dem Unfall als hyperkinetisch geschildert wurden.

Die psychischen Veränderungen normalisierten sich

> im Laufe der 1. Woche nach dem Trauma bei 27 Pat.
> im Laufe der 2. Woche nach dem Trauma bei 13 Pat.
> im Laufe der 3. Woche nach dem Trauma bei  6 Pat.
> im Laufe der 4. Woche nach dem Trauma bei  4 Pat.
> im Laufe der 5. Woche nach dem Trauma bei  4 Pat. (insges. 54 Pat.)

Zu den 14 Kindern, deren posttraumatische psychische Veränderungen länger als 2 Wochen anhielten, gehören diejenigen mit den verzögert einsetzenden cerebralen Symptomen. Bei mehreren Kindern mit längerem DS war der Verlauf durch eine Anämie, bei anderen durch einen fieberhaften Infekt kompliziert, so daß die Abgrenzung der psychischen Traumafolgen von der Neuerkrankung erschwert war.

## b) Gruppe II: Kinder mit posttraumatischer Bewußtseinsveränderung (ohne nachweisbare Bwl)

Die 33 Kinder der Gruppe II waren ebenfalls nicht bewußtlos, hatten aber (nach der Nomenklatur von SCHEID und WIECK) eine „einfache" oder „somnolente" Form der Bwtr oder einen primären geordneten posttraumatischen Dämmerzustand (3 Fälle).

Die Kriterien dieser Verletztengruppe waren Benommenheit oder Somnolenz, ängstliche oder heitere Erregung mit Gedächtnislücken und mangelhafter Orientierung und nach Abklingen der Bwtr eine verschwommene oder fehlende Erinnerung an das Unfallereignis und die Zeit danach, manchmal auch an eine kurze Zeitspanne davor.

Bei 24 Kindern (72,7%) ergab der Erstbefund *zentrale vegetative Symptome:* bei 15 Kindern Erbrechen, bei 10 Kindern blasses Aussehen und z. T. Kollapsneigung, bei 9 Kindern eine Tachykardie und bei 2 Jugendlichen eine Bradykardie. 16 Kinder klagten über Kopfschmerzen und 7 über Schwindel.

Zehn der 33 Verletzten (30,3%) hatten *neurologische Symptome,* die wie bei der Gruppe I flüchtig waren und sich mit einer Ausnahme im Laufe einer Woche zurückbildeten (s. Tabelle 2). Ein Mädchen (II/17), das neben dem Hirntrauma eine tiefe Schnittwunde am Hals erlitt, behielt als Restschaden ein Hornersyndrom.

*Initiale Krampferscheinungen,* die bei der Gruppe I nicht vorkamen, hatten 2 Kinder:

*1. Fall II/30:* Ein 15jähriger prallte beim Wasserspringen mit dem Kopf auf die Beine einer Schwimmerin auf und zog sich eine rechtsseitige Kalottenfraktur zu. Er war nicht bewußtlos, hatte aber einen Dämmerzustand von 10—15 min Dauer und danach bei vollem Bewußtsein Zuckungen in der li. Gesichtsseite. Alle Beschwerden waren nach 4 Wo. abgeklungen. Im EEG wurde occipito-temporal ein Herd registriert. Bei der Kontrolle nach 2 J. war der Pat. beschwerdefrei, hatte nie mehr Krampferscheinungen gehabt und bot einen normalen neurologischen und psychischen Befund sowie ein normales EEG.

*2. Fall II/19:* Ein 8;8jähriger Pat., der auf dem Fahrrad mit einem Auto zusammengestoßen und danach kurze Zeit bewußtseinsgetrübt war, außerdem eine Tibiafraktur und große Fleischwunden hatte, bekam am 31. Tg. nach dem ersten Aufstehen einen generalisierten epileptischen Anfall mit passagerer re. Armlähmung. In der Nachbeobachtungszeit von 7;5 J. sind keine weiteren Krampfanfälle aufgetreten; im EEG wurden niemals Krampfströme registriert.

In beiden Fällen haben wir eine traumatische Frühepilepsie angenommen, wenn auch im 2. Fall der Zeitraum von 1—3 Wochen nach dem Trauma, auf den die Frühepilepsie im allgemeinen begrenzt wird [46, 103, 104] bereits überschritten war. Da der Junge vorher niemals Anfälle gehabt hatte, und da der Anfall nach der ersten orthostatischen Belastung aufgetreten war, hielten wir den Zusammenhang mit dem Trauma für gegeben, zumal er in einer 7;5jährigen Nachbeobachtungsperiode anfallsfrei blieb und auch im EEG niemals Krampfpotentiale registriert wurden.

Bei einem 3. Kind (II/3), einem 1;7jährigen Knaben mit cerebraler Vorschädigung, der sich von den Folgen eines Sturzes auf Steinboden nach 2 Wo. erholte hatte und wieder ein normales EEG hatte, deuteten wir die am 17. und 21. Tg. bei einer hochfieberhaften Masernerkrankung auftretenden generalisierten Anfälle als Infektkrämpfe und hielten den Zusammenhang mit dem Trauma für unwahrscheinlich. Leider war eine Nachuntersuchung in diesem Falle nicht möglich.

### Psychische Symptome

In der *Bwtr* waren 26 Kinder leicht benommen bis somnolent, stark verlangsamt, mangelhaft orientiert, hatten eine erschwerte Auffassung, konnten nur kurze Zeit auf ein Thema fixiert werden, vergaßen es wieder und schliefen ein, wenn sie sich selbst überlassen wurden. Drei Kinder (II/1, II/11, II/14) waren unruhig, erregt und weinerlich. Ein 19jähriger (II/33), der unter Alkoholeinwirkung stand und einen Schlag auf den Kopf bekommen hatte, war erregt, motorisch unruhig und wehrte sich bei der Aufnahme gegen alle ärztlichen Maßnahmen. Er hatte ebenso wie die anderen Verletzten, die man befragen konnte, eine anterograde Amnesie, die das Unfallereignis mit einschloß. Eine retrograde Amnesie wurde seltener und stets nur für einen kurzen Zeitraum vor dem Unfall angegeben.

Die Bewußtseinsstörung dauerte bei 7 Kindern weniger als 1 Std und bei 24 Kindern mehrere Stunden. Nur bei 2 Kindern überdauerte die Bwtr den Unfalltag:

*1. Fall II/6:* Ein 3jähriges Mädchen, das beim schnellen Rennen im Kindergarten gestürzt war, hatte 2 Tg. hindurch ein getrübtes Sensorium. Eine Std nach dem Unfall wurden Myoklonismen, weite Pupillen mit verzögerter Reaktion, eine Reflexdifferenz, Erbrechen und im EEG ein rechtsseitiger Herd neben einer Allgemeinveränderung festgestellt. Nach 1 Wo. waren die klinischen Symptome, nach 10 Tg. auch das EEG normalisiert.

*2. Fall II/2:* Ein Säugling, bei dem die Punktion blutigen Liquor ergab, zeigte nach raschem Abklingen der primären eine sekundäre Bwtr, die bis zum 3. Tg. anhielt. Der Verdacht auf ein subdurales oder epidurales Hämatom bestätigte sich nicht. Nach 10 Tg. waren die posttraumatischen Beschwerden abgeklungen.

Zur Erklärung der langdauernden Bwtr in den beiden Fällen muß man vor allen Dingen an ein ausgeprägtes posttraumatisches Hirnödem denken. Im 2. Fall, in welchem sich das Bewußtsein nach einem freien Intervall erneut eintrübte, wäre auch eine Abflußbehinderung im Bereiche des Sinus rectus tentorii aus dem Zuflußgebiet der inneren Hirnvenen in Erwägung zu ziehen. Es müßte ein ähnlicher Mechanismus angenommen werden wie beim Geburtstrauma, bei dem eine Zerrung des Tentoriums zur Thrombosierung des Sinus rectus und infolge der Abflußbehinderung zu einem Stauungsödem im Thalamus und Mittelhirn führen kann (PH. SCHWARTZ [217, 218]). Bei günstigem Verlauf kommt es zur Rekanalisierung und zur Wiederherstellung des normalen Abflusses. Auch die Hirnschwellung kann durch Einengung der Cysterna ambiens zu einer Abflußbehinderung der Rosenthalschen Venen führen.

In 3 Fällen schloß sich an das Trauma ein *primärer geordneter Dämmerzustand* an:

*1. Fall II/29:* Ein knapp 14jähriger Knabe schlug beim Schlittern hin und fiel auf die re. Kopfseite. Er stand auf und lief mit dem Freund zur Haltestelle der Straßenbahn. Da er rechtsseitige Kopfschmerzen bekam, fuhren sie gleich ins Krankenhaus. Dort wirkte der Pat. unauffällig. Man fand ein Hämatom über der re. Schläfe, einen normalen neurologischen Befund und im EEG einen li. parieto-occipitalen Herd (wahrscheinlich Contrecoup). Der Pat. hatte aber, wie sich am nächsten Tag herausstellte, eine vollständige Amnesie für den Sturz und den Weg zur Straßenbahn. An die übrigen Vorgänge des Unfalltages konnte er sich nur verschwommen erinnern. Rasche psychische Normalisierung.

*2. Fall II/30:* Der wegen seiner fokalen Krampferscheinungen in der li. Gesichtshälfte bereits auf Seite 33 erwähnte 15jährige Schüler versuchte beim Kopfsprung vom 5-m-Brett einer plötzlich unter ihm auftauchenden Schwimmerin auszuweichen und prallte mit der re. Kopfseite auf einen Widerstand auf, wahrscheinlich auf ihre Beine. Nachdem er hochgekommen war, versuchte er weiterzuschwimmen. Ein Freund half ihm aus dem Wasser und brachte ihn zum Sanitätsraum. Auf dem Wege dorthin soll er — nach Schilderung des Freundes — „wie ein Rohrspatz über das Mädchen geschimpft" haben. Er selbst hatte eine Amnesie von ca. 15 min für den Unfallhergang und erinnerte sich erst wieder daran, daß er im Sanitätsraum saß und nur schwer sprechen konnte und heftige Kopfschmerzen, Brechreiz und später die linksseitigen Gesichtszuckungen hatte. Knapp 2wöchiges DS mit weinerlichklagsamem Verhalten.

Die beiden Verletzten wirkten während des Dämmerzustandes psychisch unauffällig. Das ungenierte Schelten des 15jährigen entspricht dem Lebensalter und wurde von dem Begleiter nicht als wesensfremd empfunden.

Im *3. Fall (II/23),* der ein 9jähriges Mädchen betraf, stellte sich nach einem heftigen Sturz auf das Gesicht ein Erregungszustand mit gellendem Schreien ein. Dabei war das Mädchen desorientiert und hatte später sowohl für den Unfall als auch für die darauffolgenden Stunden eine Amnesie.

Wie in den von Straube [222] beschriebenen Fällen fehlte bei den 3 Verletzten der commotionelle Tonusverlust; auch eine cerebrale Vorschädigung war nicht nachweisbar. In 2 Fällen erfolgte der Anprall frontal, in einem Falle von der Seite. Der neurologische Befund war in allen Fällen regelrecht.

*Durchgangssyndrom.* Nur bei 3 Kindern normalisierte sich der psychische Zustand mit Abklingen der Bwtr (II/28, 33) oder des Dämmerzustandes (II/29). Bei 30 Kindern blieben Symptome eines leichten DS bestehen; sie verschwanden bei 23 innerhalb 1 Woche, bei 5 im Laufe der 2. Woche und bei 2 im Laufe der 3. Woche. Dieses Stadium war wie bei der Gr. I durch Veränderung des Antriebs und der Stimmung, durch Konzentrationsschwäche und Ermüdbarkeit gekennzeichnet. 27 Kinder waren apathisch, bewegungsarm, dysphorisch und weinerlich.

Nach unserer Beobachtung klagen die verunfallten Kinder spontan oder auch auf Befragen kaum über Beschwerden. Man kann das Befinden aber an der Stimmung und an der Motorik ablesen. Die Kinder liegen zunächst ruhig im Bett und lassen den Kopf ohne besondere Aufforderung flach liegen. Bei Besserung des Befindens kann man gerade bei Kleinkindern beobachten, wie sie Arme, Beine und den Rumpf bewegen, den Kopf aber auf der Unterlage ruhen lassen; sie bewegen sich gewissermaßen um den Kopf herum. Etwas später heben sie den Kopf leicht an, stützen sich auf, setzen sich schließlich auf oder verlassen sogar heimlich das Bett. In diesem Stadium zeigen sie wieder ihre frühere Lebhaftigkeit, mitunter auch eine vorübergehende Hypermotilität (3 Fälle), bis sich das Verhalten völlig normalisiert. Wie bei der Gr. I wurde bei keinem Kind, das nicht vorher schon eine Hypermotilität gezeigt hatte, ein bleibendes hyperkinetisches Restsyndrom beobachtet.

## c) Gruppe I und II: Einschlafsyndrom

Aus der Gruppe der Kinder, die nach dem Trauma nicht bewußtlos waren, hebt sich eine Sondergruppe heraus, die im akuten posttraumatischen Stadium durch ein eigenartiges *Müdigkeits- und Einschlafsyndrom* gekennzeichnet ist. Dieses Syndrom kam bei 18 Kindern (9 Knaben, 9 Mädchen) vor.

9 Kinder gehören der Gruppe I, 2 Kinder der Gruppe II an. Dasselbe Syndrom wurde bei 7 weiteren Fällen aus dem Gesamtkrankengut beobachtet, die aber aus der Untersuchungsserie ausgeschieden wurden, weil entweder bei pathologischen Anfangs-EEG Verlaufskontrollen fehlen (4 Fälle) oder die Erstableitung so spät erfolgte, daß keine EEG-Veränderungen mehr nachweisbar waren (3 Fälle) [6].

Die Altersverteilung ist aus der Übersichtstabelle 3 ersichtlich: Zehn Kinder, also mehr als die Hälfte, waren Säuglinge oder Kleinkinder, 5 Kinder standen im 6. bis 10. Lebensjahr, 3 Kinder im 11.—13. Lebensjahr. Bei älteren Kindern wurde dieses Syndrom nicht gesehen.

Wie ebenfalls aus der Tabelle hervorgeht, war der Unfallmechanismus verhältnismäßig einheitlich. Sechzehn Kinder stürzten aus größerer oder geringerer Höhe herab und prallten mit dem Kopf auf einen harten Widerstand auf, ein Kind schlug mit dem Hinterkopf heftig gegen ein Turngerät, ein anderes lief in ein fahrendes Auto und zog sich dabei eine Stirnplatzwunde zu. Der Anprall erfolgte in 10 Fällen occipital oder parieto-occipital, in 4 Fällen frontal, in 3 Fällen parietal und in einem temporal.

Einige Kinder verhielten sich nach dem Unfall zunächst ganz unauffällig, standen auf und spielten weiter. Andere schrien oder stöhnten. Acht Kinder klagten über sofort

---

6 Diese 7 Fälle sind in der Übersichtstabelle durch ein Sternchen markiert.

Tabelle 3. Müdigkeit- und Einschlafsyndrom

| Gruppe Nr. | Unfallalter und Geschlecht Jahre | Unfallhergang | Anfangszustand |
|---|---|---|---|
| * | 0;3 w | Vom Couchtisch gefallen | Schrie, beruhigte sich, schlief ein |
| I/2 | 0;3 w | Treppensturz | Schrie gleich, ließ sich beruhigen, schlief dann ein |
| * | 0;9 m | Von Kinderstuhl auf Steinfußboden gestürzt | Brüllte eine halbe Stunde, schlief dann ein |
| I/11 | 1;7 w | Von der Couch gestürzt | Zuerst still, dann lautes Schreien, dann Einschlafen |
| II/4 | 2;4 w | 17 Treppenstufen herabgestürzt | Stöhnte, klagte über Müdigkeit, war etwas benommen |
| * | 2;8 w | Fall von Spielgerüst | Schrie, wurde hingelegt, schlief ein |
| I/18 | 2;10 w | 2 Kellerstufen heruntergefallen | Stand auf, spielte weiter, wurde hingelegt, schlief ein |
| I/19 | 3;— w | 12 Treppenstufen herabgestürzt | Weinte, klagte über Kopfschmerz und Müdigkeit, schlief ein |
| * | 3;5 m | Mit Hinterkopf auf Kante des Waschbeckens gefallen | Zuerst unauffällig, dann eingeschlafen |
| I/27 | 4;7 w | Vom Rücken der Mutter heruntergefallen | Weinen, Kopfschmerz und Erbrechen |
| * | 5;5 w | Beim Seilspringen auf Hinterkopf gefallen | Zuerst unauffällig, dann eingeschlafen |
| I/36 | 6;8 m | Stürzte mit Stirn auf Straßenpflaster | Lief nach Hause, weinte, hatte Kopfschmerzen, schlief über dem Essen ein |
| I/37 | 6;9 m | Beim Schlittern auf Hinterkopf gefallen | Kopfschmerzen, Hyperakusis. Lief nach Hause, legte sich hin, schlief ein. |
| II/22 | 8;10 m | Lief in fahrendes Auto, Stirnplatzwunde | Zunächst unauffällig, wurde müde, schlief ein. |
| I/45 | 9;3 m | Beim Turnen mit Hinterkopf gegen Bock geprallt | Lief zum Lehrer. Übelkeit, Kopfschmerz. Zu Hause eingeschlafen |
| I/51 | 10;7 m | Auf Eisbahn nach hinten gestürzt | Heftige Kopfschmerzen, Taumeligkeit. Ging nach Hause, schlief ein |
| * | 12;5 m | Fiel kopfüber ins Nichtschwimmerbecken, schlug mit Kopf auf Grund auf | Ging nach Hause, Kopfschmerzen, Appetitlosigkeit, Müdigkeit, vorzeitig zu Bett |
| * | 13;— | Beim Eislaufen auf re. Kopfseite gestürzt | Stand auf, ging nach Hause, war torkelig. Erbrechen, Kopfschmerzen, schlief ein |

* Fälle, die nicht zur fortlaufenden Serie gehören

bei 18 nicht bewußtlosen Kindern

| Zeit zwischen Trauma und Schlaf Stunden | Schlafdauer | Zustand nach Erwachen | Fraktur | Aufschlagstelle | EEG Tag d. 1. Abl. n. Unf. | Befund |
|---|---|---|---|---|---|---|
| ¹/₄ | 1 | Schrie, wollte nicht trinken, Kopfschwartenhämatom | + | par. li. | 35. Tg. | o. B. |
| ¹/₄ | 1 | Unruhe, schrilles Schreien, Kopfschwartenhämatom | + | par. li. | 14. Tg. | He. li. bes. temp. |
| ¹/₄ | 1 | Kopfschwartenhämatom | + | occ. li. | 27. Tg. | o. B. |
| ¹/₄ | 2 | Hämatom re. frontal. Tachykardie | — | front. | 5. Tg. | mäß. AV |
| sofort müde | ? | Blässe, wechselnde Pulsfrequenz. Erbrechen, Kopfschwartenhämatom | + | pariet. occ. li. | 1. Tg. | 1. AV. He. li. |
| sofort | 1 | Blutung aus dem re. Ohr. Bei Aufnahme schläfrig und weinerlich | + | temp. re. | 13. Tg. | o. B. |
| ¹/₂ | 2 | Zunächst unauffällig, am 2. Tg. Erbrechen, Kopfschmerzen. Mit Kopfschwartenhämatom am 4. Tg. Aufnahme | + | pariet. re. | 6. Tg. | 1. AV |
| ¹/₂ | 1 | Schwappendes Hämatom, Kopfschmerzen, Tachykardie. Still, weinerlich | + | pariet. occ. re. | Unf.-Tg. | 1. AV He. li. |
| ¹/₂ | 3 | Starkes Erbrechen | — | occ. | 17. Tg. | 1. AV |
| ¹/₂ | 2—3 | Erbrechen, Kopfschmerz, Blässe | — | occ. | 2. Tg. | 1. bis mäß. AV |
| ¹/₂ | 3 | Heftiges Erbrechen | — | occ. | 7. Tg. | 1. AV |
| ¹/₂ | 1¹/₂ | Kopfschwartenhämatom. Blässe, Frösteln, Kopfschmerzen. Weinerlich | — | front. | 1. Tg. | 1. AV He. par. occ. li. |
| 1 | 3 | Nach tiefem Schlaf Erbrechen, Kopfschmerz, Doppelsehen, Apathie | — | occ. | 2. Tg. | mäß. bis mittl. AV+ He. occ. li. |
| sofort | ? | Kopfschmerzen, Apathie | — | front. | 6. Tg. | 1. AV |
| 1 | 3 | Blässe, Erbrechen, Kopfschmerzen | — | occ. li. | 5. Tg. | mäß. AV |
| 1 | 2 | Mehrfaches Erbrechen, Schwindel | — | occ. | 1. Tg. | mäß. AV+ He. occ. re. |
| 2 | 8 nachts | Kopfschmerzen, passag. Anisokorie, Erbrechen, Schwindel, Apathie | — | front. | 4. Tg. | mäß. AV |
| ¹/₂ | 1 | Kopfschmerzen, Erbrechen, Schwindel. Verlangsamung | — | par.-occ. re. | 1. Tg. | 1. AV |

einsetzende Kopfschmerzen, die von den älteren als „dröhnend" oder „irrsinnig heftig" bezeichnet wurden. Einige Kinder waren nach dem Sturz etwas taumelig; alle, die
schon gehfähig waren, konnten ohne oder mit geringer Hilfe aufstehen und, sofern
der Unfall außerhalb der Wohnung passiert war, nach Hause gehen. Nur vereinzelt
traten unmittelbar nach dem Sturz Übelkeit oder Erbrechen auf. In einem Zeitraum
von durchschnittlich einer halben Stunde wurden die Kinder müde und schliefen zu
ungewohnter Zeit ein, unabhängig davon, zu welcher Tageszeit sie verunfallt waren.
Fast alle erwachten spontan nach etwa 1—3 Std. Ein Knabe (Fall 13), der nach einer
Weile spontan erwacht, dann aber wieder eingeschlafen war, befand sich nach dem Bericht der Hausärztin später in einem solchen „Tiefschlaf", daß er nur mit Mühe ge-
weckt werden konnte.

Nach dem Erwachen stellten sich bei der Mehrzahl der Kinder Übelkeit und hef-
tiges Erbrechen ein. Die kleinen Patienten sahen blaß aus, klagten über heftige Kopfschmerzen und teilweise auch über Schwindel und Fröstelgefühl. Während des Schlafens
entwickelte sich bei 6 Kleinkindern, die bei dem Aufprall eine Schädelfraktur erlitten
hatten, und bei 4 anderen Kindern an der Aufschlagstelle ein großes Kopfschwartenhämatom.

Als Beispiele werden die folgenden Fälle angeführt:

*1. Fall (I/2):* Ein knapp 4 Mo. alter Säugling stürzte mit seiner Tante, die ihn auf dem
Arme hielt, die Treppe herunter. Das Kind schrie, wirkte aber, nachdem es aufgehoben und
beruhigt worden war, zunächst unauffällig. Nach einer 1/2 Std schlief es ein. Nach dem Erwachen fielen die starke motorische Unruhe, das schrille Schreien und ein großes Kopfschwartenhämatom über einer Fraktur des li. Scheitelbeines auf. Im EEG zeigte sich bei der
Erstableitung, die erst nach 14 Tg. erfolgte, ein linksseitiger Herdbefund, der am 30. Tg. nicht
mehr nachweisbar war. Auch das klinische Syndrom bildete sich innerhalb derselben Zeit zurück.

Wie unwiderstehlich das Schlafbedürfnis nach der Verletzung mitunter sein konnte,
zeigt eine weitere Beobachtung:

*2. Fall 12 (I/36):* Ein 6;8jähriger Knabe stürzte um die Mittagszeit beim Spielen auf der
Straße mit der Stirn auf das Pflaster. Er stand auf, lief nach Hause, setzte sich mit den
anderen an den Mittagstisch und begann zu essen. Dann fing er an zu weinen, klagte über
Kopfschmerzen und schlief über dem Essen ein. Nach 1¹/₂ Std erwachte er, sah „leichenblaß"
aus, fror, gab verstärkte Kopfschmerzen an, war aufgeregt und begann wieder zu weinen. An
der li. Stirnseite hatte sich inzwischen ein großes Hämatom entwickelt. Im Hirnstrombild
wurde am Tage nach dem Unfall neben einer Allgemeinveränderung li. parieto-occipital ein
Herdbefund registriert, der als Contre-Coup gedeutet werden mußte. Am 21. Tg. waren EEG
und psychischer Befund wieder normalisiert; auch subjektiv war der Junge beschwerdefrei.

In einem anderen Falle dagegen wurde nur unmittelbar nach der Verletzung plötzlich über Müdigkeit geklagt, ohne daß ein tiefer Schlaf folgte (Fall 5, II/4). Vielleicht
wurde dieses Kind durch die sofort von der erschreckten Mutter eingeleiteten Maßnahmen zur Krankenhausaufnahme am längeren Schlafen gehindert. Alle anderen
Kinder schliefen fest ein. Nach dem Erwachen machten sie einen so kranken Eindruck,
daß sie sofort in das Krankenhaus eingewiesen wurden.

In 3 Fällen entwickelten sich die geschilderten Symptome verzögert: Ein 9monati-
ger Säugling (Fall 3), der sich mittags beim Sturz auf Steinfußboden eine Schädelfraktur zugezogen hatte, wurde deshalb erst am nächsten Morgen in die Rettungsstelle gebracht. Auch ein 12jähriger Junge (Fall 17), der nach einem Sturz ins Nichtschwimmer-
becken am Spätnachmittag zunächst nur über Kopfschmerzen und Müdigkeit geklagt
hatte und vorzeitig schlafen gegangen war, bekam erst nach etwa 8stündigem Schlaf
verstärkte Kopfschmerzen mit Schwindel und Erbrechen. Bei einem knapp 3jährigen

Mädchen (Fall 7) stellten sich nach einem Treppensturz mit Kalottenfraktur erst am 2. Tag Kopfschmerzen, Schwindel, Übelkeit und Erbrechen ein.

Bei der Aufnahmeuntersuchung zeigten alle Kinder mehr oder weniger ausgeprägte vegetative Symptome wie Blässe, wechselnde Pulsfrequenz oder Tachykardie, Kopfschmerzen, Schwindel und Erbrechen. Sieben (alle im 1.—3. Lebensjahr) hatten eine Kalottenfraktur, 5 boten flüchtige neurologische Symptome: Anisokorie, träge Lichtreaktion, Nystagmus, Ataxie, Reflexdifferenzen und Pyramidenzeichen. Psychisch wirkten die Kinder meist apathisch und weinerlich (11 Fälle), z. T. auch unruhig (4 Fälle) oder ganz unauffällig (3 Fälle). Der klinische Verlauf unterschied sich nicht von dem der anderen Fälle der Gruppen I und II.

Da die neurologischen und hirnelektrischen Untersuchungen in allen Fällen leider erst nach dem Erwachen durchgeführt werden konnten, fehlen uns die Voraussetzungen für eine eindeutige *Interpretation der Schlafzustände*. Wir haben uns zunächst die Frage gestellt, ob es sich vielleicht um Zustände sekundärer Bwl gehandelt haben könnte. Dies ist aber unwahrscheinlich, weil die Kinder erweckbar waren und sofort nach dem Erwachen — mit Ausnahme von 2 Fällen leichter Benommenheit — bei klarem Bewußtsein waren und, soweit dies bei den älteren zu prüfen war, eine lückenlose Rückerinnerung an die Vorgänge vor dem Einschlafen hatten. Es spricht alles dafür, daß bei diesen Patienten durch das Trauma ein echter Schlafzustand mit den Stadien 1—4 nach KLEITMANN [113] provoziert worden ist: bei dem erwähnten 2jährigen Mädchen kam es nur zum ersten Stadium der Ermüdung, die anderen erreichten über das Einschlafstadium den leichten Schlaf oder den Tiefschlaf.

Ähnliche Beobachtungen konnten wir in der Literatur nicht finden. Bekannt ist nur, daß bei der Commotio nach Abklingen der Bwl ein Schlafzustand auftreten kann. Auf den „sekundären postcommotionellen Schlaf" nach einem wachen Intervall hat erstmals FUCHS [63] hingewiesen und dabei hervorgehoben, daß er durch die Erweckbarkeit charakterisiert und von der Bwl unterschieden werden kann.

Unsere Fälle unterscheiden sich von dem typischen Commotionssyndrom dadurch, daß die Bwl fehlt und daß der Schlaf kein sekundäres, sondern ein primäres Symptom ist, das von den bekannten zentralen vegetativen Symptomen begleitet wird. Als besonderes Merkmal der von uns beobachteten Verläufe imponiert das verzögerte Einsetzen der vegetativen Entgleisung, die erst nach dem Erwachen voll ausgeprägt ist und vor dem Einschlafen in manchen Fällen ganz fehlt. Auch das Einschlafen selbst erfolgt erst nach einem — allerdings meist nur kurzen — zeitlichen Intervall.

Unsere Vorstellungen von spezifischen schlafauslösenden Mechanismen beruhen auf vereinzelten klinischen Beobachtungen, vorwiegend aber auf experimentellen Forschungsergebnissen. Der Schlaf ist nicht, wie man früher angenommen hat, ein passiver Vorgang, sondern ein aktiver, cerebral gesteuerter Regulationsprozeß, der mit tiefgreifenden Umschaltungen im vegetativen Nervensystem einhergeht (HESS [82], MORUZZI und MAGOUN [161], MONNIER, JUNG [107, 107 a], PILLERI [186, 187], POECK und PILLERI [188], JOUVET, HERNÁNDEZ-PEÓN [81]. Morphologisch ist die Schlafregulation nicht nur an die „hypnogene Zone" (HESS) im medialen Thalamus und das thalamo-retikuläre System mit seinen Verbindungen zum Isocortex, sondern auch an präoptische, limbische, mesencephale, bulbopontine und spinale Strukturen gebunden und entspricht einem komplizierten, vielfach verzahnten Regelsystem, das mit anderen Systemen in Beziehung steht.

Schlafauslösend wirken monotone sensorische Reize (PAWLOW, MORUZZI, KUMA-SAWA), zentrale elektrische Reizung (MONNIER et al., 1963) und nach neueren Experimenten von HERNÁNDEZ-PEÓN auch chemische Hirnreizung. In unseren Fällen geht dem pathologischen Schlafzustand ein unphysiologischer mechanischer Reiz voraus. Bei der Ausdehnung des morphologischen Substrates der Schlaf-Wach-Regulation wird man den Angriffspunkt nicht näher bestimmen können. Der verzögerte Schlafeintritt und die verzögerte vegetative Fehlsteuerung lassen vermuten, daß der mechanische Reiz sich nicht direkt, sondern vielleicht auf dem Umwege über chemische oder physikalische Funktionsstörungen auf das Schlaf-Wach-System auswirkt. Die Flüchtigkeit der klinischen und hirnelektrischen Symptome spricht für eine funktionelle cerebrale Dysfunktion und gegen eine substantielle Hirnschädigung.

## B. Remissionsstadium

Die klinischen Verläufe unterscheiden sich bei den Gr. I und II nur unwesentlich. Am raschesten verschwanden die *neurologischen Symptome:* am Ende der 1. Woche waren 92% der Gr. I und 97% der Gr. II, am Ende der 3. Woche sämtliche Patienten beider Gruppen, mit Ausnahme von 2 Pat. mit geringen Restschäden, neurologisch normalisiert.

In den Diagrammen Abb. 7 sind die Rückbildungszeiten der akuten neurologischen, psychopathologischen und hirnelektrischen Symptome in 3 Einzelkurven dargestellt. Die Kurven veranschaulichen, gesondert für Gr. I und Gr. II, den steigenden Prozentsatz der bis zum jeweiligen Zeitpunkt normalisierten Befunde, geben also die „kumulative Häufigkeitsverteilung" an. Es ist daraus zu ersehen, daß in Gr. I rd. 60%, in Gr. II rd. 70% keine neurologischen Initialsymptome und in der Gr. I 10% keine

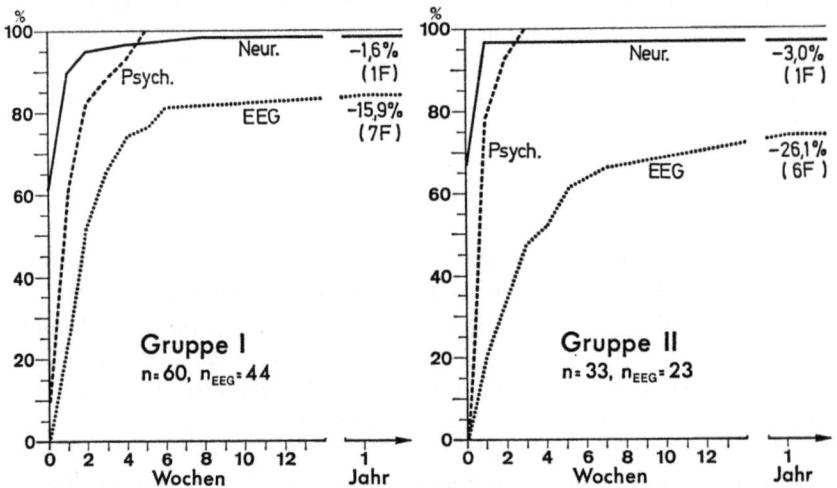

Abb. 7. In dem Diagramm sind die Rückbildungszeiten der posttraumatischen psychopathologischen, neurologischen und hirnelektrischen Symptome für die Gruppen I und II gesondert in je drei Einzelkurven dargestellt. Auf der Abszisse ist das Zeitmaß in Wochen bis zu 13 Wo. und darüber bis zu 1 J. abgetragen. Die Kurven veranschaulichen den steigenden Prozentsatz der bis zum jeweiligen Zeitpunkt normalisierten Befunde *(kumulative Häufigkeitsverteilung).* Die an den oberen Kurvenenden angegebenen Prozentsätze bezeichnen den Anteil der bis zum Zeitpunkt von 1 J. nicht normalisierten Befunde

psychiatrischen Initialsymptome hatten. EEG-Veränderungen kamen bei sämtlichen Patienten vor, konnten aber für die Rückbildungskurven nur bei 67 Pat. (Gr. I 44, Gr. II 23) mit ausreichend langen Beobachtungszeiten verwertet werden.

Die *Rückbildung der psychischen Störungen* vollzog sich etwas langsamer als die der neurologischen Störungen: in der 1. Woche wurden nur 55⁰/₀ der Gr. I und 79⁰/₀ der Gr. II symptomfrei. Bis zur 3. Woche waren sämtliche Patienten der Gr. II und bis zur 5. Woche sämtliche Patienten der Gr. I psychisch unauffällig. Die Normalisierungskurven überschneiden sich infolgedessen in der 3. bzw. 5. Woche mit denen der neurologischen Symptome. Unter den Verletzten, deren psychische Normalisierung länger als 2 Wochen in Anspruch nahm, waren mehrere Kleinkinder mit sekundären Anämien bei ausgedehnten Kopfschwartenhämatomen, einige auch mit interkurrenten Infekten, die die Abgrenzung vom posttraumatischen DS erschwerten, sowie 2 Kleinkinder mit wechselnden intrakraniellen Drucksymptomen (in einem Falle, II/I, mit Nachweis von Blut im Liquor).

Auf die *Normalisierungskurven der EEG-Veränderungen,* die wegen der längeren Normalisierungszeiten deutlich flacher verlaufen als die klinischen Kurven, wird im EEG-Kapitel eingegangen.

Die *zentralen vegetativen Störungen* wurden in das Diagramm nicht eingetragen. Sie lassen sich nur zu Beginn sicher objektivieren. Nach Abklingen der akuten Symptome ist man im weiteren Verlauf vorwiegend auf die Angaben der Patienten angewiesen. Nach dem Vorschlag von TÖNNIS wurde zur Beurteilung der Belastbarkeit die orthostatische Kreislaufregulationsprobe nach SCHELLONG herangezogen. Wie bereits geschildert wurde, vermeiden die Kinder meist von sich aus das Aufsetzen und Aufstehen, solange eine zentrale orthostatische Dysregulation besteht.

Der Rückgang der vegetativen Störungen scheint sich mit dem Abklingen der posttraumatischen psychischen Veränderungen zeitlich annähernd zu decken. Bei der Entlassung wurde nur vereinzelt über Kopfschmerzen, Ermüdbarkeit sowie Lärm- oder Hitzeempfindlichkeit geklagt.

# 2. Initialsymptome und Verläufe bei den Gruppen III und IV (posttraumatische Bwl bis zu 24 Std)

Der Gruppe III wurden 104 Pat. mit posttraumatischer Bewußtlosigkeit (Bwl) bis zu 1 Std und der Gruppe IV 17 Pat. mit einer Bwl von mehr als 1 Std—24 Std zugerechnet. Die Gruppen III/IV unterscheiden sich von den Gruppen I/II nicht nur durch den Bewußtseinsverlust, sondern auch durch die reichhaltigere posttraumatische psychopathologische Symptomatik, durch die größere Häufigkeit neurologischer Symptome und die durchschnittlich längere Dauer aller Symptome. Während bei den Gr. I/II die Symptome mit 2 Ausnahmen voll reversibel waren, behielten mehrere Verletzte der Gr. III/IV Restsymptome, die meist geringfügig und nur vereinzelt für die körperliche oder psychische Leistungsfähigkeit von Belang waren.

Ebenso wie bei den Gr. I und II handelt es sich um gedeckte Verletzungen; 2 nasale Liquorfisteln bei frontobasaler Fraktur (III/34, III/81), die streng genommen offene Verletzungen sind, wurden miteinbezogen. Zwei Kinder (III/1, III/58) hatten akute subdurale Hämatome, die operativ entfernt wurden. Ein Jugendlicher (IV/15) hatte ein Pfannkuchenhämatom, das keine Operation erforderte.

Altersverteilung bei den Gruppen III und IV

| | | | |
|---|---|---|---|
| 1.— 5. Lebensjahr | 18 | (4) [7] | 14,9% |
| 6.—10. Lebensjahr | 43 | (7) | 35,5% |
| 11.—15. Lebensjahr | 30 | (3) | 24,8% |
| 16.—20. Lebensjahr | 30 | (3) | 24,8% |
| insgesamt | 121 | (17) | 100 % |

Die Patienten verteilen sich ziemlich gleichmäßig auf das 1. und 2. Lebensjahr-zehnt. Die Kleinkinder, die bei den Gruppen I/II mit 43% an der Spitze stehen, treten zahlenmäßig zurück.

Unfallarten bei den Gruppen III und IV

| | | | |
|---|---|---|---|
| Verkehrsunfälle | 85 | (15) [7] | 70,3% |
| Flachstürze | 14 | (1) | 11,6% |
| Sportunfälle | 13 | | 10,7% |
| Hochstürze | 5 | | 4,1% |
| Schlägereien oder Mißhandlungen | 3 | (1) | 2,5% |
| Sonstige Unfälle | 1 | | 0,8% |
| insgesamt | 121 | (17) | 100 % |

# A. Akutes Stadium

Die posttraumatischen Initialsyndrome waren bei den Gr. III und IV verhältnis-mäßig einheitlich. Im Verlauf dagegen zeigten sich Unterschiede zwischen beiden Gruppen. Außerdem ergab sich in Übereinstimmung mit den Erfahrungen von TÖNNIS [233, 234] und LOEW [140, 141] innerhalb der Gr. III ein deutlicher Einschnitt bei der Bewußtlosigkeitsdauer von einer halben Stunde. Deshalb wurde die Gr. III in eine Untergruppe III/A mit 91 Verletzten, die bis zu 30 min bewußtlos waren, und in eine Untergruppe III/B mit 13 Verletzten, die 31—60 min bewußtlos waren, unterteilt.

Die Tabelle 4 gibt einen Überblick über die Häufigkeit neurologischer, psychiatri-scher und hirnelektrischer Symptome, die bei den 121 Verletzten der Gr. III/IV, unterteilt in die Untergruppen III/A, III/B und IV, im akuten Stadium beobachtet wurden. Die Vergleichszahlen der Gr. I/II sind vorangestellt. Die prozentuale Häufig-keit der neurologischen und psychopathologischen Symptome sowie der Herdbefunde im EEG steigt mit der Dauer der Bwl an. Flüchtige (nicht über 1 Woche anhaltende) neurologische und psychiatrische Symptome und EEG-Herde kommen bei den Ver-letzten mit länger dauernder Bwl seltener vor als bei denen mit kürzerer oder fehlen-der Bwl. Die Tabelle zeigt, daß sich die Zahlen der Gr. III/A denen der Gr. I/II an-nähern, die Zahlen der Gr. III/B denen der Gr. IV. Der Unterschied zwischen den Verletzten, die bis zu einer halben Stunde und denen, die länger bewußtlos waren, kommt darin deutlich zum Ausdruck. Die Gruppenunterschiede sind statistisch signi-fikant.

---

7 Die Zahlen in Klammern beziehen sich auf die 17 Pat. der Gr. IV, die in den Gesamt-zahlen jeweils mitenthalten sind.

Tabelle 4. Häufigkeit der neurologischen, psychiatrischen und hirnelektrischen Symptome in Beziehung zur Dauer der Bwl bei 121 Verletzten der Gruppen III und IV

| Dauer der Bwl | Gruppe | Gesamtzahl der Patienten | Neurologische Symptome | | Davon Rückbildung innerhalb 1 Wo. | | Psychiatrische Symptome | | Davon Rückbildung innerhalb 1 Wo. | | EEG-Herde | | Davon Rückbildung innerhalb 1 Wo. | |
|---|---|---|---|---|---|---|---|---|---|---|---|---|---|---|
| | | | Pat.-Zahl | % vom Gesamt | Pat.-Zahl | % | Pat.-Zahl | % vom Gesamt | Pat.-Zahl | % | Pat.-Zahl | % vom Gesamt | Pat.-Zahl | % |
| keine | I/II | 93 | 34 | 36,5 | 28 | 82,4 | 86 | 92,5 | 53 | 61,6 | 48 | 51,6 | 28 | 58,3 |
| bis 30 min | III A | 91 | 39 | 42,9 | 32 | 82 | 91 | 100 | 48 | 52,7 | 47 | 51 | 21 | 44,8 |
| 31—60 min | III B | 13 | 13 | 100 | 7 | 53,8 | 13 | 100 | 1 | 7,7 | 12 | 92,3 | 5 | 41,7 |
| 1—24Std | IV | 17 | 15 | 88,2 | 8 | 53,3 | 17 | 100 | 1 | 5,9 | 15 | 88,2 | 1 | 6,7 |
| Gruppe III und IV | | 121 | 67 | | 47 | | 121 | | 50 | | 74 | | 27 | |

In der Tabelle sind die absoluten und Prozentzahlen für die Verletzten der Untergruppen III/A und III/B und der Gruppe IV eingetragen, die im Initialstadium neurologische oder psychiatrische Symptome und EEG-Herde zeigten. Die Verletzten, die nur flüchtige (nicht über 1 Wo. anhaltende) Symptome hatten, sind gesondert aufgeführt. Die Vergleichszahlen der Gruppen I und II sind vorangestellt. Die Gruppenunterschiede sind signifikant.

Zieht man zum Vergleich die Einteilung von Bues und Schmidt heran, so ergeben sich für die Initialsyndrome unserer Gruppen I—IV die folgenden Schweregrade:

| Dauer der Bwl | Anzahl der Patienten | leicht | Initialsyndrome mittel | schwer |
|---|---|---|---|---|
| Gr. I/II = keine | 93 = 100% | 87  93,5% | 6  6,5% | — — |
| Gr. III A  1—30 min | 91 = 100% | 80  87,9% | 11  12,1% | — — |
| Gr. III B  31—60 min | 13 = 100% | 6  46,1% | 5  38,5% | 2  15,4% |
| Gr. IV     1—24 Std | 17 = 100% | — — | 8  47,1% | 9  52,9% |

Auch in dieser Übersicht kommt der Unterschied zwischen den Verletzten, die gar nicht oder längstens 30 min und denen, die länger bewußtlos waren, zum Ausdruck. In den Gr. I/II und III A überwiegen die leichten und fehlen die schweren Initialerscheinungen. In der Gr. III B sind alle Schweregrade vertreten, in der Gr. IV steigen die schweren Initialsyndrome auf 52,9% an.

## a) Neurologische Symptome

Isolierte neurologische Symptome oder Symptomkombinationen wurden bei 67 Kindern der Gr. III/IV (55,4%) festgestellt; bei 31 Kindern waren sie nur am Unfalltage nachweisbar. Sie verschwanden bei der Mehrzahl der Gr. III/A und etwa der Hälfte der Gr. III/B und IV innerhalb 1 Woche. Elf Kinder behielten leichte neurologische Restschäden (je 4 Gr. III/A und IV, 3 Gr. III/B).

Aus der Tabelle 5 sind Art und Rückbildungsdauer der einzelnen neurologischen Symptome und der hirnpathologischen Herdsymptome zu ersehen.

Zu den Symptomen, die sich meist rasch zurückbildeten, gehören die isolierten Pyramidenzeichen, die Reflexdifferenzen, die leichten Koordinationsstörungen mit und ohne Nystagmus, die Deviation des Kopfes und der Bulbi, die optischen Reiz- und Ausfallerscheinungen, die Aufhebung und Verlangsamung der Lichtreaktion und die nicht durch ein intrakranielles Hämatom verursachte Anisokorie. Dagegen restituierten sich die zentralen Paresen nur langsam und teilweise unvollständig. Auch die Rückbildung der Hirnnervensymptome (Anosmie bei nasaler Liquorfistel, Augenmuskelparesen, Trigeminusstörung, Facialisparesen, Acusticus- und Vestibularisschädigung) nahm meist längere Zeit in Anspruch und war nicht immer vollständig.

*Pneumencephalogramme* wurden nur bei besonderer Indikation von insgesamt 12 Kindern angefertigt und zeigten in 6 Fällen eine einseitige und in 1 Fall eine doppelseitige Ausweitung der Ventrikel (3 Fälle Gr. III A, 1 Fall Gr. III B, 3 Fälle Gr. IV).

Der *Liquor* wurde in 8 Fällen entnommen und hatte in 5 Fällen eine Blutbeimengung.

Sieben Kinder hatten aphasische Störungen, die in kürzerer oder längerer Zeit vollständig zurückgingen (s. Aphasiekapitel S. 120). Andere hirnpathologische Herdsymptome wurden bei den Gr. III/IV nicht gefunden.

*Zentrale vegetative Regulationsstörungen* kamen bei sämtlichen Verletzten der Gr. III/B und IV und 86 Verletzten (94,5%) der Gr. III/A vor. Sie waren häufiger, stärker ausgeprägt und dauerten durchschnittlich länger als bei den Gr. I/II. Insbesondere kamen mehr Schockzustände und in der Erholungsphase längere Zeit anhaltende orthostatische Kreislaufregulationsstörungen vor.

Bei 13 Kindern (5 Gr. III/A, 2 Gr. III/B, 6 Gr. IV) stellten sich am Unfalltage oder in den darauffolgenden Tagen fokale oder generalisierte *Krampferscheinungen* ein. Meistens kam es nur zu einem einzelnen Anfall, seltener zu mehreren aufeinanderfolgenden Anfällen, niemals zu einer längeren Anfallsserie. Bei 5 Kindern setzte die

Tabelle 5. Art und Dauer der neurologischen Initialsymptome, isoliert oder kombiniert mit anderen Symptomen, bei 67 Verletzten der Gr. III (52 Pat.) und IV (17 Pat.)

| | Anzahl der Verletzten | 1. Wo. in Tg. | | | 2. Wo. | 3. Wo. | 4. Wo. | 5. Wo. | mehr als 5 Wo. | D |
|---|---|---|---|---|---|---|---|---|---|---|
| | | U | 1.—4. | 5.—7. | | | | | | |
| Pyramidenzeichen ohne Paresen | 26 (4) | 14 (1) | 11 (3) | 1 | | | | | — | — |
| Reflexdifferenzen | 16 (2) | 5 | 7 (2) | 2 | 2 | | | | — | — |
| Koordinationsstörungen | 13 (1) | 10 | 2 | | | | | | — | (1) |
| Nystagmus | 11 (2) | 6 (1) | 3 | | (1) | | 1 | | — | — |
| Verzögerte oder aufgehobene Lichtreaktion | 6 (5) | 6 (5) | | | | | | | — | — |
| Anisokorie | 14 (6) | 8 (3) | 4 (1) | | | (1) | | | (1) | — |
| Deviation der Bulbi | 5 (1) | 4 | | (1) | | | | | — | — |
| Photopsien oder passagere Amaurose | 2 | 2 | | | | | | | — | — |
| Hirnnervensymptome | 12 | 1 | | 2 | | | 1 | 1 | 2 | 5 |
| Hemiparesen und Tetraparese (1 Fall) | 8 (6) | | | (1) | | (1) | | | — | 6 (4) |
| Zentrale Facialisparesen | 3 (1) | | (1) | | | | 1 | 1 | — | — |
| Aphasie | 7 (3) | 1 | 3 (1) | | | | | | 3 (2) | — |
| Nackensteifigkeit | 3 (2) | | | (2) | | | | | 1 | — |
| Initialkrämpfe | 13 (6) | 9 (4) | | 4 (2) | | | | | | |

U = Unfalltag
D = Dauerschaden

Die Zahlen in Klammern bezeichnen die neurologischen Symptome bei den 17 Pat. der Gruppe IV, die in den Gesamtzahlen mitenthalten sind.

Bewußtseinsstörung sekundär ein; 2 von diesen hatten subdurale Hämatome mit Rindenkontusionen (III/1, III/58). Daß vorwiegend jüngere Altersgruppen (9 Kinder im 1.—7. Lebensjahr) betroffen waren, erklärt sich durch die größere Krampfbereitschaft der Kleinkinder. Auch nach den Erfahrungen von Jennett [103] bekommen Kleinkinder nach leichteren Traumen häufiger Initialkrämpfe als ältere Kinder oder Erwachsene.

*Schädelfrakturen* hatten 16 Pat. der Gr. III A (17,6%), 3 Pat. der Gr. III B (23%) und 5 Pat. der Gr. IV (29,4%). Es handelte sich um 5 Impressionsfrakturen, 16 Kalottenfissuren, eine Schädelbasisfraktur und 2 fronto-basale Frakturen mit nasaler Liquorfistel.

Die Verläufe mit und ohne Schädelfraktur unterscheiden sich bei den Säuglingen und Kleinkindern der Gr. I/II nicht wesentlich. Dagegen war die Prognose bei den meist älteren Kindern der Gr. III/IV, auch wenn nur eine Kalottenfraktur ohne Impression bestand, hinsichtlich der Erholungsdauer und der Restschäden etwas ungünstiger als in der Gesamtgruppe.

Neurologische Symptome (17 = 70,8%) und Initialkrämpfe (5, davon 2 bei subduralem Hämatom) waren etwas häufiger als in der Gesamtgruppe und bildeten sich ebenso wie die EEG-Befunde und die psychopathologischen Symptome langsamer und in 5 Fällen unvollständig zurück. Befund und Verlauf sprachen bei der Mehrzahl für eine Rindenkontusion, die bei den Impressionsfrakturen bioptisch verifiziert wurde. Die substantielle Hirnschädigung manifestierte sich bei 5 Pat. im PEG durch eine einseitige Ventrikelausweitung auf der Frakturseite; bei einem Kind (IV/1) wurde als Ausdruck einer Markatrophie eine doppelseitige Ausweitung der Seitenventrikel festgestellt.

Es ist zu erwähnen, daß BUES und SCHMIDT [28] bei erwachsenen Verletzten keinen Unterschied zwischen denen mit Frakturen und dem Gesamtkrankengut fanden.

24 Kinder (19,8%) erlitten neben dem Schädelhirntrauma *Verletzungen anderer Körperteile*, am häufigsten Frakturen der Extremitäten, der Clavicula und des Gesichtsschädels, in einem Falle eine Stauchung der Halswirbelsäule.

### b) Psychische Symptome

Die posttraumatische psychische Funktionsstörung beginnt bei den Patienten der Gr. III und IV mit der Bwl und bildet sich bei der Mehrzahl über die Stadien der Bwtr und des verschieden schweren DS zurück. Die Abgrenzung der einzelnen Phasen stützt sich auf die Verhaltensbeobachtung, die bei 49 Kindern durch testpsychologische Untersuchungen ergänzt wurde.

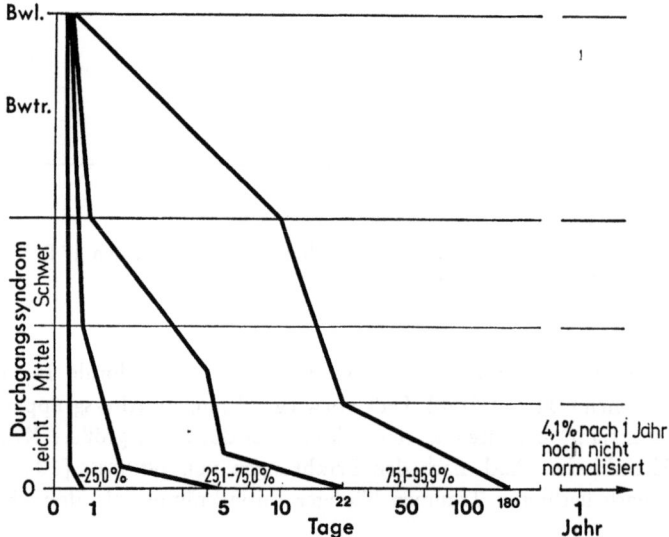

Abb. 8. Gesamtdauer der posttraumatischen psychischen Funktionsstörung bei 121 Pat. der Gruppen III und IV

In dem Diagramm werden die Rückbildungsphasen nach den Kriterien von BÖCKER und WIECK abgegrenzt. Auf der Ordinate sind die Grade der psychischen Funktionsminderung, auf der Abszisse die Zeit bis 1 Tag linear, danach in logarithmischem Maßstab eingetragen. Das Verlaufsband (FLATTEN) der posttraumatischen Funktionspsychose wird durch 4 typische Fälle (III/76, III/40, III/99, IV/12) repräsentiert. Durch die 4 Kurven, die jeweils dem Verlauf eines Falles entsprechen, werden 3 Prozentrangbereiche abgegrenzt: die posttraumatischen psychischen Veränderungen klingen bei den ersten 25% innerhalb von 5 Tagen, bei den folgenden 25,1 bis 75% zwischen 5 und 22 Tagen, bei 75,1—95,9% zwischen 22 und 180 Tagen ab. 5 Pat. (4,1%) sind noch länger als 1 Jahr psychisch auffällig

Der Verlauf der posttraumatischen Funktionsminderung wurde für jeden einzelnen Verletzten in Anlehnung an die Einteilung von WIECK [250, 256], BÖCKER [19, 20, 20 a], FLATTEN [52] und FLÜGEL [54] registriert und in einer Kurve dargestellt. Nach dem von BÖCKER ausgearbeiteten „Syndromtest" (s. S. 10) besteht bei 44 Testpunkten und mehr Bwl, bei 25—44 Punkten Bwtr, bei 16—25 Punkten ein schweres DS, bei 8—16 Punkten ein mittelschweres DS und bei weniger als 8 Punkten ein leichtes DS. Da wir den Böcker-Test für die jüngeren Kinder abwandeln mußten und ihn aus äußeren Gründen nicht bei allen Verletzten durchführen konnten, haben wir — ebenso wie FLATTEN — den Punktwert z. T. geschätzt, konnten uns dabei in der Regel aber auf sehr genaue Beobachtungen stützen.

## Bewußtlosigkeit (Bwl)

Die *Bewußtlosigkeit* (Bwl) war bei 108 Kindern *primär* und setzte schlagartig im Augenblick der Gewalteinwirkung ein. Kurzdauernde Bwl unter 10 min konnte nur anamnestisch erfaßt werden. Je nach der Dauer des Transportes von der Unfallstelle zum Krankenhaus waren auch manche Kinder mit einer Bwl zwischen 10—30 min bei der Aufnahme bereits wieder wach. Dagegen kamen die meisten Verletzten der Gr. III B und IV (Bwl $^1/_2$—24 Std) noch in bewußtlosem Zustand zur Beobachtung. Bei der Erstuntersuchung wurde bei einigen Kindern eine Abschwächung der Reflexe, in der Regel aber normale Reflexerregbarkeit gefunden. Auch die Reaktion auf Schmerzreize war erhalten oder stellte sich nach kurzer Zeit wieder ein. Die Bwl ging entweder in den Terminalschlaf oder in ein Stadium der Somnolenz über. Einige Kinder wurden während der abklingenden Bwl, noch bevor sie ansprechbar waren, motorisch unruhig; bei Kleinkindern wurde mehrfach motorische Unruhe mit schrillem Schreien oder ein Wechsel zwischen lautem Jammern und Schlaf beobachtet.

In 13 Fällen trat die Bwl *sekundär* nach einem kürzeren oder längeren Zeitabstand vom Unfall ein. Bei 6 Kindern betrug dieses Intervall nur einige Sekunden oder Minuten. Nach dem Sturz oder Zusammenprall versuchten sie, sich aufzurichten oder aufzustehen und fortzugehen. Erst dann brachen sie bewußtlos zusammen.

Wie die Übersicht zeigt, waren die Kinder mit dem verzögert einsetzenden Commotionssyndrom nur kurze Zeit bewußtlos, gar nicht oder kurzdauernd bewußtseinsgetrübt und machten mit einer Ausnahme ein DS von nur wenigen Tagen durch.

Bei dem 6. Pat., der sich durch das längere DS und den schwereren EEG-Befund von den anderen unterscheidet, muß offenbleiben, ob er sich nicht bei dem Sturz nach dem Aufstehen eine 2. schwerere Verletzung zugezogen haben könnte.

Sofern neurologische Symptome bestanden, gingen sie ebenso wie die zentralen vegetativen Symptome rasch zurück. Dem klinischen Syndrom entsprechend, waren auch die EEG-Befunde gering: leichte AV, keine oder nur flüchtige Herdbefunde (mit Ausnahme des Falles 6) im Verletzungsbereich und rasche Normalisierungstendenz.

Komplizierter und langwieriger war der Verlauf bei 7 Kindern mit einer *langsam sich entwickelnden sekundären Bwl*, darunter einem Knaben mit kurzer primärer Bwl, der nach einem luciden Intervall erneut bewußtlos wurde. Zwischen der Gewalteinwirkung und dem Beginn der Bwl lag bei diesen ein Zeitraum von $^1/_2$ Std bis zu mehreren Stunden, in einem Falle bis zu mehreren Tagen (Fall 7—13).

Bei den Verletzten 7—13 hielten die psychischen Störungen länger an, ein Kind (IV/8) behielt ein leichtes psychoorganisches Restsyndrom. Alle hatten neurologische

Tabelle 6. Sekundäre Bwl nach kurzem Zeitintervall

| Nummer, Geschlecht, Unfallalter | Unfallhergang | Initialkrämpfe | Fr. | Intervall zwischen Trauma und Bwl | Dauer von Bwl | Bwtr | DS | Neur. Sympt. | EEG-Befunde AV | Herd homolateral | contra- und bilateral | steile Wellen |
|---|---|---|---|---|---|---|---|---|---|---|---|---|
| 1. III/80 w 15;8 | Sturz auf den Hinterkopf beim Schlittschuhlauf. Stand allein auf, fiel bewußtlos zurück | | + | 1–2 min | <10 min | | 2 Tg. | – | l. | + | | |
| 2. III/73 m 14;2 | Bekam Faustschlag an Kopf, stand auf, wollte fortlaufen, fiel bewußtlos hin | | | ca. 1 min | <10 min | kurz | 14 Tg. | 1 Tg. | l. | | | |
| 3. III/63 m 12;6 | Stürzte mit Hinterkopf auf Steinboden, stand auf, ging in Wohn. hinauf, dann Bwl | | | ca. 5 min | <10 min | kurz | 6 Tg. | 6 Tg. | l. | + | | |
| 4. III/78 m 15;1 | Stürzte über Lenkstange des Fahrrads, stand selbst auf, fiel sofort bewußtlos um | | | ca. 1 min | 15 min | kurz | 5 Tg. | 5 Tg. | l. | | | |
| 5. III/83 m 16;2 | Prallte mit Moped gegen Pfahl, stand auf, wollte es wieder antreten, dann Bwl | | | einige min | 20 min | 60 min | 4 Tg. | – | l. | | | |
| 6. III/27 m 6;11 | Von Pkw umgerissen, stand allein auf, stürzte nach einigen Schritten bewußtlos hin | | + | ca. 2 min | 15 min | kurz | 28 Tg. | – | l. | | + | |

Tabelle 7. Sekundäre Bwl nach längerem Zeitintervall

| Nummer, Geschlecht, Unfallalter | Unfallhergang | Fr. | Initialkrämpfe | Intervall zwischen Trauma und Bwl | Dauer von | | DS | Neur. Sympt. | EEG-Befunde | | | |
|---|---|---|---|---|---|---|---|---|---|---|---|---|
| | | | | | Bwl | Bwtr | | | AV | Herd homolateral | contra- und bilateral | steile Wellen |
| 7. III/26 w 6;6 | Lief in Fahrrad, linksseitige Stirnwunde. Unauffällig, sprach, dann Unruhe und Bwtr | + | + | 30 min | 10 min | 30 Std | 20 Tg. | 2 Tg. | m. | | + | + |
| 8. III/17 m 5;4 | Mit Roller gestürzt, Monokelhämatom re., kam nach oben, schlief, dann Bwtr und Bwl | + | + | ca. 5 Std | 25 min | 3 Std | 24 Tg. | 5 Tg. | | | + | |
| 9. III/57 m 11;7 | Beim Schwimmen sprang ihm ein Mann auf den Kopf. Kam selbst heraus, blaß, zunehmend „müde", dann bewußtlos | + | | 20 bis 30 min | 60 min | 48 Std | 38 Tg. | Restparese, Spätepilepsie | schw. | | + | + |
| 10. IV/2 w 1;1 | Schlug mit Kopf auf Zementboden, stand auf, schrie, wurde hingelegt, schlief ein, dann Bwl | + | + | ca. 1 Std | ca. 6 Std | ca. 8 Std | 20 Tg. | 4 Tg. | m. | | + | |
| 11. IV/8 w 7;5 | Von Pkw erfaßt und auf Straße geschleudert. Im Krankenwagen zunehmende Bwtr, dann Bwl. Impr.-Frakt. Op. | + | + | 1 Std | 2 Std | 7 Std | >2 J. | 1 Tg. | l. | | + | + |
| 12. III/1 w 0;2 | Wurde vom Vater mißhandelt, schrie viel, nach ca. 3 Tg. bewußtlos. Op. subdur. Hämatom | + | + | ca. 3 Tg. | 60 min | 48 Std | 46 Tg. | 46 Tg. | l. | + | | + |
| 13. III/58 m 11;8 | Wurde von Pkw umgerissen, kurze Bwl. Nach luzider Phase wieder Bwtr und Bwl. Subdur. Häm. b Impr. Fraktur. Op. | + | + | 4 Std | ca. 10 min | 60 Std | 59 Tg. | 7 Tg. | m. | | + | |

Störungen und 5 der 7 Kinder initiale Krampferscheinungen. Bei einem Knaben (III/57) blieb eine latente Hemiparese zurück, außerdem bekam er eine Spätepilepsie. Auch im EEG wurden schwerere Veränderungen registriert (z. T. schwere und mittelschwere AV sowie Gegenstoß- oder Doppelherde).

GERLACH [66] und PIA [183] haben bereits darauf hingewiesen, daß sich bei Kindern die posttraumatische Bwl verzögert einstellen kann. Die klinischen und hirnelektrischen Befunde in unseren Fällen erlauben den Schluß, daß den beiden geschilderten Verlaufsformen verschiedene pathophysiologische Mechanismen zugrunde liegen müssen:

1. Die kurze Zeit nach dem Trauma schlagartig einsetzende sekundäre Bwl scheint Ausdruck eines verzögert, erst unter orthostatischer Belastung sich voll manifestierenden Commotionssyndroms bei einer leichten hirntraumatischen Schädigung (Hirnschaden I—II) zu sein.

2. Die Ursache der nach einem längeren Intervall allmählich zunehmenden Eintrübung des Sensoriums war zweimal ein akutes subdurales Hämatom (Fall 12 und 13). In beiden Fällen und in einem 3. Fall [11], in dem eine Impressionsfraktur behoben werden mußte, wurden bioptisch Rindenprellungsherde gefunden. In den übrigen 4 Fällen ist nach der klinischen Symptomatik und nach den EEG-Befunden ebenfalls eine substantielle Hirnschädigung an der Stoß- oder Gegenstoßstelle anzunehmen. Die langsame und vereinzelt unvollständige Rückbildung der Traumafolgen weist bei den Pat. 7—13 auf einen Hirnschaden II—III hin.

Man kann diese Verläufe am ehesten so interpretieren, daß nach der örtlichen Gewalteinwirkung („unmittelbarer Hirnschaden" nach GERLACH) ein allgemeines Hirnödem entstanden ist („mittelbarer Hirnschaden"), das sich auch auf die Strukturen des retikulären Systems ausgewirkt und zum sekundären Bewußtseinsverlust geführt hat. Nach den mitgeteilten Erfahrungen bedarf diese Form der langsam sich entwickelnden sekundären Bwl, auch wenn kein Hämatom vorliegt, besonderer Beachtung, da sie auf eine durch ausgeprägtes Ödem komplizierte Hirnschädigung mit langsamer Erholung und möglichen Spätkomplikationen verdächtig sein muß.

Die *traumatische Erinnerungslücke* bei primärer Bwl erstreckt sich auf das Unfallgeschehen (kongrade Amnesie) und auf die Zeit danach (anterograde oder posttraumatische Amnesie), gelegentlich auch auf einen kürzeren oder längeren Zeitraum vor dem Unfall (retrograde Amnesie). Charakteristisch für die sekundäre Bwl ist das Fehlen der kongraden Amnesie bei mehr oder weniger ausgedehnter posttraumatischer Erinnerungslücke. Seltener kommt auch bei der sekundären Bwl eine kongrade oder sogar eine kurze retrograde Amnesie vor.

## Bewußtseinstrübung (Bwtr)

Auf die Bwl folgte bei 104 Kindern (86%) eine Phase der Bwtr, die bei der Mehrzahl (69,4%) wenige Minuten bis zu 24 Std anhielt; 17 Kinder, die alle unter 10 min bewußtlos waren (Gr. III A), hatten keine Bwtr. Bei den Patienten der Gr. III A und III B dauerte die Bwtr längstens 3 Tage, bei der Gr. IV längstens 10 Tage.

In der Bwtr waren die Kinder häufig somnolent, stöhnten oder wimmerten, wehrten Außenreize unwillig ab und schliefen ein, wenn man sie in Ruhe ließ. Sie waren erweckbar, oft erst nach wiederholtem Anruf, und reagierten auf einfache Aufforderungen. Sie waren in allen Reaktionen verlangsamt, ihre Aufmerksamkeit ließ sich nur für kurze Zeit fixieren (s. Abb. 9, Fall IV/5). 27 Kinder wurden in der Bwtr motorisch unruhig und erregt, warfen sich im Bett hin und her, sprachen laut vor sich hin,

weinten und riefen nach ihren Angehörigen. Auch bei diesen bestand oft eine Ein-
schlafneigung, so daß Schlaf und motorische Unruhe miteinander abwechselten. Diese
Unruhezustände kamen bei länger als 6 Std dauernder Bwtr häufiger vor als bei kürzerer und endeten stets mit dem Abklingen der Bwtr. Das Nachlassen der motorischen
Unruhe im Beginn des DS wurde auch von FLATTEN bei erwachsenen Hirnverletzten

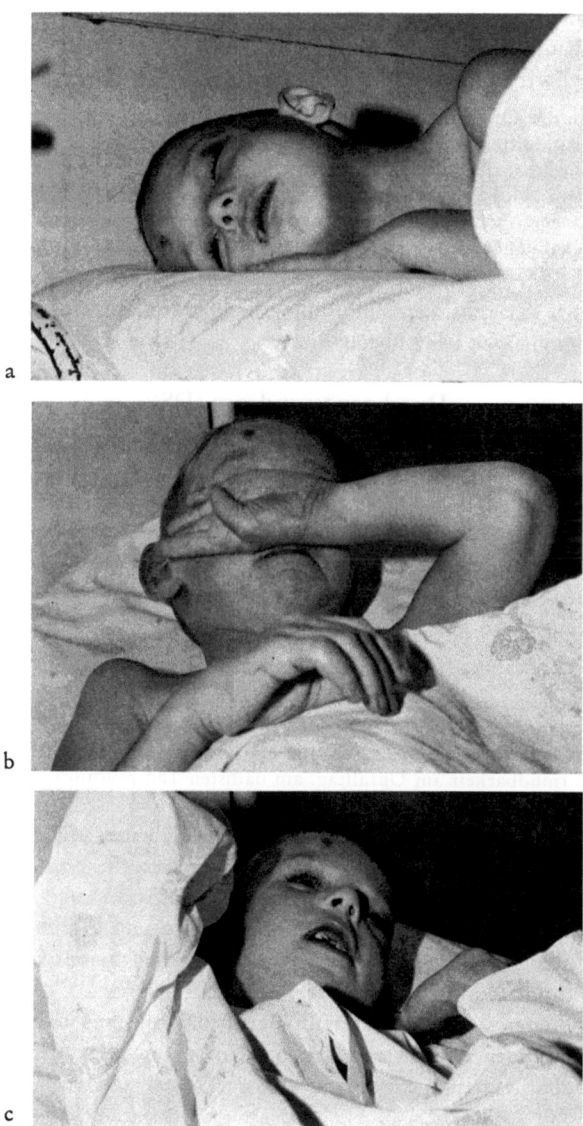

Abb. 9 a—c. Rückbildungsphasen nach Hirntrauma mit primärer Bwl von 12 Std. Patient
IV/5, 5;8 J.
a Unfalltag: Bwtr. b 1. Tg. n. Unf.: Abklingende Bwtr. Übergang zur weinerlichen Phase des
DS. c 3. Tg. n. Unf.: Weitere Besserung (mittelschweres DS). Der Kopf wird bereits etwas an-
gehoben

beschrieben. Er fand die motorische Unruhe während der mittelschweren Bwtr am stärksten ausgeprägt.

Die Bwtr endete oft mit einem Schlafzustand. Mitunter schwankte die Bewußtseinslage einige Zeit bis zur völligen Bewußtseinsklarheit. Die älteren Kinder und Jugendlichen, die man befragen konnte, hatten an die tiefe Bwtr meist gar keine, an die abklingende Bwtr vereinzelt eine verschwommene, bruchstückhafte Erinnerung. Sowohl längere als auch kürzere amnestische Lücken wurden von den Kindern gelegentlich durch Konfabulationen ausgefüllt [124 a].

Mit Ende der Bwtr stellte sich die persönliche und örtliche Orientierung wieder her.

Daß Störungen der Orientierung die geringste Variationsbreite zeigten und am schnellsten behoben waren, ist unmittelbar verständlich, da es sich um subjektiv-relevante Leistungen handelt und nicht um solche, die einer gezielten Informationsaufnahme und -verarbeitung bedürfen. Die örtliche und zeitliche Orientierung setzt zwar eine Erfassung der Umwelt voraus, ist aber wegen der längeren zeitlichen Erstreckung der entsprechenden kognitiven Prozesse nicht so sehr von Schwankungen der Vigilanzlage abhängig wie die im Testverfahren geprüften funktionsspezifischen Leistungen.

Schwierigkeiten der zeitlichen Einordnung hielten am längsten an und waren mitunter noch im beginnenden DS zu beobachten.

## Durchgangssyndrom (DS)

Nach Abklingen der Bewußtseinsstörung hatten alle Verletzten noch Symptome eines posttraumatischen Durchgangssyndroms (DS), die nach verschieden langer Dauer abklangen. Das DS hielt bei den Patienten der Gruppen III/IV einen Tag bis zu mehreren Monaten und vereinzelt länger als ein Jahr an (s. Abb. 8, S. 46).

Je nach der Dauer unterschied sich die symptomatische Ausgestaltung des posttraumatischen DS.

α *Kurzdauerndes DS von 1—7 Tagen:* Vier Verletzte zeigten überhaupt nur für kurze Zeit am Unfalltag nach Abklingen der Bewußtseinsstörung ein leichtes DS.

*Beispiel:* Ein 14jähriger Schüler (III/76) war nach Sturz auf den Hinterkopf beim Eislauf wenige Minuten bewußtlos, hörte beim Erwachen „alles wie aus weiter Ferne", konnte vorübergehend nicht sehen, verspürte Brechreiz und ein Kribbeln in allen Gliedern. Geringe Verlangsamung und Ermüdbarkeit am Unfalltag, am nächsten Tag psychisch unauffällig. Im EEG Herdbefund occipital, am 12. Tg. saniert.

Auch bei den 3 anderen Kindern, zu denen ein 7jähriges Mädchen mit Siebbeinfraktur und nasaler Liquorfistel gehört (III/34), dauerte die Bwl nur Sekunden bis wenige Minuten. Eine Bwtr fehlte in 2 Fällen (III/34, III/95) und dauerte im 3. Fall (III/68) nur einige Minuten. Außer Antriebsminderung und Dysphorie oder Weinerlichkeit am Unfalltag wurden keine psychopathologischen Symptome beobachtet. Im EEG wurden flüchtige Herdbefunde bei geringer AV registriert.

Bei 47 Pat. bildeten sich die psychopathologischen Symptome innerhalb einer Woche zurück. Nach Abklingen der Bwtr waren die Kinder im allgemeinen apathisch, antriebsarm, ermüdbar und unlustig; nach wenigen Tagen zeigten sie wieder ihr normales Verhalten.

Abweichend davon kam es bei 2 Verletzten im beginnenden DS zu Antriebssteigerung und starker Erregung.

*Fall III/56:* Ein 11jähriger entwickelte nach kurzer Bwl ein geradezu hektisches Verhalten mit nicht zu unterbrechendem Redefluß und weinerlichem Affekt. Innerhalb einer Woche trat die Normalisierung des psychischen Zustandes ein.

*Fall III/87:* Ein 16jähriger Lehrling wurde in der Reorientierungsphase nach 20 min Bwl und mehrstündiger Bwtr stark erregt, wehrte sich gegen alle ärztlichen und pflegerischen Maßnahmen und wollte auf der Stelle entlassen werden. Am nächsten Tag war er apathisch, konnte sich an sein Verhalten am Unfalltag erinnern, konnte aber gar nicht verstehen, warum er sich eigentlich aufgeregt und trotz seiner Verletzungen die Entlassung verlangt hatte. 3 Tg. später war er psychisch unauffällig.

Hartnäckigen Entlassungswünschen nach frischen Schädelhirntraumen wird von chirurgischer Seite gelegentlich stattgegeben, wenn die Verletzten bereits wieder orientiert sind. Das 2. Beispiel zeigt aber, daß sich Patienten im beginnenden DS noch in einem psychischem Ausnahmezustand befinden, in welchem sie zu einer sachlichen Beurteilung ihres Zustandes nicht in der Lage sind.

*β) Mehrwöchiges bis mehrmonatiges DS:* 64 Pat. machten ein posttraumatisches DS von mehreren Wochen bis zu 6 Monaten durch. Bei längerer Dauer des DS waren die Symptome vielfältiger; es ließen sich verschiedene Phasen abgrenzen. Als Beispiel für diese Verläufe sei der folgende Fall angeführt:

*III/42:* Der 8;7jährige Junge stürzte beim Abspringen aus der U-Bahn; er war 15—20 min bewußtlos und 30 Std bewußtseinsgetrübt. Keine Fraktur, keine neurologischen Herdsymptome.

Am 2. Tg. noch mangelhafte zeitliche und örtliche Orientierung und mnestische Störung, die im Laufe des Tages Schwankungen zeigt. Der Junge ist weinerlich, lutscht am Daumen und schläft ein, wenn er in Ruhe gelassen wird. Am 3. Tg. ist er aspontan, weint leicht (s. Abb. 10),

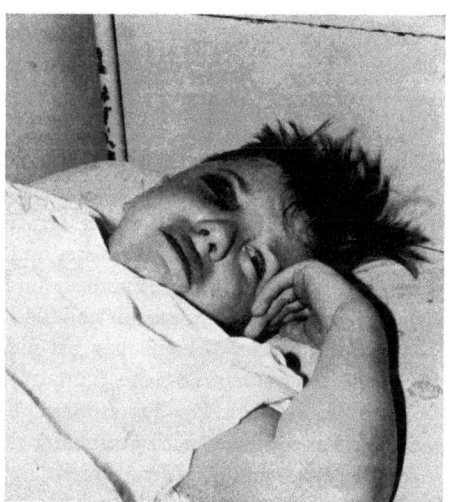

Abb. 10. Pat. III/42: 8;7 J. Weinerliche Phase des DS am 3. Tg. n. Unf. mit Verlangsamung und mnestischer Unsicherheit (11 Böcker-P. = mittelschweres DS)

schläft noch viel, ist aber besser erweckbar und bleibt ohne Stimulation schon kurze Zeit wach. Aufmerksamkeit und mnestische Funktionen sind am 3. Tg. noch eingeschränkt, am 4. Tg. ebenso wie der Antrieb bereits gebessert. Während der Junge vorher kaum zum Sprechen zu bringen war, antwortet er schon etwas bereitwilliger auf Fragen, äußert sich aber nicht spontan und ist immer noch weinerlich. Am 5. Tg. ist er in besserer Stimmung und nimmt Kontakt mit dem Bettnachbarn auf. Das Aktivitätsniveau sinkt nach den spontanen Ansätzen rasch wieder ab.

Eine deutliche Besserung von Antrieb und Stimmung zeigt sich am 6. Tg. Sprache und Verhalten wirken etwa bis zum 14. Tg. kleinkindhaft. Die mnestischen Leistungen sind in der 2. Wo. noch Schwankungen unterworfen und normalisieren sich ebenfalls bis zum 14. Tg.

Nach dem Syndromtest von Böcker bestand vom 2.—5. Tg. ein mittelschwerer DS mit anfangs 13, später 8 Punkten. Am 6. Tg. erfolgte der Übergang zum leichten DS mit 7 Punkten, das am 46. Tg. abgeklungen war. Eine visuomotorische Störung war am 8.—22. Tg. schwach angedeutet und am 37. Tg. nicht mehr nachweisbar.

Etwa vom 8. Tg. an war der Junge motorisch unruhig, überlebhaft, alberte herum und lachte pausenlos ohne rechten Grund. Von der 3. Wo. an normalisierte sich das Verhalten allmählich und war nach 7 Wo. unauffällig. Im HAWIK wurde am 43. Tg. ein IQ von 102 ermittelt.

In diesem Fall wird deutlich, daß die affektiven Störungen die Minderung des Antriebs, der Aufmerksamkeit und der Merkfähigkeit überdauern. Der Junge gehört zu den bereits erwähnten 3 Verletzten der Gr. III A, die ein besonders langes DS hatten; sonst ist der Verlauf aber typisch für diese Verletztengruppe. Ob eine Toxoplasmose mit hohem Bluttiter, die während des klinischen Aufenthaltes behandelt wurde, als unfallfremder Faktor auf die Dauer des leichten DS Einfluß hatte, muß offen bleiben.

Die Phase des *schweren bis mittelschweren DS* imponierte bei den sich über einen längeren Zeitraum erstreckenden Verläufen, wie in dem geschilderten Fall, als *apathisch-dysphorisches Bild*. Auch vorher lebhafte Kinder waren in ihrem Antrieb gemindert, „faul" (wie ein Junge später von sich sagte), bewegten sich wenig, sprachen kaum, verhielten sich gegen Fremdanregungen ablehnend. Sie schliefen ein, wenn sie in Ruhe gelassen wurden, waren aber jederzeit erweckbar. Die Stimmung war niedergeschlagen, mißmutig, „freudlos" (wie ein Jugendlicher sich ausdrückte) oder doch unnatürlich ernst. Manche Kinder waren mürrisch, gereizt und nörgelig, andere machten eine mehrtägige weinerliche Phase durch. Die Kleinkinder waren ebenso wie die älteren empfindlich und weinerlich, mitunter auch nur still und ohne affektiven Rapport mit der Umgebung. Bei älteren Kindern und Jugendlichen kamen gelegentlich regressive Verhaltensweisen vor, z. B. vorübergehendes Einnässen, Daumenlutschen oder kleinkindhafte Sprechweise und Gestik (z. B. III/42, III/50, IV/15, IV/17).

Sofern psychometrische Verfahren zur Anwendung kamen, fielen in dieser Phase am stärksten die Herabsetzung der Fähigkeit zur aufmerksamen Zuwendung, die Verlangsamung und die Störung des Kurzzeitgedächtnisses auf. Allerdings sind die Varianzanteile der beiden Komponenten Aufmerksamkeit und mnestische Funktion, deren Insuffizienz die Minderleistung bedingt, grundsätzlich schwer abgrenzbar. Auch bei der Beurteilung des psychischen Tempos kann man oft nicht entscheiden, ob von der Funktionsminderung mehr die perzeptive Seite („input") oder mehr die effektorische Seite („output") betroffen ist [83]. Die Verunsicherung, die manche Patienten dazu zwingt, ihre Testleistungen immer wieder zu überprüfen, kann sich im Testergebnis ebenfalls als scheinbare Verlangsamung niederschlagen.

Die visuomotorische Funktion, die in allen untersuchten Fällen anfangs gestört war, besserte sich in Übereinstimmung mit bekannten wahrnehmungspsychologischen Beobachtungen [12, 246, 248] parallel zur Rückbildung der übrigen psychoorganischen Symptome. Allerdings überdauerte eine leichte Minderung der visuomotorischen Funktion häufig alle anderen psychometrisch erfaßbaren Störungen.

Die apathisch-dysphorische Phase hielt bei 7 Verletzten, die ein insgesamt langdauerndes DS hatten, über eine Woche an. Bei den übrigen erfolgte innerhalb weniger Tage der *Übergang zum leichten DS*. Die Kinder wurden allmählich lebhafter, interessierten sich wieder für die Umwelt und begannen sich zu beschäftigen. Die Aufmerksamkeits- und Merkstörungen verschwanden am schnellsten. Bei gezielten Leistungsanforderungen war die Vigilanzlage oft noch mehrere Tage hindurch schwankend, während die Zuwendung beim Spiel und bei freier Beschäftigung bereits ausdauernder war. Die Stimmungslage wurde ausgeglichener und fröhlicher. Jedoch blieben affektive Labilität und Inkontinenz oft noch längere Zeit bestehen.

Als Variante der häufigsten Verlaufsform, bei der sich die Symptome allmählich zurückbilden, kam es etwa bei einem Drittel der jungen Patienten, im abklingenden DS zu einer *Phase ungesteuerten Verhaltens*, die vorwiegend, aber nicht ausschließlich durch motorische Unruhe gekennzeichnet war. Die mangelhafte Steuerung kam je nach dem Lebensalter in verschiedenen Symptomen zum Ausdruck.

Das *einzige Kleinkind (IV/2)*, das anfangs apathisch, später ruhig und artig im Bett gelegen und gespielt hatte, begann am 18. Tg. unruhig und ungeduldig zu werden, schrie „wild und zornig" und ließ sich so schwer beruhigen, daß ihm einige Tage ein Sedativum verabfolgt werden mußte. Nach 4 Tg. trat eine Beruhigung ein; das Kind wurde wieder freundlich, zugewandt und vergnügt.

Bei den *Kindern im Schulalter* entwickelte sich nach dem apathischen Stadium eine zunehmende motorische Unruhe. Die Kinder verließen heimlich das Bett, tobten herum, warfen ihre Sachen im Zimmer umher, trieben Schabernack und waren „nicht zu bändigen". Ein 6jähriger war so unruhig, daß er beim Warten vor dem EEG-Labor mit seinem Krankenfahrstuhl umkippte. Bei anderen Kindern mußten mehrmals am Tage die Verbände erneuert werden. Die Eltern eines 7jährigen Mädchens (IV/8) waren ganz verzweifelt, weil dieses während der Besuchsstunden „nur immer hin und her lief" und auf kein Spiel und kein Gespräch fixiert werden konnte. Manche Kinder waren in dieser Phase überaus redselig, dabei albern und vorlaut, überschrien die anderen und gebrauchten unanständige Redensarten. Ein Elternpaar war bei dem Besuch „entsetzt über den Tonfall und das freche Benehmen" seiner kleinen Tochter, das sie von ihr nicht gewohnt waren. Die Stimmung war in diesem Stadium noch Schwankungen unterworfen, bald vergnügt und übermütig, bald gereizt und zornig oder weinerlich. Pausenloses albernes Lachen wurde von Tränenausbrüchen abgelöst. Oft kam es zu Streitigkeiten und sogar zu handgreiflichen Auseinandersetzungen mit anderen Kindern, die sich gegen die ständigen Übergriffe wehrten.

Die *Jugendlichen*, die eine ungesteuerte Phase durchmachten, zeigten keine so ausgeprägte motorische Unruhe wie die jüngeren Kinder, aber doch eine deutliche Umtriebigkeit und mangelnde Stetigkeit bei jeder Beschäftigung. Außerdem waren sie distanzlos, oppositionell und wenig krankheitseinsichtig. Die ärztlichen Anordnungen wurden oft nicht befolgt, das Behandlungsprogramm wurde nicht regelmäßig eingehalten. Ähnlich wie die Kinder waren auch die Jugendlichen oft noch mißgestimmt, reizbar und streitsüchtig oder wechselten zwischen Albernheit und zornigem Affekt. Fühlten sie sich einer Situation nicht gewachsen, wurden sie aufbrausend und aggressiv.

Bei aller Unruhe und Umtriebigkeit waren die kindlichen und jugendlichen Patienten in dieser Zeit noch körperlich rasch erschöpft, temperatur- und lärmempfindlich und bei geistiger Beanspruchung ermüdbar. Manche klagten über Kopfschmerzen, während eine orthostatische Regulationsstörung in diesem Stadium meist nicht mehr bestand. Man hatte den Eindruck, daß die temporäre Unruhephase Ausdruck einer noch unzureichenden psychischen Steuerung bei leidlich restituierten zentralen vegetativen Funktionen war.

Es ist noch zu erwähnen, daß 10 Kinder mit einer posttraumatischen Unruhephase schon vor dem Unfall durch Hypermotilität aufgefallen waren.

Bei 6 Kindern bestand gleichzeitig eine psychische Retardation, bei einem eine leichte Cerebralparese. In diesen Fällen ist eine hirnorganische Vorschädigung, in anderen eine Hypermotilität im Rahmen einer neurotischen Fehlentwicklung anzunehmen.

Die posttraumatische hypermotile Phase während des leichten DS war bei diesen
Kindern die Exacerbation des hypermotilen Habitualzustandes, zu dem sie später
zurückkehrten. Bei allen anderen Patienten endete die ungesteuerte Phase nach kürzerer oder längerer Zeit, ohne Folgen zu hinterlassen.

Die Unruhephase hielt im allgemeinen 1—4 Wochen, vereinzelt bis zu 9 Monaten
an. Sie wurde bei schwerem Initialsyndrom mit längerer Bwl und langsam abklingenden DS häufiger beobachtet, als bei leichten sich rasch zurückbildenden Symptomen.
Außerdem war eine deutliche Bevorzugung des 6.—10. Lebensjahres zu erkennen.

γ) *Über 1 Jahr anhaltendes DS:* Bei 5 Verletzten (1 Gr. III/B, 4 Gr. IV) mit
schweren Initialsyndromen war das leichte DS nach einem Jahr noch nicht völlig abgeklungen. Alle Phasen der posttraumatischen Funktionsstörung liefen bei diesen verzögert, sonst aber in derselben Weise wie bei den Verletzten mit einem DS von mehreren Wochen oder mehreren Monaten ab. Alle 5 Pat. machten während des leichten
DS eine ungesteuerte Phase durch. Nach einem Jahr bestanden noch mnestische Störungen, die entweder die auditive oder die visuelle Speicherungskapazität betrafen, außerdem Schwankungen der Aufmerksamkeit, Ermüdbarkeit bei geistiger Beanspruchung
und eine visuomotorische Funktionsminderung. Zwei anfangs aphasische Patienten
(III/102, IV/8) hatten noch leichte Wortfindungsstörungen. Zwei 7jährige Mädchen
(IV/8, IV/10) waren bei qualitativ guten Intelligenzleistungen im Tempo verlangsamt. Andere Patienten (III/102, IV/17) erbrachten bei nicht erfaßbarer Verlangsamung infolge ihrer Fahrigkeit und fehlenden Durchhaltekraft mangelhafte Leistungen. In 4 Fällen waren Störungen des Antriebs im Sinne des Antriebsmangels oder
des Antriebsüberschusses zu beobachten.

Ein 6. Kind, das einige Monate nach dem Trauma wegen eines einmaligen Fieber-
krampfes nochmals vorgestellt und danach weiter beobachtet wurde, zeigte ebenfalls
nach einem Jahr noch psychoorganische Restsymptome. Das Mädchen war im Alter
von 4 Monaten verletzt worden und erschien bei der Entlassung nach 6 Wochen —
abgesehen von einer leichten Hemiparese — zunächst unauffällig. Erst bei der Nachuntersuchung ergab sich ein hyperkinetisches Bild mit deutlicher psychischer Entwick-
lungsverzögerung.

## B. Remissionsstadium

Im Remissionsstadium unterscheiden sich die Gruppen III A, III B und IV im
Tempo der Rückbildung der Symptome und in der Häufigkeit von Restschäden. In
den 3 Diagrammen (Abb. 11 a—c) sind für jede Gruppe die Rückbildungszeiten der
neurologischen, psychiatrischen und hirnelektrischen Veränderungen durch 3 Einzelkurven dargestellt. Die Kurven geben den steigenden Prozentsatz der bis zum jeweiligen Zeitpunkt, gemessen in Wochen, normalisierten Befunde, d. h. die „kumulative
Häufigkeitsverteilung" der 3 Variabeln, bis zum Ende des ersten Jahres nach dem Unfall wieder.

Mehr als die Hälfte der Verletzten der *Gr. III A* haben keine neurologischen Initialsymptome. Bei den übrigen bilden sie sich rasch zurück und sind bei über 90%/o nach
2 Wochen bereits nicht mehr nachweisbar; 4,4%/o (4 Pat.) behalten leichte neurologische
Restschäden. Die Rückbildung der psychiatrischen Symptome vollzieht sich etwas
langsamer und ist ausnahmslos bis zur 9. Woche beendet. Wesentlich länger bleiben
die EEG-Veränderungen, deren Verlauf bei 62 Verletzten verfolgt werden konnte,
bestehen.

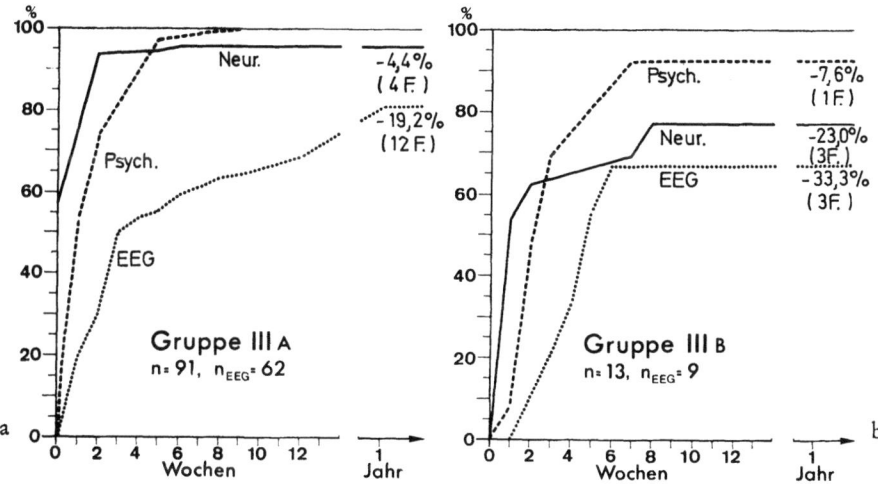

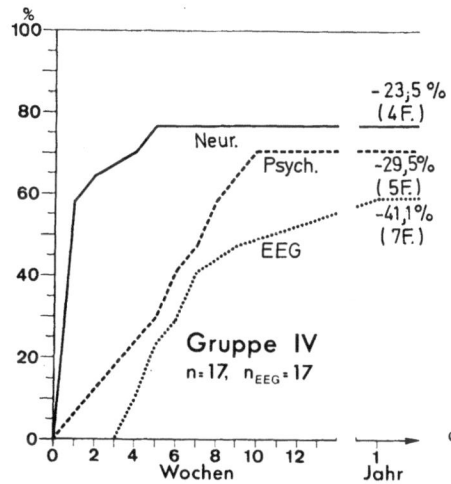

Abb. 11. In den Diagrammen sind die
Rückbildungszeiten der posttraumatischen
psychopathologischen, neurologischen und
hirnelektrischen Symptome für die Gruppen III A, III B und IV gesondert in je
drei Einzelkurven dargestellt. Auf der
Abszisse ist das Zeitmaß in Wochen bis zu
13 Wo. und darüber bis zu 1 J. eingetragen.
Wie auf dem Diagramm Abb. 7 zeigen die
Kurven den steigenden Prozentsatz der
bis zum jeweiligen Zeitpunkt normalisierten Befunde an. Die Prozentsätze an den
oberen Kurvenenden bezeichnen den Anteil der bis zum Zeitpunkt von 1 J. nicht
normalisierten Befunde

In der *Gr. III B* haben sämtliche Patienten, in der *Gr. IV* 88,2% neurologische
Symptome, die bei ca. 77% bis zur 5. bzw. 8. Woche abgeklungen sind; in beiden
Gruppen bleiben um 20% leichte bis mittelschwere Restsymptome bestehen. Während
die Rückbildung der neurologischen Symptome bei den Gr. III B und IV fast übereinstimmend verläuft, normalisieren sich die psychopathologischen Befunde bei der Gr. IV
wesentlich langsamer. Nach einem Jahr bestehen nur bei 1 Pat. der Gr. III B (7,6%),
aber noch bei 5 Pat. der Gr. IV (29,5%) leichte psychoorganische Symptome. Auch die
EEG-Veränderungen, die bei 9 Pat. der Gr. III B und allen Patienten der Gr. IV
fortlaufend registriert wurden, halten bei der Gr. IV länger an, als bei denen der
Gr. III A und III B. Die zeitliche Divergenz zwischen der Rückbildung der klinischen
und hirnelektrischen Symptome gilt auch für die Gruppen III B und IV (s. EEG-
Kapitel).

Die zentralen vegetativen Störungen sind in den Diagrammen nicht berücksichtigt, weil sie nicht so leicht zu objektivieren sind wie die anderen Symptome. An subjektiven Beschwerden wurden anfangs meist Übelkeit, Kopfschmerzen und Schwindelgefühl angegeben. Das Abklingen dieser Beschwerden entsprach ebenso wie bei den Gr. I und II weitgehend dem Abklingen des DS. Nur 14 Verletzte (12,1%), darunter 2 mit psychoorganischen Restschäden, hatten noch mehrere Monate bis zu einem Jahr hin und wieder Kopfschmerzen und ganz vereinzelt auch Schwindelgefühl bei raschem Lagewechsel.

## C. Spätstadium (Nachuntersuchungen bei den Gruppen I—IV)

Alle Kinder wurden bis zum Abklingen der akuten Verletzungsfolgen fortlaufend beobachtet. Nachuntersuchungen mit EEG-Kontrollen in einem zeitlichen Abstand vom Unfall, der bei den Gruppen I—III mindestens 1 Jahr, bei der Gruppe IV mindestens 2 Jahre betrug, wurden bei 84 Kindern vorgenommen.

| Gruppe | Gesamt-zahl der Patienten | Nachuntersuchte Patienten Unfallalter | | | | | |
| --- | --- | --- | --- | --- | --- | --- | --- |
| | | 1.—5. Lebens-jahr | 6.—10. Lebens-jahr | 11.—15. Lebens-jahr | 16.—20. Lebens-jahr | insge-samt | % von der Gesamtzahl |
| I/II | 93 | 8 | 15 | 1 | 1 | 25 = | 26,9 |
| III A | 91 | 3 | 13 | 8 | 8 | 32 = | 35,2 |
| III B | 13 | 2 | 2 | 2 | 5 | 11 = | 84,6 |
| IV | 17 | 3 | 7 | 3 | 3 | 16 = | 94 |
| | 214 | 16 | 37 | 14 | 17 | 84 = | 39,3 |

Es wurde Wert darauf gelegt, Spätbefunde besonders von den Verletzten mit schwereren, langsam sich zurückbildenden Symptomen und mit auffälligen EEG-Befunden zu erheben. Durch diese Auswahl sind die Verletzten mit längerer Bewußtseinsstörung und mit komplizierten Verläufen (Gr. III B und IV) stärker vertreten als diejenigen mit leichten, rasch abklingenden Symptomen (Gr. I, II und III A). Die Gr. I (12 Pat.) und die Gr. II (13 Pat.) werden zusammen aufgeführt, da sich bei den Nachuntersuchungen keine Unterschiede ergaben.

Die letzten Befunde wurden in folgendem Zeitabstand vom Unfall erhoben:

| | Gr. I/II | Gr. III A | Gr. III B | Gr. IV | Insgesamt |
| --- | --- | --- | --- | --- | --- |
| 1 — unter 2 J. | 4 | 13 | — | — | 17 |
| 2 — unter 5 J. | 14 | 12 | 3 | 9 | 38 |
| 5.— 10. J. und darüber | 7 | 7 | 8 | 7 | 29 |
| | 25 | 32 | 11 | 16 | 84 |

Die durchschnittliche Beobachtungsdauer betrug 5;00 Jahre.

Zum Zeitpunkt der Nachuntersuchung standen die Patienten in folgendem Lebensalter:

| Gruppe | 2.—5. Lebensjahr | 6.—10. Lebensjahr | 11.—15. Lebensjahr | 16.—20. Lebensjahr | über 20. Lebensjahr | Insgesamt |
|---|---|---|---|---|---|---|
| I/II | 2 | 11 | 8 | 3 | 1 | 25 |
| III A | 2 | 5 | 11 | 11 | 3 | 32 |
| III B | 1 | — | 2 | 2 | 6 | 11 |
| IV | — | 3 | 8 | 2 | 3 | 16 |
| | 5 | 19 | 29 | 18 | 13 | 84 |

Die Nachuntersuchungsbefunde sind in der folgenden Tabelle aufgezeichnet:

| Gruppe | Anzahl der nach- unter- suchten Patienten | Vegetative Beschwerden | | | Neuro- logische Restsym- ptome | Spät- epilepsie | Psychoorganische Symptome | |
|---|---|---|---|---|---|---|---|---|
| | | K. | S. | K.+S. | | | Intelli- genzmin- derung | Ver- haltens- störung |
| I/II keine Bwl | 25 | 3 | — | 2 | 2 | — | — | — |
| III A Bwl —30 min | 32 | 7 | — | — | 2 | 2 | — | — |
| III B Bwl 31—60 min | 11 | 2 | — | 3 | 3 | 1 | — | — |
| IV Bwl über 1—24 Std | 16 | 4 | 1 | 2 | 4 | 1 | 4 | 3 |
| Total | 84 | 16 | 1 | 7 | 11 | 4 | 4 | 3 |

K = Kopfschmerzen, S = Schwindel und andere vegetative Störungen.

Die *posttraumatischen vegetativen Beschwerden* gingen bei den meisten Verletzten mit leichten und mittelschweren Traumen (Gr. I—IV) in einigen Wochen bis Monaten zurück. Vier Pat. klagten länger als ein Jahr über Kopfschmerzen, die sich allmählich besserten und im Laufe des 2. Jahres schließlich ganz sistierten.

Bei der Nachuntersuchung gaben noch 24 Pat. Beschwerden an, meist Kopfschmerzen, mitunter Schwindel bei Lagewechsel, unruhigen Schlaf sowie Überempfindlichkeit gegen Lärm oder Hitze. Nur 2 klagten über häufige und heftige Kopfschmerzen, während die übrigen angaben, daß sie nur hin und wieder leichte Kopfschmerzen hätten, besonders nach Übermüdung, Überanstrengung oder Alkoholgenuß. Kopfschmerzen kamen nach kurzer und langer Beobachtungszeit etwa in gleicher Häufigkeit vor.

Hinsichtlich des Unfallalters fiel auf, daß die im 16.—20. Lebensjahr verletzten Jugendlichen mehr über Beschwerden klagten als die Kinder (11 von 17 Jugendlichen = rd. 65% gegenüber 19% der im 1.—15. Lebensjahr Verletzten).

Eine Beziehung der subjektiven Beschwerden zur Schwere des Traumas ergab sich insofern, als diese bei den Verletzten der Gr. III B und IV, die vielfach substantielle Hirnschäden hatten, häufiger vorkamen als bei denen der Gr. I, II und III A mit vorwiegend reversiblen funktionellen Störungen. Auch die Beobachtung, daß Patienten mit neurologischer oder psychoorganischer Restsymptomatik und mit Spätepilepsie häufiger Beschwerden hatten als die übrigen, weist in dieselbe Richtung.

Ob die Kopfschmerzen in allen Fällen ausschließlich auf das Trauma zurückzuführen sind, ist zweifelhaft, da allein bei 6 der 23 Pat. eine familiäre Belastung mit Migräne oder habituellen Kopfschmerzen vorlag. Cerebrale Vorschäden waren bei 5 Kindern bekannt.

*Neurologische Restsymptome* waren nach Abklingen der akuten Erscheinungen bei 13 Pat. nachweisbar. Diese konnten — mit Ausnahme von 2 Pat. der Gr. III A katamnestisch erfaßt werden. Bei 6 Kindern bestanden Hirnnervenstörungen (Opticusschädigung, Anosmie bei nasaler Liquorfistel, Oculomotoriusparese, Vestibularis- und Acusticusschädigung) und bei einem ein leichtes Hornersyndrom. Fünf Kinder behielten leichte Hemiparesen, 1 Kind eine einseitig betonte Tetraparese mit Ataxie zurück. Ebenso wie GRÜN [72] beobachteten wir nach Monaten und sogar noch nach Jahren langsame Besserungen der zentralen Paresen. Schließlich waren nur noch latente Störungen, eine geringe Tonusvermehrung, etwas verminderte Kraft oder Geschicklichkeit in den anfangs paretischen Gliedern, Absinken beim Arm- und Beinhalteversuch oder eine leichte Reflexdifferenz nachweisbar. Nur das tetraparetische Kind, das gleichzeitig eine Koordinationsstörung hatte, blieb in der Motorik langsam und unbeholfen. Bei den übrigen Patienten der Gr. I—IV waren die neurologischen Restsymptome geringfügig und hatten keine wesentliche Behinderung zur Folge.

Erwähnenswert ist ein Junge, der mit 5 Jahren ein leichtes Trauma erlitt (III/16): ca. 10 min Bwl, keine Fraktur, keine neurologischen Symptome, DS von 1 Wo. EEG nach 9 Tg. normalisiert. Danach Wohlbefinden, guter Schüler, IQ 117. Mit 13 J. ohne äußeren Anlaß akute Hemiplegie, deren Genese klinisch und angiographisch nicht ganz sicher geklärt werden konnte (Mikroangiom?). Ein Zusammenhang der akuten infantilen Hemiplegie mit dem 8 J. zurückliegenden leichten gedeckten Trauma ist unwahrscheinlich.

Eine *Spätepilepsie* kam bei 4 Pat. der Gr. III und IV, dagegen bei keinem nachuntersuchten Patienten der Gr. I und II zur Beobachtung.

Von den 15 Verletzten mit Initialkrämpfen konnten 13 nach wenigstens 3, längstens 10 Jahren katamnestisch erfaßt werden. Zwei Kinder behielten über Jahre krampfstromverdächtige Potentiale im EEG ohne klinische Anfallsmanifestationen.

*1. IV/17:* Eine mit 18 J. verletzte Patientin bekam nach einem halben Jahr eine traumatische Epilepsie mit häufigen psychomotorischen und seltenen generalisierten Anfällen.

Die 3 anderen Verletzten mit einer Spätepilepsie hatten im akuten Stadium keine Anfälle:

*2. III B/57:* 11jähriger Knabe, Kalottenfraktur bei Kollision mit Wasserspringer, sekundäre Bwl von 1 Std, mehrtägige Bwtr. Latente zentrale Restparese, psychomotorische Epilepsie nach 5jährigem Intervall. Gut durchschnittliche Intelligenz, HAWIK-IQ = 107.

*3. III A/50:* Prätraumatisch retardiertes Mädchen erlitt mit 9;11 J. den Unfall. 2 J. später psychomotorische Epilepsie. Bruder hat ebenfalls cerebrale Anfälle.

*4. III A/25:* Mit 6;5 J. verunfallter Knabe, der wegen Entwicklungsrückstandes von der Schule zurückgestellt worden war, bekam ebenfalls nach 2jährigem Intervall Anfälle, teils vom Typ des Grand-mal, häufiger Petit-mal und Absencen. Bei Nachuntersuchung 10;3 J. n. Unf. vorwiegend kleine Anfälle und Absencen mit typischem EEG. Bei den beiden zuletzt erwähnten Kindern bestanden Hinweise auf eine frühkindliche Hirnschädigung.

Der ätiologische Zusammenhang zwischen Trauma und Epilepsie scheint bei dem 18jährigen Mädchen und dem 11jährigen Knaben gesichert, während er bei den zuletzt aufgeführten Kindern zweifelhaft ist (s. auch EEG-Kapitel).

Die Quote der Spätepilepsie, die für die nachuntersuchten Patienten der Gr. I—IV (unter Einbeziehung der beiden ätiologisch fraglichen Fälle) bei 4,8% liegt, läßt sich nicht endgültig beurteilen, weil die Beobachtungsdauer nicht in allen Fällen ausreicht.

*Psychoorganische Restschäden:* Die Nachuntersuchung der 6 Kinder, die ein Jahr nach dem Unfall noch psychisch auffällig waren, ergab für 2 (III/102, IV/8) eine völlige Normalisierung im Laufe des 2. Jahres; auch die leichten aphasischen Reststörungen, die diese beiden Patienten nach einem Jahr noch gezeigt hatten, verschwanden im Laufe des 2. Jahres völlig.

Vier Kinder der Gr. IV behielten bis zum Ende der Beobachtungszeit psychische Restsymptome, die als Folge des Hirntraumas anzusehen sind. In der folgenden Tabelle sind Initial- und Spätbefunde gegenübergestellt (s. S. 62).

Die beiden 7jährigen Kinder zeigten noch im 3. Jahr nach dem Trauma eine deutliche Hirnleistungsschwäche mit Verlangsamung, Ermüdbarkeit und visuomotorischer Funktionsminderung.

*1. IV/5:* Der schon prätraumatisch retardierte Junge erholte sich nach dem Trauma nur langsam. Nach 3 J. IQ 90 nach HAWIK. Deutliche Merk- und Konzentrationsschwäche. Außerdem war der Junge initiativarm, unselbständig und träge. Da er den Schulanforderungen nicht gewachsen war, wurde er in die Sonderschule überführt. Neben der Minderbegabung und der posttraumatischen Beeinträchtigung der Intelligenzfunktionen und des Antriebs wirkte sich die Überbetreuung durch die Pflegemutter, die den nunmehr 10jährigen Jungen wie ein Kleinkind hielt, für die Rehabilitation ungünstig aus.

*2. IV/10:* Das kleine Mädchen wurde von den Eltern nach ärztlichem Rat gut gefördert und verselbständigt. Trotz anfänglicher Lernerschwerung infolge der Hirnleistungsschwäche kam es in der Schule mit, wurde versetzt und entwickelte zunehmende Eigeninitiative.

*3. IV/17:* Die bereits wegen ihrer traumatischen Epilepsie erwähnte mit 18 J. verletzte Pat., die im akuten Stadium durch Distanzschwäche und inadäquate Putzsucht und Albernheit aufgefallen war, zeigte im 1. J. einen deutlichen Leistungsknick nach Wiederaufnahme der früheren Tätigkeit. Im 2. J. besserte sich die Leistungsfähigkeit soweit, daß die Prüfung als Sekretariatsangestellte mit 1½ J. Zeitverlust „befriedigend" bestanden wurde und eine Angestelltentätigkeit übernommen werden konnte. Fünf J. nach dem Trauma ergaben sich noch Ausfälle im schulüblichen Allgemeinwissen, in der visuomotorischen Funktion und im rechnerischen Denken, durch die der Gesamt-IQ nach HAWIK, der prämorbid nach den anamnestischen Informationen höher gewesen sein muß, auf 96 herabgedrückt wurde. Ferner bestand eine Wesensveränderung mit Euphorie und mangelnder Selbstkritik gegenüber den noch vorhandenen Störungen, während andere Verletzte auf ihre Leistungsmängel meist depressiv reagieren.

Die schwerste psychoorganische Schädigung trug das an letzter Stelle aufgeführte, mit 4 Monaten verletzte Mädchen (IV/1) davon.

Der Anfangszustand mit tiefer Bwl, Pupillenstarre, Halbseitenkrämpfen und Hemiparese re. war verdächtig auf ein Hämatom, das aber angiographisch ausgeschlossen werden konnte. Spätbefund nach 5;3 J.: Hemiparese re., im PEG li.-seitige Ventrikelausweitung. Erheblicher geistiger Entwicklungsrückstand (EQ nach BÜHLER-HETZER = 63), der bis zum Ende der Beobachtungszeit nicht aufgeholt wurde. Ausgeprägtes hyperkinetisches Syndrom, das während der 5jährigen Beobachtungszeit ebenfalls unverändert blieb.

Da sich in diesem Fall kein Hinweis auf eine Vorschädigung ergab und da das Initialsyndrom schwer und langdauernd war und neurologische Residuen zurückblieben, wird man mit ausreichender Wahrscheinlichkeit auch die mit Schwachsinn einhergehende hirnorganische Hyperkinese als Traumafolge ansehen dürfen. Dieser Fall entspricht den Beobachtungen von F. FAUST [49], daß schwere traumatische Hirn-

| Gruppen-Nr. Lfd. Nr. | Alter und Geschlecht | Vorschäden | Unfallart | Gewalt-einwirkung | Schädel-fraktur | Initial-krämpfe | Neurol. Symptome | Dauer der Bwl Stunden | Bwtr Stunden | des DS schwermittel | Beschwerden | Restsymptome Neurol. | Spät-epilepsie | Intelligenz-minderung | Wesens-änderung | Soziale Eingliederung und Beobachtungsdauer Jahre |
|---|---|---|---|---|---|---|---|---|---|---|---|---|---|---|---|---|
| 1. IV/5 | m 7;6 | R | VF | ptre. | – | – | schlechte Lichtreaktion Py bds. | 10 | 120 | 7 Tg. | K | – | – | (+) | + | Hilfsschule 3;1 J. |
| 2. IV/10 | w 7;11 | – | VF | fre. | – | – | Anisokorie, Tetraparese, Ataxie, Sperreflex | 20 | 144 | 20 Tg. | K | + | – | (+) | – | in Familie und Schule gut 2 J. |
| 3. IV/17 | w 18;7 | – | VMi | fre. | + | + | Refl. Diff. Py. | 6 | 48 | 34 Tg. | K | – | + | (+) | (+) | Heirat, beruflich eingegliedert 5;4 J. |
| 4. IV/1 | w 0;4 | – | Mh | ftre. | – | + | (+) Hemi-parese re. Pupillen-starre | 20 | 24 | 4 Tg. | – | (+) | – | ++ | ++ | Heimpflege 5;3 J. |

R = Retardation, Mh = Mißhandlung, V = Verkehrsunfall, F = Fußgänger, Mi = Mitfahrer, f = frontal, t = temporal, p = parietal, re. = rechts. Schweregrade: (+) = latente bzw. leichte, + = mittelschwere, ++ = schwere Störung, K = Kopfschmerz

schäden im 1.—3. Lebensjahr zu einer so erheblichen Beeinträchtigung der geistigen Entwicklung führen können, daß das Bild des Schwachsinns entsteht.

Ein so ausgeprägtes und über Jahre anhaltendes hyperkinetisches Bild kam bei den anderen Verletzten der Gr. I—IV nicht vor. Drei früher unauffällige Kinder (1 Kleinkind, 2 Schulkinder) wurden bei der Nachuntersuchung von den Eltern als unruhig und „nervös" bezeichnet, boten aber kein schweres hyperkinetisches Bild. Weitere 14 ausgesprochen hypermotile Kinder waren schon vor dem Unfall durch motorische Unruhe, teilweise auch durch andere Symptome einer leichten hirnorganischen Schädigung aufgefallen.

Die hirnorganische Hyperkinese nach Schädelhirntraumen im 1. Lebensjahrzehnt haben BLAU, LAUX und BUES und SELIGMANN besonders herausgestellt. KLEINPETER beobachtete das „typische hypermotorische Syndrom" nur bei Kindern im Vorschulalter und in den zwei ersten Schuljahren. LAUX und BUES fanden bei der Nachuntersuchung einer auslesefreien Serie von 234 Kindern mit verschieden schweren Hirntraumen in 8,7% ausgeprägte hyperkinetische Bilder, und zwar in steigender Häufigkeit bei zunehmender Schwere des Initialsyndroms. Etwa bei der Hälfte war aber nur ein leichtes Initialsyndrom vorausgegangen. Ebenso wie LAUX und BUES sahen auch wir nach schweren Initialsyndromen, wie bei dem im Säuglingsalter verletzten Mädchen, insbesondere aber bei den Schwerverletzten der Gr. V und VI, auf die im nächsten Kapitel eingegangen wird, über Jahre anhaltende hyperkinetische Zustände. Nach leichten Verletzungen kamen in unserem Krankengut aber nur passagere hyperkinetische Bilder im Verlaufe des posttraumatischen DS zur Beobachtung. Auch SELIGMANN beschreibt vorübergehende hyperkinetische Zustände, die spätestens im 2. Jahr nach dem Trauma verschwinden, während LAUX und BUES passagere Unruhezustände nicht erwähnen. Da die Autoren auch die Frage der prätraumatischen Auffälligkeiten nicht berücksichtigen, wäre es denkbar, daß vielleicht auch einige der von ihnen beschriebenen Kinder mit anhaltenden hyperkinetischen Bildern nach leichten Initialsyndromen geringe hirnorganische Vorschäden hatten.

*Intelligenz, Schulleistung, berufliche Eingliederung:* Eine erhebliche traumatische Intelligenzminderung ist bei dem als Säugling verletzten Mädchen (IV/1) anzunehmen. Auch die drei anderen Verletzten, die eine Hirnleistungsschwäche zurückbehielten, zeigten gegenüber dem prätraumatischen Zustand eine Niveausenkung mit einem IQ im unteren Durchschnittsbereich.

Über die Intelligenzentwicklung der 84 Pat., unter Berücksichtigung des Verletzungsalters, gibt die folgende Tabelle Auskunft:

| Unfallalter | Patienten-Zahl | Nachuntersuchungsergebnis | | Retardation vor Unfall |
|---|---|---|---|---|
| | | Durchschnittliche oder überdurchschnittliche Intelligenz | Unterdurchschnittliche Intelligenz | |
| 1.— 2. Lebensjahr | 7 | 5 | 2 | 1 |
| 3.— 5. Lebensjahr | 9 | 7 | 2 | 2 |
| 6.—10. Lebensjahr | 37 | 29 | 8 | 7 |
| 11.—15. Lebensjahr | 14 | 9 | 5 | 3 (1?) |
| 16.—20. Lebensjahr | 17 | 16 | 1 | 1 |
| insgesamt | 84 | 66 | 18 | 14 (1?) |

Bei 66 Verletzten ergab die Nachuntersuchung eine durchschnittliche oder überdurchschnittliche Intelligenz, bei 18 eine unterdurchschnittliche Intelligenz. 14 der 18
teils knapp unterdurchschnittlich Begabten, teils eindeutig debilen Patienten waren
schon prätraumatisch durch eine Verzögerung der geistigen Entwicklung aufgefallen;
bei einem 15. Kind bestand der Verdacht auf eine frühkindliche Hirnschädigung. Eindeutige Hinweise auf eine traumatisch bedingte Intelligenzminderung fanden sich nur
bei den erwähnten 4 Pat. der Gr. IV; sie fehlten bei den nachuntersuchten Patienten
der Gr. I—III.

Bei der letzten Befunderhebung standen 8 Kinder noch im Vorschulalter. Zu diesen
gehört das Mädchen mit dem erethischen Schwachsinn (IV/1); 7 Kinder (3 Gr. I/II,
4 Gr. III) waren normal entwickelt.

14 Jugendliche waren vor dem Unfall bereits schulentlassen.

Nach dem Unfall besuchten 62 Kinder die Schule, 48 die Volksschule, 7 die Sonderschule, 5 die Realschule und 2 das Gymnasium; 16 hatten bei der Nachuntersuchung
die Schule beendet.

| Gruppe | Zahl der Schul- kinder | Schulleistungen | | | | Retardation vor Unfall |
|---|---|---|---|---|---|---|
| | | keine Schwierig- keiten | 1 Jahr Zeit- verlust, dann ausreichend | anhaltende Schulschwierig- keiten | Sonder- schule | |
| Gr. I/II | 21 | 16 | 2 | 2 | 1 | 2 (1?) |
| Gr. III A | 22 | 12 | 3 | 4 | 3 | 7 |
| Gr. III B | 7 | 4 | 3 | — | — | |
| Gr. IV | 12 | 8 | 1 | — | 3 | 2 |
| insgesamt | 62 | 40 | 9 | 6 | 7 | 11 (1?) |
| | | | | 13 | | |

Wie die Übersichtstabelle zeigt, hatten 40 Kinder keine Schulschwierigkeiten. Neun
verloren durch die Unfallfolgen ein Schuljahr und erbrachten danach ausreichende
Leistungen. Zwei vor dem Unfall retardierte Kinder (III/27, IV/3) holten den Entwicklungsrückstand auf und wurden knapp durchschnittliche Schüler. Zu den 13 Kindern mit anhaltenden Lernschwierigkeiten, von denen 7 in die Hilfsschule überführt
wurden, gehören 2 mit posttraumatischen Anfällen (III/25, III/50) und der retardierte
Knabe mit dem traumatischen Psychosyndrom (IV/5). Bei 11 der 13 Kinder bestand
ein sicherer, bei einem ein fraglicher prätraumatischer Intelligenzmangel.

Nach der Schulentlassung machten 8 Jugendliche eine Berufsausbildung durch,
während 6 eine Anlerntätigkeit begannen. Ein debiler Patient (IV/7) war in einem
Heim für erziehungsschwierige Jugendliche untergebracht, ein anderer mit einer schon
vor dem Unfall einsetzenden Fehlentwicklung (III/57) verbüßte wegen eines Banden-
deliktes eine Jugendstrafe.

Zwei der 14 Jugendlichen, die schon vor dem Unfall in der Berufsausbildung oder
im Beruf standen, hatten vorübergehende Schwierigkeiten (III/98, IV/17). Die übrigen waren nach der Gesundschreibung unverändert beruflich tätig; in keinem Falle
war es zu einem beruflichen Abstieg gekommen. Zwei Jugendliche erhielten Strafen
wegen Verkehrsdelikten.

Fünf der über 20jährigen waren zum Zeitpunkt der Nachuntersuchung verheiratet.

# 3. Initialsymptome und Verläufe bei der Gruppe V

(posttraumatische Bwl von mehr als 1 Tag—7 Tage)

## und bei der Gruppe VI

(Bwl länger als 7 Tage)

Die Hirnverletzten mit einer posttraumatischen Bwl von mehr als 1 Tag machen die Schwerverletzten im eigentlichen Sinne aus [72, 84, 182, 183, 235, 244, 355]. Während den Krankheitsverläufen bei den Gruppen I—III und teilweise auch bei der Gruppe IV vorwiegend funktionelle und reversible cerebrale Veränderungen zugrunde liegen, sind bei allen Verletzten der Gruppen V und VI nach Symptomatik und Verlauf mehr oder weniger schwere anatomisch faßbare traumatische Hirnschäden anzunehmen.

Bei der *neuropathologischen Einteilung der Hirnverletzungen* hebt SPATZ [208] hervor, daß sich bei den *offenen Verletzungen,* die durch die Eröffnung der Dura charakterisiert sind, die kinetische Energie weitgehend am Orte der Gewalteinwirkung erschöpft, während es bei der Mehrzahl der gedeckten Verletzungen zu Fernwirkungen kommt. Wie PETERS [179] betont, können aber auch offene und gedeckte Verletzungen, z. B. bei einer Trümmerfraktur des Schädels, nebeneinander bestehen.

Bei den *gedeckten Verletzungen* hat man zwischen den primär-traumatischen und den sekundären bzw. reaktiven Veränderungen zu unterscheiden. Zu den primären *Schäden* durch die unmittelbare Gewalteinwirkung gehören die Rindenprellungsherde und zentrale Veränderungen wie Lazerationen, kleine Markblutungen, häufig in Ventrikelnähe, Läsionen des Balkens und der Basalkerne. Schwere primär-traumatische Hirnstammschäden führen sofort zum Tode oder werden höchstens einige Stunden überlebt [97, 100, 102 a, 137, 138, 151, 151 a, 179].

Die wichtigsten Ursachen der *posttraumatischen Sekundärschäden,* die bei allen Schwerverletzten auftreten, sind das akute Hirnödem und das raumfordernde intrakranielle Hämatom. Das Hirnödem kann zu bleibenden Gewebsschäden im Großhirn führen, z. B. zu corticalen Läsionen und zu Marknekrosen. Für die Entstehung langdauernder Komazustände spielen aber die *sekundären Hirnstammschäden,* auf deren Bedeutung insbesondere LINDENBERG [133, 135], MAYER [151, 151 a] und JELLINGER [97, 98, 99, 100, 101, 102 a] hingewiesen haben, die wesentliche Rolle. Die Massenverschiebung mediobasaler Schläfenlappenanteile durch den Tentoriumschlitz führt zu einer Kompression des Mittelhirns und der dort verlaufenden Gefäße. Die Folge sind Stauungsblutungen und anämische oder hämorrhagische Nekrosen im Mittelhirn oder in der Brücke [102 a, 151]. Die ebenfalls häufige Ammonshornnekrose kann zur Ursache einer posttraumatischen Epilepsie werden [135]. Sekundäre Hirnstammläsionen findet man vor allen Dingen bei Patienten mit prolongiertem posttraumatischem Koma. Von FREYTAG [56] wurde betont, daß sich sekundäre Veränderungen im Mittelhirn bei intrakranieller Drucksteigerung schon wenige Minuten nach dem Trauma entwickeln können. Durch den geschilderten Mechanismus der Einklemmung am Tentoriumschlitz entsteht das *klinische Bild des akuten Mittelhirnsyndroms,* das von GERSTENBRAND [67] eingehend beschrieben worden ist. Die wichtigsten Symptome sind:

1. Tiefe Bwl durch Schädigung des aufsteigenden retikulären Systems, das nach MORUZZI und MAGOUN den Wachheitsgrad des Großhirns steuert.
2. Hochgradige Tonussteigerung der Streckmuskulatur und Streckkrämpfe, die spontan auftreten oder durch Reize ausgelöst werden.
3. Zentrale vegetative Regulationsstörungen.
4. Ausfall der optomotorischen und pupillomotorischen Regulationssysteme.

Mittelhirnsymptome kommen nach schweren gedeckten Hirnverletzungen häufig vor, aber in sehr unterschiedlicher Ausprägung. Sie können sich rasch zurückbilden oder in ein apallisches Syndrom übergehen. Für beide Verlaufsformen fanden sich bei unseren schwerverletzten Kindern Beispiele.

Als anatomisches Substrat fanden JELLINGER und SEITELBERGER [102 a] bei allen im prolongierten Koma verstorbenen Patienten multifokale primäre und sekundäre traumatische
Schäden, am regelmäßigsten aber Läsionen im rostralen Hirnstamm unter Einbeziehung des
aufsteigenden retikulären Systems, denen für das klinische Bild eine hohe pathogenetische und
prognostische Bedeutung zukommt.

Verschiedene neuropathologische Untersuchungen beschäftigen sich mit den *Besonderheiten
kindlicher Hirnverletzungen.* LINDENBERG, FISCHER et al. [136] fanden bei Kindern, die
wenige Stunden oder Tage nach Verkehrsunfällen verstorben waren, am häufigsten Nekrosen
im lateralen Thalamus und im Versorgungsgebiet der A. cerebri post., während Hirnstamm-
blutungen nur bei den sofort verstorbenen Kindern angetroffen wurden. Wie FREYTAG betont,
kann sich die Ödembereitschaft des kindlichen Gehirns nach Traumen sowohl auf das Großhirn als auch auf das Kleinhirn auswirken. Bei Säuglingen bis zu 5 Monaten sahen LINDENBERG
und FREYTAG [138 a] statt Kontusionen häufig Markzerreißungen; sie nahmen an, daß diese
durch die weiche Beschaffenheit des noch nicht myelinisierten Gehirns zustande kommen.

Bei Verletzten mit langdauernder posttraumatischer Bwl besteht eine hohe Letali-
tätsziffer, die für Kinder und Jugendliche mit 30—50% angegeben wird. Sofern die
Verletzten überleben, bilden sich die Symptome langsam und vielfach unvollständig
zurück, so daß schwerste Defektzustände vorkommen. Der Vergleich zwischen Kindern und Erwachsenen mit schweren Hirntraumen scheint nach neueren Untersuchungen sowohl hinsichtlich der Letalität als auch der Erholungsmöglichkeit für die jüngeren Verletzten eine günstigere Prognose zu ergeben als für die älteren.

WERTHEIMER und DESCOTES [244], die ein besonderes Kapitel ihrer Monographie den
Hirntraumen der Kinder gewidmet haben, fanden bei diesen die Mortalität nach schweren
Hirntraumen am geringsten: von 310 Pat. mit schweren Hirntraumen betrug die Mortalität im
Alter bis zu 10 Jahren 10%, bis zu 20 Jahren 30% und bis zu 40 Jahren 21—36% gegenüber
50—75% bei den über 40jährigen. Sie fanden ebenso wie TÖNNIS, FROWEIN, PIA und GRÜN
bei den Kindern im akuten Stadium besonders schwere vegetative und metabolische Dysregulationen. Wenn diese überwunden werden konnten, wurden bei kindlichen und jugendlichen
Schwerverletzten nach langdauerndem Koma neben Defektzuständen auch langsame Erholun-
gen mit gutem Endergebnis beobachtet.

Von GERSTENBRAND wird das apallische Syndrom bei Kindern besonders herausgestellt,
die Frage der Prognose aber offen gelassen.

TÖNNIS, FROWEIN et al. [235] und GRÜN [72] vertreten die Ansicht, daß Hirnverletzungen
im Kindes- und Jugendalter bei rein statistischer Betrachtung eines klinischen Krankengutes
eine etwas bessere Prognose als ähnliche Hirnverletzungen im Erwachsenenalter haben. Allerdings wird die günstige Prognose in Einzelfällen dadurch beeinträchtigt, daß die Bekämpfung
des gerade im Kindesalter oft sehr ausgeprägten posttraumatischen Hirnödems nicht immer
befriedigend gelingt. In einer neueren Untersuchung weisen FROWEIN und KARIMI-NEJAD [61]
ebenfalls darauf hin, daß vom 20. Lebensjahr an die Überlebenschance bei langdauernder Bwl
rasch abnimmt, während bei Kindern und Jugendlichen eine Bwl von mehreren Tagen, vereinzelt sogar von 2—3 Wochen, in etwa der Hälfte der Fälle überlebt wird. Nach dem Ergebnis von Langzeit-Katamnesen [61 a] treten bei einem Teil der jungen Patienten sogar eine
vollständige Erholung oder nur eine geringfügige Beschränkung der Arbeitsfähigkeit ein. Die
Autoren halten deshalb langdauernde Intensivmaßnahmen bei Kindern und Jugendlichen bis
zu einer initialen Bwl von 3—4 Wochen für gerechtfertigt, während diese bei Erwachsenen nur
dann Erfolg versprechen, wenn die initiale Bwl nicht länger als 5—7 Tage anhält.

Verschiedentlich sind in den letzten Jahren auch Einzelbeobachtungen über Teilrehabilita-
tionen nach schweren Hirntraumen veröffentlicht worden. Eine sehr eingehende Darstellung
der Krankengeschichte eines 8jährigen Knaben, der 9 Wochen bewußtlos war und Decerebra-
tionszeichen bot, stammt von PAUL [178].

Für das Schicksal von Verletzten mit langdauernden Bewußtseinsstörungen ist in
der Frühphase die optimale neurochirurgische Versorgung mit Bekämpfung des Hirnödems und der lebensbedrohlichen vegetativen und metabolischen Dysregulationen
maßgebend. In der Remissions- und Spätphase kommt es insbesondere bei Kindern,

deren entwicklungsspezifische Lernprozesse durch ein schweres Hirntrauma stets unterbrochen werden, entscheidend darauf an, daß eine gezielte Nachbehandlung unter Einschluß heil- und schulpädagogischer Förderung erfolgt.

Im *eigenen Krankengut* waren 26 Kinder und Jugendliche länger als 24 Std bewußtlos. Bei 12 Pat. dauerte die Bwl länger als 1 Tag bis zu einer Woche (Gr. V), bei 14 Pat. länger als eine Woche (Gr. VI).

22 Kinder hatten *gedeckte*, 4 Kinder (1 Gr. V, 3 Gr. VI) *offene Hirnverletzungen*.

Bei 2 Kindern im Alter von 5 (V/2) und 9 Jahren (V/6) kam es bei einer Felsenbeinfraktur zu einer otogenen Liquorfistel, die als offene latero-basale Verletzung einzustufen ist. In beiden Fällen heilte die otogene Liquorfistel — der allgemeinen Erfahrung entsprechend — ohne Infektion spontan aus und brauchte nicht operativ verschlossen zu werden. Da die beiden Verläufe sich nicht von denen bei gedeckten Hirnverletzungen unterscheiden, werden sie bei diesen berücksichtigt.

Altersverteilung bei den Gruppen V und VI [8]

| | | |
|---|---|---|
| 1.— 5. Lebensjahr | 4 (1) | 15,4% |
| 6.—10. Lebensjahr | 14 (9) | 53,8% |
| 11.—15. Lebensjahr | 4 (2) | 15,4% |
| 16.—20. Lebensjahr | 4 (2) | 15,4% |
| insgesamt | 26 (14) | 100 % |

Das erste Jahrzehnt überwiegt mit knapp 70%. Die Mehrzahl der schwerverletzten Kinder der Gr. V und VI stand, ebenso wie die Kinder der Gr. III und IV, im 6.—10. Lebensjahr.

Unfallarten bei den Gruppen V und VI [8]

| | | |
|---|---|---|
| Verkehrsunfälle | 22 (13) | 84,6% |
| Hochstürze | 4 (1) | 15,4% |
| insgesamt | 26 (14) | 100 % |

In 20 der 22 Verkehrsunfälle waren schnellfahrende Kraftfahrzeuge verwickelt. Vierzehn Kinder wurden als Fußgänger, 4 als Mitfahrer, 2 als Fahrradfahrer und 1 Pat. als Mopedfahrer verletzt. Ein Jugendlicher prallte beim Herauslehnen aus dem fahrenden U-Bahn-Zug mit der Stirn gegen einen Pfeiler.

*Schädelbrüche* kamen, wohl infolge der stärkeren Gewalteinwirkung, bei den Gr. V/VI in einem höheren Prozentsatz vor als bei den anderen Gruppen: 54,5% (13 der 22 Pat. mit gedeckten Verletzungen) bei den Gr. V/VI gegenüber 19,8% bei den Gr. III/IV und 23,6% bei den Gr. I/II.

Auch *Verletzungen anderer Körperteile* waren häufiger und schwerer als bei den übrigen Gruppen: bei den Gr. V/VI = 38,4%, bei den Gr. III/IV = 19,8% und bei den Gr. I/II = 8,6%.

Bei 13 Kindern (3 Gr. V, 10 Gr. VI) wurden *operative Eingriffe* vorgenommen, bei 4 mit offenen Verletzungen, 3 mit Epiduralhämatomen und bei 6 weiteren Kindern, die meist intracerebrale Hämatome hatten.

---

8 Die Zahlen in Klammern beziehen sich auf die 14 Pat. der Gr. VI, die in den Gesamtzahlen jeweils mitenthalten sind.

Die *Restitution* der *somatischen und psychischen Traumafolgen* vollzog sich bei den Verletzten der Gr. V/VI wesentlich langsamer als bei denen der Gr. I—IV; außerdem blieben häufiger Restschäden bestehen. Wegen der langen Rückbildungszeiten wurde die *Beobachtungsdauer* auf *mindestens 2 Jahre*, oft auf wesentlich längere Zeiträume *(bis zu 11 Jahren)* ausgedehnt. Für die meisten Patienten der Gr. V/VI liegen kontinuierliche neurologisch-psychiatrische und psychometrische Befunde über den Gesamtverlauf vor.

Im *Initialstadium* wurden ergänzend zum Syndromtest von Böcker standardisierte Verfahren herangezogen. So wurden z. B. der Benton-Test, Merkfähigkeitsprüfungen aus dem HAWIK und dem Binet-Kramer-Test sowie Konzentrationsprüfverfahren (K-V-T, K-L-T) durchgeführt. Außerdem wurden Antrieb und Affektivität sowie das Arbeits- und Sozialverhalten bei der Klassifizierung der psychischen Veränderungen berücksichtigt.

Eine „Nichtnormalisierung" wurde dann angenommen, wenn die Ergebnisse von Leistungstests deutlich unterdurchschnittlich ausfielen und sich über einen längeren Kontrollzeitraum nicht verbesserten oder wenn in bestimmten Leistungsbereichen ein Defizit gegenüber dem prätraumatischen Standard sicher nachgewiesen werden konnte. Visuomotorische Störungen, die in der Regel am längsten anhielten, wurden nur dann als defizitäres Symptom bewertet, wenn sie sich bei alltäglichen Verrichtungen (Schreiben, Zeichnen, Brettspielen) leistungsmindernd auswirkten.

Die Nachuntersuchungen im *Spätstadium* wurden bei der Mehrzahl einheitlich mit den auf S. 11 angeführten Testverfahren vorgenommen. Neben dem numerischen Intelligenz-Quotienten, der für die Beurteilung des Leistungsstandards nicht immer eine ausreichende diagnostische Valenz besitzt, wurde auch die Fähigkeit zur *Aktualisierung des Intelligenzpotentials* berücksichtigt. Sofern schon *prätraumatisch* eine *Intelligenzminderung* vorgelegen hatte, wurde diese in die Beurteilung des Spätzustandes einbezogen.

Die wichtigsten Daten über Vorschäden, akutes Stadium und Spätstadium sind für jeden Patienten der Gr. V und VI den Übersichtstabellen Nr. 8 (S. 72) und Nr. 11, 12 und 13 (S. 110 ff.) zu entnehmen.

## Offene Hirnverletzungen (Gruppen V und VI)

Die offenen Verletzungen unterscheiden sich von den gedeckten durch das stärkere Hervortreten von Lokalsymptomen und durch die Infektionsgefahr. Vier Kinder (1 Gr. V, 3 Gr. VI) erlitten offene Verletzungen der Konvexität, 3 durch Verkehrsunfälle und eines durch einen Hochsturz. In allen Fällen erfolgte die Gewalteinwirkung von vorn und führte zu frontalen oder fronto-lateralen Impressionsfrakturen mit Zerreißung der Dura und Zertrümmerung des darunter gelegenen Hirngewebes, in 2 Fällen auch mit fronto-basalen Kontusionen. Bei diesem Unfallmechanismus erschöpfte sich die Gewalteinwirkung nicht an der unmittelbaren Verletzungsstelle, sondern führte auch zu Fernsymptomen. Alle Kinder waren längere Zeit bewußtlos und hatten teilweise schwere vegetative Regulationsstörungen.

*1. Fall V/4:* Ein 8jähriger retardierter und hypermotiler Knabe stürzte vom 2. Stock in einen Treppenschacht und erlitt dabei eine offene Frontalhirnverletzung li.; außerdem Hämatotympanon und Radiusfraktur. Primäre Bwl mit zeitweiliger Unruhe und Aufschreien „ich falle, ich falle", dann wieder tief bewußtlos. Dabei Spontanatmung und kompensierter Kreislauf. Sofortige *operative Versorgung* mit Verschluß der Duralücke; komplikationslose Wundheilung. *Neur.:* Anisokorie, bds. Babinski +, nach 1 Wo. Befund o. B. Im *PEG* Ausweitung des li. Vorderhorns.

Nach *6tägiger Bwl* und *2tägiger Bwtr* ist das Kind bis zum 30. Tg. *verlangsamt* und *apathisch*. Danach zunehmende *motorische Unruhe* und *Bulimie*. Die Unruhephase dauert 5 Mon. (2.—6. Mon. n. Unf.) und geht allmählich in den Habitualzustand über. *Hirnpathologisch:* anfangs Wortfindungsstörungen, nach ca. 10 Wo. Sprache unauffällig. *Intelligenz:* Verlust sämtlicher Schulkenntnisse und Schulfertigkeiten (2. Kl.). Wiedererwerb des Lesens und Schreibens durch anfangs hochgradige Merkschwäche und Insuffizienz der Wortbildspeicherung erschwert. Leistungen nach 6 Mon. trotz Besserung von Merkfähigkeit und Konzentration im Lesen und Schreiben noch stark unterdurchschnittlich. IQ nach Binet-Kramer = 95.

*Letzte Untersuchung 2 J. n. Unf.:* einmal fraglicher Anfall mit kurzer Bwl, sonst beschwerdefrei. Im Verhalten wie vor Unfall. Besucht die Hilfsschule, fährt ohne Begleitung. Leichte Hirnleistungsschwäche mit Merk- und Konzentrationsstörung.

Infolge der glatten Wundheilung nach operativer Frühversorgung ergab sich bei dem 8jährigen mit der umschriebenen offenen hochfrontalen Verletzung links keine wesentliche Abweichung von den Verläufen bei gedeckten Hirnverletzungen in der Gr. V.

*2. Fall VI/1:* Lilo C. war altersgemäß entwickelt, als sie mit 3;3 J. durch Anprall an die Scheinwerferüberdachung eines fahrenden Pkw eine offene li.-seitige Hirnverletzung erlitt und im Schockzustand, fast pulslos, mit flacher schneller Atmung und tief bewußtlos eingeliefert wurde.

*Neur.:* li. Pupille weit und lichtstarr, Hemiplegie re., Babinski bds. +. Klaffende Wunde mit 6 cm langer Impressionsfraktur, die von li. frontolateral zur Zentro-parietalgegend verläuft (Abb. 12). Nach Schocktherapie und Beatmung 5 Std später *operative Versorgung* (Prof. Penzholz). Unter einem Durariß findet sich eine Hirntrümmerhöhle mit intracerebralem Hämatom von 15 ccm, außerdem li. fronto-lateral ein basales kleines epidurales Hämatom. Postoperativ re. beginnende, rasch generalisierte Krampfanfälle, die nach Somnifen sistieren. Nach vegetativer Blockade Tracheotomie und Infusionen, Kreislauf stabil, Atmung ruhig. Primäre Wundheilung.

*Neur.:* Vorübergehende Blickparese nach re., Saug- und Sperreflex bis zum 2. Mon., Hemiplegie re. mit geringer Residualmotorik bleibt bestehen.

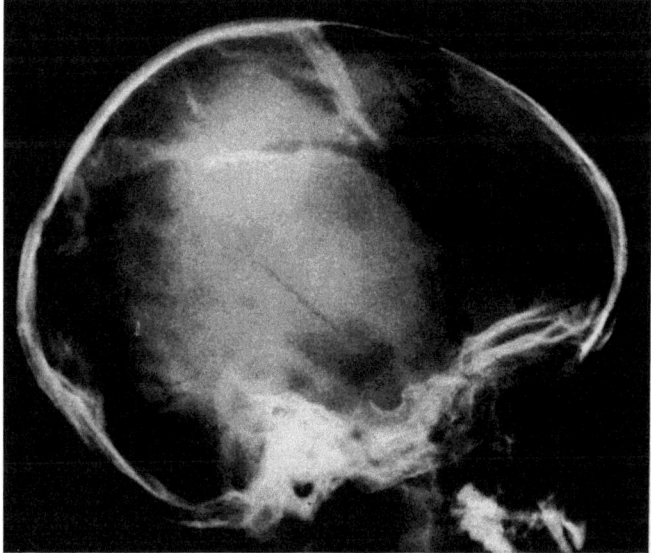

Abb. 12. Fall VI/1: Ausgedehnte Impressionsfraktur li. fronto-lateral bei offener Hirnverletzung mit Hemiplegie und motorischer Aphasie; der Knochendefekt reicht bis zur Zentralregion und endet in einer parietalwärts verlaufenden Frakturlinie

*Psych.: 8 Tg. Bwl, 6 Tg. Bwtr, 30 Tg. apathische Phase des DS.* Die zunächst *komplette motorische Aphasie* bei erhaltenem Sprachverständnis restituiert sich bei intensivem Sprachtraining im Laufe der rd. 6jährigen Beobachtungszeit weitgehend.

*3;7 J. n. Unf.* erstmals brachio-faciale Jackson-Anfälle re.

Der posttraumatische Verlauf bei dem geistig und sprachlich vor dem Unfall gut entwickeltem 3jährigen Kind ist deshalb von grundsätzlichem Interesse, weil sich trotz Zerstörung der linken Brocaregion und großer Teile der vorderen Zentralregion die Sprachfunktion allmählich wieder herstellte. Auf die einzelnen Phasen beim Wiedererwerb der expressiven Sprache, der sich nur durch einen Dominanzwechsel erklären läßt, wird im Aphasiekapitel (S. 121) eingegangen.

*3. Fall VI/14:* Bei dem 3. Pat., einem intelligenten 16jährigen Realschüler, der als Mitfahrer eine offene fronto-tempero-basale Verletzung li. mit fronto-basalen Kontusionsherden bds. erlitt, war der Verlauf nach anfangs nur provisorischer Wundversorgung in der *3. Wo. durch eine Meningitis* kompliziert. Nach *8täg. Bwl* und — infolge der Meningitis — *24täg. Bwtr* mehrere Monate hindurch schwere Antriebsstörung, Verlangsamung, Herabsetzung der Merk- und Gedächtnisleistungen. Nach *3 Mon.* HAWIK = 88 (V 75, H 98). Bei mangelnder Kritik gegenüber seinem Leistungsdefizit nahm der Pat. — entgegen dem ärztlichen Rat — vorzeitig am Unterricht der 10. Kl., in der er vorher gut mitgekommen war, teil. Er erreichte aber trotz Wiederholung der Klasse nicht den Schulabschluß.

*4 J. n. Unf.* gegenüber früher noch reduziertes Intelligenzniveau (WIP-IQ = 96). Der Berufsstatus eines Buchbinderlehrlings mit guten praktischen Leistungen, aber Schwierigkeiten im theoretischen Teil (Fachrechnen) blieb unter der prätraumatischen Sozialprognose; dabei gut angepaßtes Sozialverhalten. Nach 6 J. Gesellenprüfung, IQ = 107.

*Neu.:* Amaurose li., latente Hemiparese re. *Hirnpath.:* Amnestische Aphasie, die sich fortlaufend besserte, bei differenzierten Sprachleistungen ca. 1½ J. nachweisbar war. Im *EEG* — wie schon früher — nach 4 J. krampfstromverdächtige Potentiale li. fronto-temporal ohne klinische Anfallsmanifestationen.

Die Beeinträchtigung der kombinatorischen Denkleistungen, insbesondere der Rechenfähigkeit, die unzureichende Selbstkritik und die gleichmütig-heitere Stimmungslage entsprechen den von FAUST [51] beschriebenen Kennzeichen Orbitalhirnverletzter im Spätstadium. Außer einer leichten Aktivitätsminderung waren bei dem sozial voll integrierten jungen Patienten Anzeichen einer Wesensveränderung nicht erkennbar.

Das schwerste Bild unter den offenen Verletzungen bot ein 5jähriges Mädchen, das als Mitfahrerin in einem Pkw, der gegen die Ladeplanke eines abgestellten Lastwagens prallte, eine ausgedehnte fronto-basale Trümmerfraktur erlitt und nach einem initialen Mittelhirnsyndrom einen apallischen Zustand hatte.

*4. Fall VI/2:* Petra H. verunglückte mit den Eltern, die beide sofort tot waren. Petra wurde tief bewußtlos mit lichtstarren Pupillen und Strecktonus eingeliefert und sofort tracheotomiert. Wegen des desolaten Zustandes konnte erst am *2. Tg.,* nach Besserung von Atmung und Kreislauf, die neurochirurgische Versorgung der ausgedehnten vorwiegend re.-seitigen fronto-basalen Verletzung erfolgen. Postoperativ Lichtreflex wieder +, li.-seitige Herdanfälle, weiter bewußtlos. Am *9. Tg.* eitrige Meningitis. Am *11. Tg.* Atemstillstand, am *24. Tg.* schwerer septischer Kollaps.

*Bwl* mit Streckspasmen *13 Tg., apallisches Syndrom 18 Tg.,* am *32. Tg.* beginnende Remission.

*2½ Mon. n. Unf.* bei Übernahme *neur.:* spastische Tetraparese mit li. aufgehobener Bewegungsfähigkeit, starke Ataxie re., N III-Parese re., fehlende Kopfkontrolle. *Psych.:* beginnende Orientierung und Kontaktaufnahme. Erste sprachliche Äußerungen und beginnendes Sprachverständnis. Häufig monotones Schreien.

Nach *3 Mon.* Klüver-Bucy-Phase mit ungesteuerten Zornausbrüchen, Bulimie, Freude an obszönen Ausdrücken und der Neigung, alle erreichbaren Gegenstände zu ergreifen und in den Mund zu stecken.

*Spätere Komplikationen:* Epiduralabszeß, nasale Liquorfistel mit rezidivierender Meningitis, Liquordrucksteigerung, so daß Spitz-Holter-Drainage angelegt werden muß.

*1 J. n. Unf.* kurzdauernde Anfälle vom Typ des Oral-Petit-Mal. Postoperativ beginnt sich Pat. zu erholen.

*2 J. n. Unf.* bei Verlegung in ein Pflegeheim immer noch Antriebsstörung und Merkschwäche, noch keine Sauberkeitsgewöhnung. Kind kann weder allein noch mit anderen spielen, zerreißt Bettzeug u. a. und steckt die Fetzen in den Mund.

*3;2 J. n. Unf.:* Bei letzter Untersuchung keine Veränderung gegenüber dem Entlassungsbefund. Tetraparese kaum rückgebildet, Gehfähigkeit wurde nicht erreicht. Psychisch meist fröhlich, hin und wieder Zornanfälle, schwerer Defektzustand mit Pflegebedürftigkeit.

Bei diesem mit 5½ Jahren verunglückten Mädchen wird das Krankheitsbild sowohl durch die ausgedehnte offene rechte fronto-basale Verletzung mit Verlust beider Stirnhirnpole als auch durch die schwere Sekundärschädigung des Hirnstammes und des Großhirns geprägt. Decerebrationssymptome bei offenen Verletzungen wurden auch von KLEINPETER [112] und von TESTARD und HOROSZOWSKI [227] beobachtet (2 von 15 jungen Patienten mit prolongiertem Koma). Ursächliche Faktoren für die diffuse Hirnschädigung sind das anfangs sich rasch entwickelnde Hirnödem, die Hypoxie infolge der Atmungsinsuffizienz bis zum Atemstillstand und die wiederholten meningitischen Schübe, die zu einem hypersekretorischen Hydrocephalus führten. Es ist erstaunlich, daß das nunmehr 8jährige Kind die vielfachen Komplikationen überstanden hat. In dem schweren körperlichen und psychischen Defektsyndrom mischen sich frontale und diencephale Symptome (Störung des Antriebs, ungesteuerte Affektentladungen, Adipositas, Bulimie) mit denen einer diffusen Hirnstamm- und Großhirnschädigung (Tetraparese, Demenz).

Die 4 Pat. mit offenen Verletzungen behielten sämtlich *psychische,* 3 Pat. auch *neurologische Restschäden* zurück. Die *Remission* bis zur Erreichung eines etwa gleichbleibenden psychischen Zustandes dauerte bei 3 Kindern annähernd 2 Jahre. Dagegen war sie bei dem 3jährigen Kind mit der anfangs kompletten motorischen Aphasie nach 6jähriger Beobachtungszeit noch nicht abgeschlossen, so daß eine weitere Besserung von Sprach- und Intelligenzleistungen zu erwarten ist. Dieses Kind klagte bis zum Schluß über *Kopfschmerzen,* während die anderen beschwerdefrei waren. Bei 2 Pat. entwickelte sich eine *Spätepilepsie* (außerdem 1 Verdachtsfall und 1 Fall mit Krampfpotentialen im EEG). Art und Schwere der Restsymptome werden durch die Lokalisation und Ausdehnung des primären Gewebsdefektes, die sekundäre Beteiligung anderer Hirnteile und die Komplikationen bestimmt (s. Übersichtstabelle Nr. 8 und Nachuntersuchungen bei den Gr. V unde VI im Spätstadium, S. 72/73 u. 106 ff.).

# Gedeckte Hirnverletzungen (Gruppen V und VI)

Da sich die Verläufe bei den Patienten mit gedeckten Verletzungen, die bis zu einer Woche und denen, die länger bewußtlos waren, wesentlich unterscheiden, werden die Gruppen V und VI gesondert abgehandelt. Nur die Epiduralhämatome werden für beide Gruppen gemeinsam besprochen.

## A. Epidurale Hämatome mit sekundärer Bwl

Epidurale Hämatome kommen bei Kindern seltener vor als bei Erwachsenen. CAMPBELL und COHEN [33] fanden in einer auslesefreien Serie von 1136 Kindern mit Schädeltraumen 1,8%, INGRAHAM und MATSON [88] unter 1330 kindlichen Verletzten

Tabelle 8. Gruppe V/VI: Offene Hirnverletzungen

Akutes Stadium

| Lfd. Nr. Gruppen-Nr. | Alter und Geschlecht | Vorschäden | Unfallart | Lokalisation | Hämatom | Streckkrämpfe Dauer in Tg. | Schock | Atemstörung | Komplikationen | Zentrale Paresen | Epileptische Anfälle |
|---|---|---|---|---|---|---|---|---|---|---|---|
| 1. V/4 | 8;2 m | S Hm | Hs | hoch-frontal li. | — | — | — | — | — | — | — |
| 2. VI/1 | 3;3 w | — | VF | fronto-lateral-zentral li. | ic | — | ++ | ++ | — | +++ Hre. | + |
| 3. VI/14 | 16;4 m | — | V Mi | fronto-lateral li. und fronto-basal bds. | — | — | ++ | — | Meningitis | + Hre. | — |
| 4. VI/2 | 5;4 w | — | V Mi | frontal re. und fronto-basal bds. | — | +++ 13 Tg. | +++ | +++ | Epidural absz. Meningitis Hydroceph. | T +++ | + |

Nr. 1 = Pat. der Gruppe V   Nr. 2—4 = Pat. der Gruppe VI
Vorschäden: S = Schwachsinn o. Retardation, Hm = Hypermotilität. V = Verkehrsunfall, F = Fußgänger, Mi = Mitfahrer, Hs = Hochsturz. li. = links, re. = rechts, bds. = beiderseits. ic = intracerebral. H = Hemiparese, T = Tetraparese.

2,2% und WAKELY und LYLE [238] 2% epidurale Hämatome. In dem Krankengut von WERTHEIMER und DESCOTES [244] kamen bei 435 Schädelhirntraumen von Kindern 5 extradurale Hämatome zur Operation.

In unserem Krankengut hatten 3 Pat. (1,3%) epidurale Hämatome. Ein 13jähriger Knabe (VI/12) hatte außerdem ein subdurales und ein intracerebrales Hämatom und war sofort tief bewußtlos; auf diesen Fall wird bei den Verlaufsschilderungen der Gr. VI eingegangen. Die beiden anderen Kinder (V/1, VI/7) waren primär nicht bewußtlos und boten auch sonst zunächst keine Auffälligkeiten. Bei beiden Kindern trübte sich das Bewußtsein sekundär nach einigen Stunden ein; beide kamen infolge der weiten Entfernung der ländlichen Heimatorte erst zur Operation, als sie bereits komatös waren und Streckspasmen hatten. Da über die Katamnesen von Epiduralhämatomen bei Kindern wenig bekannt ist, sollen die beiden Fälle genauer geschildert werden.

*1. Fall V/1:* Der 3jährige Jochen stürzte am 28. 8. 1967 etwa um 10.30 Uhr beim Spiel von einer 2 m hohen Mauer in den Keller und schlug mit dem Kopf auf dem steinernen Podest auf.

| Aphasie | Dauer | | | Spätstadium | | | | | | | Beob.-Dauer Jahre |
| | | | | Restsymptome | | | | | | | |
| | | | | | | | psychisch | | | |
| | der Bwl Tage | der Bwtr | des DS schwer bis mittelschwer | Zentrale Paresen | Spätepilepsie | Restaphasie | Intelligenz-minderung | Wesensver-änderung | Soziale Eingliederung | |
| --- | --- | --- | --- | --- | --- | --- | --- | --- | --- | --- |
| + | 6 | 2 | 25 | − | ? | − | (+) | (+) | Hilfsschulfähig | 2 |
| +++ | 8 | 6 | 30 | ++ | + | + | + | + | Sonderschulfähig (Sprachheilschule) | 7;8 |
| ++ | 8 | 24 | 30 | (+) | − | − | (+) | (+) | Realschule, kein Abschluß, Buch-binderlehre mit Gesellenprüfung | 6;1 |
| − | 13 apall. S. 18 | | Remis-sion ab 32. Tg. | +++ | + | − | +++ | +++ | anstaltspflege-bedürftig | 3;2 |

Schweregrade: (+) = latente bzw. leichte, + = mittelschwere, ++ = schwere, +++ = schwerste Störung.

Er kroch selbst die Treppe herauf und wurde von der Nachbarin zur Mutter gebracht. Nach mehrmaligem Erbrechen schlief er nach ca. 3 Std ein. Um 19.30 Uhr sah der heimkehrende Vater, daß das Kind krampfte und tief bewußtlos war. Es wurde sofort in das nächste Kreis-krankenhaus und von dort in eine Neurochirurgische Universitätsklinik transportiert, wo es infolge der großen Entfernung vom Heimatdorf erst um 23.00 Uhr eintraf. Bei der *Aufnahme* tiefe Bwl, li.-betonte Streckkrämpfe, re. Pupille weit und lichtstarr. Im CAG Verdrängung der Anterior nach li. und etwa 2 cm breiter gefäßfreier Raum über der re. Hemisphäre. Sofortige Trepanation, bei der unter einer klaffenden temporalen Kalottenfraktur re. mit Verletzung der Mening. media ein von der Parieto-temporal-Region bis zur Occipitalregion sich aus-dehnendes epidurales Hämatom gefunden wurde. Postoperativ hielten die Streckkrämpfe bis zum 3. Tg., die Bwl bis zum 4. Tg. an; danach allmähliche Aufklarung des Bewußtseins.

*6 Mon. n. Unf.* Aufnahme in eine Neurologische Universitätsklinik.

*Neur.:* Tetraspastik mit Spitzfußstellung bds., re. Oculomotoriusparese, Sprachverlust bis auf einige unartikulierte Laute.

Im PEG Ausweitung des re. Seitenventrikels. Im EEG anfangs schwere, dann mittelschwere AV und Linksherd, später auch deutlicher Rechtsherd.

Psychisch war das Kind freundlich und kontaktbereit und lernte einzelne Worte sprechen. Auch die Bewegungsfähigkeit, insbesondere der Gebrauch der Hände, besserte sich unter krankengymnastischer Behandlung.

*1;2 J. n. Unf.* Aufnahme in unsere Kinderstation.

Neur.: Rechts- und beinbetonte Tetraparese mit Rigido-Spastizität, mangelnde Rumpf- und Kopfkontrolle bei stark positivem STNR; ATNR angedeutet, Greifreflex bds. pos., Sperr- und Schnappreflex angedeutet, Handkußschablone. Sprache langsam, dysarthrisch, auf einzelne Äußerungen im Telegrammstil beschränkt. Kleine Anfälle vom Typ des Oral-Petit-Mal, die medikamentös gut zu beeinflussen waren.

Psychisch: Das Kind war zugewandt, spielte mit Kleinkindspielzeug, machte bei der Heil-gymnastik gut mit. Starke Beeinträchtigung der Sprache und der Intelligenzleistungen bei relativ guter Mnestik. Häufiges Einnässen, gelegentlich neurotisch überlagert. Nach 6. Mon. Entlassung nach Hause.

*Erneute Aufnahme 2;5 J. n. Unf. für 7 Mon.:* Unveränderte Tetraparese, aber motorische Funktion bessert sich während der Behandlung soweit, daß Jochen selbständig kriechen und sich zum Sitzen und Knien aufrichten kann. Gute Rumpf- und Kopfkontrolle. STNR noch vorhanden, kann aber durch Willkürmotorik überwunden werden. Stehen mit Schienen, Gehen mit Unterstützung möglich, sonst Fortbewegung im Sitzwagen.

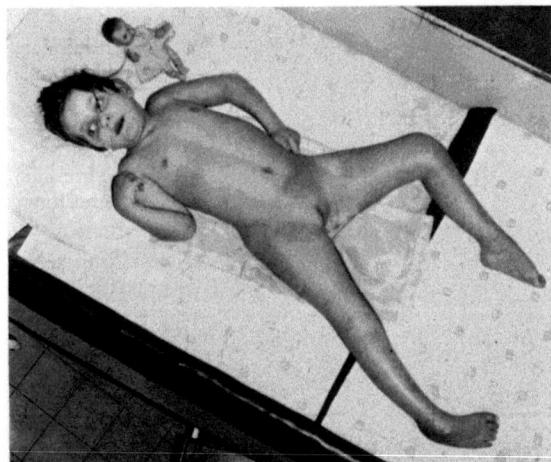

a

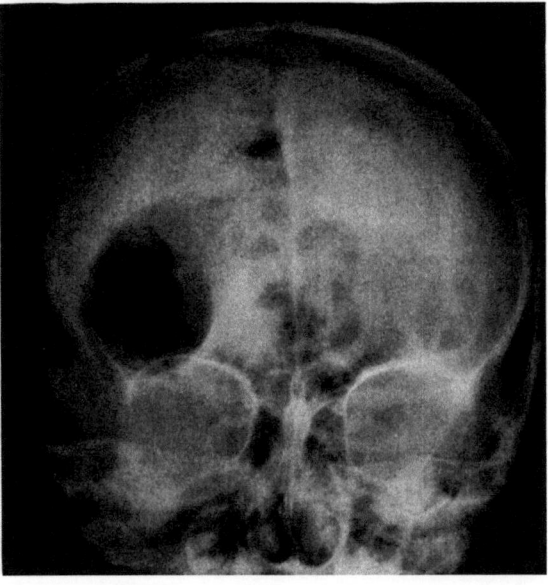

b

Abb. 13 a—c. Fall VI/7: a Chronisches apallisches Syndrom bei 6jährigem Mädchen. 1 J. nach ge-deckter Verletzung mit Epidural-Hämatom. b und c Im PEG hoch-gradiger Hydrocephalus int. und ext.

Orale Primitivschablonen weitgehend abgeklungen; hin und wieder noch Handkußschablone. Bei antiepileptischer Medikation nur selten kleine Anfälle. Auch 3 J. nach dem
Trauma bestand noch ein erheblicher psychischer Defektzustand bei dem nunmehr 6½jährigen.
Immerhin besserte sich die Funktionsminderung unter systematischer pädagogischer Förderung
und täglichem Sprachtraining so weit, daß Testverfahren durchführbar wurden: IQ nach
BINET-KRAMER 2;5 J. n. Unf. = 63, nach HAWIK 2;8 und 3 J. n. Unf. = 83. Sprache dysarthrisch, aber hinsichtlich Wortschatz, Satzbildung, Artikulation und Sprachantrieb deutlich
gebessert. Gelegentliches, meist reaktives Einnässen. In der Gruppe mehr Spontaneität und
Teilnahme an gemeinsamen Spielen, häufig noch Rückfall in kleinkindhafte Verhaltensweisen.

In diesem Falle waren die auf den Unfall folgenden Stunden, in denen sich das
schwere Kompressionssyndrom entwickelte, entscheidend für den ungünstigen Verlauf.
Die sofortige Trepanation nach der Einlieferung rettete dem Kind zwar das Leben,
konnte aber ebenso wenig wie das spätere krankengymnastische, sprach- und heilpädagogische Training verhindern, daß eine schwere körperliche und psychische Beeinträchtigung bestehen blieb. Dies gilt auch für den anderen Fall, der noch ungünstiger
verlief.

*Fall VI/7:* Die 5½jährige Hanna fuhr mit dem Fahrrad von zu Hause fort und erzählte
bei der Heimkehr gegen 13.00 Uhr, daß sie gestürzt und mit Kopf und Schulter aufgeschlagen,
aber gleich wieder aufgestanden sei. Sie klagte über Schmerzen in der re. Schulter, deren Ursache eine Clavicularfraktur war, und erbrach mehrmals. Auch dieses Kind wurde erst nach
ca. 3 Std bewußtlos, bekam später Streckkrämpfe, Atemstörungen und eine rechtsseitige
Mydriasis.

Bei *Einlieferung in das Krankenhaus* um 18.30 Uhr Atemstillstand, der durch Intubation
und Beatmung überwunden wurde. 8—9 Std nach dem Sturz Entfernung eines ausgedehnten
Epiduralhämatoms über der re. Hemisphäre. Postoperativ zunächst Besserung von Kreislauf
und Atmung, am 6. Tg. Bronchopneumonie und nochmals Atemstillstand.

Streckkrämpfe hielten ca. 2 Wo., die Bwl ca. 3 Wo. an; in der 4. Wo. Übergang in ein
apallisches Syndrom, das bis zum Ende der Beobachtungszeit 3½ J. n. Unf. mit nur geringer
Remissionstendenz bestehen blieb. Von der 3. Wo. an Beugehaltung der Arme bei Tonusvermehrung und extremer Streckhaltung der Beine, zunehmende Kontrakturen. Bis auf gelegentliche Bewegungen des re. Armes auch in der Folgezeit keine Spontanmotorik, sondern ledig-

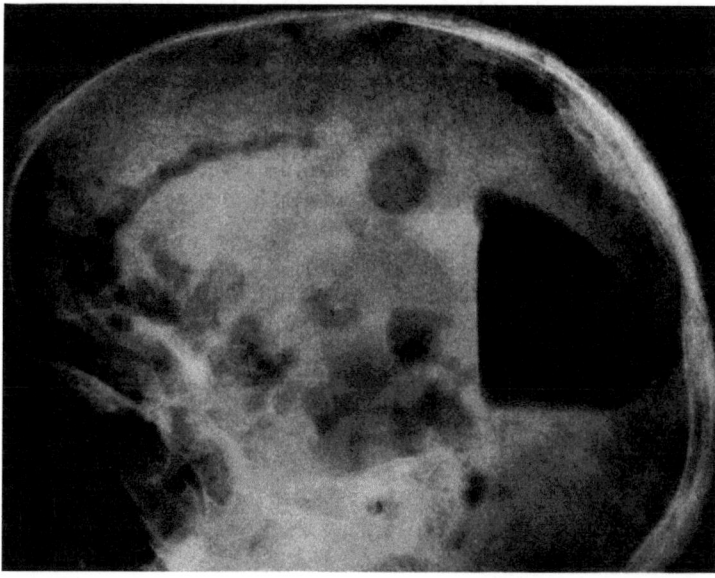

Abb. 13 c

lich Reaktion auf Schmerzreize. Stuhl- und Urininkontinenz. Sondenernährung. Weiterhin
Coma vigile ohne Zuwendung. Einige Monate nach dem Trauma begannen rhythmische Kopf-
wendungen und stundenlanges monotones Schreien, das teils spontan war, teils durch pflegerische Manipulationen ausgelöst wurde. Außerdem kurzdauernde Anfälle.

*9 Mon. n. Unf. Aufnahme auf unserer Abteilung.* Guter AZ. Unveränderte Tetraspastik
mit Beugehaltung des re. Armes, der gelegentlich spontan bewegt wird, und Fixierung bd.
Füße in Spitzfußstellung bei extremer Streckung des re. Beines und gering angebeugten li.
Extremitäten (s. Abb. 13 a).

Leichter Strabismus div., Opticusatrophie (nach Papillenödem), Lichtreaktion aber bds. +.
Orale Primitivschablonen: stundenlanges rhythmisches Kopfpendeln, automatische Saug-
und Kaubewegungen, Magnetreflex, Lippenstreichreflex, Bulldoggreflex, Leck-Saugen, Mental-
reflexe; außerdem phasischer und tonischer Greifreflex bds.

Im PEG ausgedehnter Hydrocephalus int. und et. bds. mit Betonung der re. Seite (s.
Abb. 13 b u. c).

Anfangs häufig kurzdauernde Anfälle mit Pupillenerweiterung, Reklination des Kopfes
und vermehrter Streckung des li. Armes; nach wenigen Sekunden Erschlaffung, lautes Weinen,
wiederholtes Gähnen und Zucken des li. Mundwinkels. Nachlassen der Anfallsfrequenz unter
medikamentöser Behandlung.

Weiterhin Coma vigile mit leerem Blick, starrer Mimik, nur gelegentlichem und inkon-
stantem Verfolgen eines bewegten Gegenstandes mit den Augen, gelegentlich auch Kopfwendung bei akustischem Reiz. Sonst keine Kontaktaufnahme möglich, auch die Eltern werden
nicht erkannt. Stundenlanges monotones Schreien unabhängig von der Tageszeit, spontan oder
durch pflegerische oder krankengymnastische Manipulationen ausgelöst. Entwicklung eines ge-
wissen Schlaf-Wach-Rhythmus, der anfangs mehr belastungszeitlich, später mehr ortszeitlich
gebunden war.

Therapeutisch gelang lediglich eine Lockerung der Kontrakturen und — unter Ausnutzung
der oralen Primitivreflexe — die Gewöhnung an das Schlucken breiiger und flüssiger Nahrung,
so daß die Sonde entfernt werden konnte.

*3;6 J. n. Unf:* Nach Auskunft der Eltern und des Pflegeheims unveränderter Zustand.

Den beiden Fällen ist gemeinsam, daß das Gehirn durch das initiale Trauma gar
nicht oder kaum betroffen war. Erst nach 3 Std trübte sich infolge der intrakraniellen
Drucksteigerung das Bewußtsein ein, nachdem kurz vorher vegetative Symptome
aufgetreten waren. Bei den wenig alarmierenden Anfangserscheinungen wurde die
Bwl zunächst als normaler Schlafzustand angesehen, bis schließlich ein schweres Kompressionssyndrom mit Streckkrämpfen, homolateraler Pupillenerweiterung und tiefer
Bwl verspätet zur Klinikeinweisung führte. Das Auftreten von Streckkrämpfen als
Ausdruck eines Mittelhirnsyndroms ist stets ein prognostisch ungünstiges Zeichen [33,
96, 242]. Von 20 Kindern mit Epiduralhämatomen, über die CAMPBELL und COHEN
berichteten, hatten 2 Streckkrämpfe: ein Kind verstarb, das andere behielt als einziges
neurologische Restsymptome. Auch bei unseren beiden Patienten waren die Restschäden erheblich: das erste Kind war innerhalb der Gr. V, das andere von sämtlichen
Kindern der Gr. VI am schwersten geschädigt. Für den besonders ungünstigen Ausgang in ein chronisches apallisches Syndrom war im zweiten Fall vermutlich die zusätzliche Hypoxie durch den zweimaligen Atemstillstand ausschlaggebend.

# B. Gruppe V: (Bwl 1—7 Tage).
## Gedeckte Verletzungen ohne Hämatome

Der Gruppe V (Bwl 1—7 Tage) sind 10 Kinder und Jugendliche mit gedeckten
Verletzungen ohne Hämatome zuzurechnen (2 Vorschulkinder, 6 Schulkinder im 8. bis
13. Lebensjahr und 2 Jugendliche).

## a) Akutes Stadium

Die Gewalteinwirkung erfolgte bei 5 Kindern fronto-temporal, bei den anderen parietal, temporal oder parieto-temporal. Versucht man nach der klinischen Symptomatik, dem EEG und den Kontrastmitteldarstellungen die Lokalisation der Verletzung zu bestimmen, so lassen sich die Symptome in keinem Fall auf einen umschriebenen Einzelherd beziehen; stets sind weitere Hirnbezirke geschädigt, entweder durch direkte Gewalteinwirkung (Stoß, Gegenstoß, mehrfacher Anprall) oder sekundär durch Ödem, Massenverschiebung, Zirkulationsstörung und Hypoxie (sekundär-traumatische Läsionen, vorwiegend in Mark und Hirnstamm). Aus den klinischen Symptomen und den permanenten EEG-Herdbefunden läßt sich nur der Schwerpunkt der Schädigung erkennen, der nicht immer mit dem Ort der Gewalteinwirkung übereinstimmt.

### α) Neurologische Symptome

Sämtliche Patienten der Gr. V hatten im akuten Stadium neurologische Reiz- oder Ausfallserscheinungen, die zunächst oft alarmierend waren, sich aber meist gut zurückbildeten. Die neurologischen Symptome waren ausgeprägter und vielfältiger als bei den Patienten mit fehlender oder kürzerer Bwl.

Bei 5 Kindern entwickelte sich, ebenso wie bei dem Kleinkind mit dem Epidural-hämatom, als Folge des Hirnödems und der Massenverschiebung mit Einklemmung am Tentoriumschlitz ein Mittelhirnsyndrom mit Streckspasmen, Beeinträchtigung oder Aufhebung der Lichtreaktion und zentralen vegetativen Störungen. Die Streckkrämpfe traten bei 3 Kindern nur kurzdauernd am Unfalltag auf, bei den übrigen hielten sie längstens bis zum 4. Tage an. Bei keinem Verletzten der Gr. V ging das Mittelhirn-syndrom in ein apallisches Syndrom über. Orale Primitivreflexe sowie ein tonischer und phasischer Greifreflex wurden bei 2 nicht apallischen Kleinkindern beobachtet (V/2, 3).

Neun Kinder hatten Hemiparesen, zweimal begleitet von passageren Aphasien, die sich gut zurückbildeten. Ein Patient (V/7) hatte ein wenig besserungsfähige Tetra-parese, zu der eine spinale Schädigung mit linksseitiger Lähmung der Brust- und Bauchmuskulatur hinzukam. Die übrigen Symptome und ihre Rückbildung sind aus der Tabelle 9 zu ersehen.

Bei den initialen Krampferscheinungen handelte es sich vorwiegend um Halb-seitenkrämpfe, die nur in einem Falle den Unfalltag überdauerten (V/9).

Eine *Liquorkontrolle* wurde im akuten Stadium bei 4 Kindern vorgenommen und ergab dreimal eine Blutbeimengung. Im *PEG* zeigte sich bei 2 Pat. eine einseitige Ausweitung des Ventrikelsystems. Durch das *CAG* (5 Fälle) konnten Hämatome ausgeschlossen werden.

Die ersten Sprachäußerungen erfolgten oft leise und tonlos. Mehrfach waren auch Stimmklang und Sprachmelodie verändert: sowohl Mädchen als auch Knaben sprachen mit hoher wenig modulierter Stimme, die sich nach kurzer Zeit normalisierte. Bei 2 Kindern fiel eine vorübergehende Mimikarmut auf (V/6, 7).

Oft bestanden zunächst bedrohliche *vegetative Störungen*, in 5 Fällen schwere Schockzustände und in 2 Fällen (V/6, 7) Störungen der Atmung. Außerdem kamen Hyperthermie, vorübergehender Diabetes insipidus und Störungen des Schlaf-Wach-Rhythmus vor. Die übrigen vegetativen Symptome unterscheiden sich nicht von denen der Verletzten mit kürzerer Bwl.

Tabelle 9. Art und Dauer der neurologischen Initialsymptome, isoliert oder kombiniert mit anderen Symptomen, bei 10 Pat. der Gruppe V mit gedeckten Verletzungen

| | Anzahl der Verletzten | 1. Wo. in Tg. U | 1.—4. | 5.—7. | 1. Mon. = 2.—4. Wo. | 2.—3. Mon. | 4.—6. Mon. | 7.—12. Mon. | über 1 J. |
|---|---|---|---|---|---|---|---|---|---|
| Pyramidenzeichen ohne Paresen | — | | | | | | | | |
| Koordinationsstörungen mit und ohne Nystagmus | 2 | | | | 2 | | | | |
| Hemiparesen | 9 | | | | | | | | 9 |
| Tetraparesen | 1 | | | | | | | | 1 |
| Hirnstammsymptome: | | | | | | | | | |
| Streckspasmen | 5 | 3 | 2 | | | | | | |
| Verzögerte oder aufgehobene Lichtreaktion | 4 | 4 | | | | | | | |
| Anisokorie | 7 | | 1 | 5 | 1 | | | | |
| Deviation der Bulbi | 6 | 5 | 1 | | | | | | |
| Hirnnervensymptome | 3 | | | | 1 | | | | 2 |
| Stauungspapille | 2 | | | | 2 | | | | |
| Aphasie | 2 | | | | 1 | | 1 | | |
| Initialkrämpfe | 4 | 3 | | | 1 | | | | |
| Primitivreflexe | 1 | | | 1 | | | | | |

U = Unfalltag

### β) Psychische Symptome

*Bewußtlosigkeit (Bwl):* Die Bwl dauerte bei 5 Pat. 2—4 Tage, bei den übrigen 5—7 Tage. Sie setzte bei den Kindern mit gedeckten Verletzungen ohne Hämatom unmittelbar nach der Gewalteinwirkung ein, mitunter nach kurzem Stöhnen, Fluchen oder Schreien; bei der Aufnahme waren alle bewußtlos. Dabei war die Reaktionslage verhältnismäßig gut. Die Lichtreaktion und die Reaktion auf Schmerzreize waren höchstens vorübergehend aufgehoben oder herabgesetzt, die Reflexe waren erhalten. Die anfangs oft bedrohlichen vegetativen Störungen besserten sich rasch unter der Behandlung.

Sechs Kinder waren zeitweise motorisch unruhig, führten Wälzbewegungen aus und reagierten mit ungezielten Abwehrbewegungen oder mit Wimmern und Schreien auf Berührungs- und Schmerzreize. In einem Falle (V/2) sistierte die Unruhe nach reichlichem Liquorabfluß aus einem Ohr. Bei einem 8jährigen Knaben (V/5), bei dem rechts frontobasal ein Knochensplitter in das Gehirn eingedrungen war, entwickelte sich nach Abklingen des Schockzustandes und der 4tägigen Streckkrämpfe geradezu ein „Bewegungssturm", der die 6tägige Bwl überdauerte und sich postoperativ rasch besserte.

*Bewußtseinstrübung (Bwtr):* Auf die Bwl folgte bei allen Verletzten der Gr. V die Phase der Bwtr, die wenigstens 3 Tage, längstens 24 Tage anhielt.

Einige Kinder waren somnolent, teilweise im Wechsel mit Erregung. Andere waren zuerst stuporös und wurden während der abklingenden Bwtr zunehmend unruhig, jammerten und schrien ohne äußeren Anlaß. TÖNNIS, FROWEIN et al. [235] schilderten eine „Schreiphase" bei Besserung der Bewußtseinslage, die auch nach unseren Erfahrungen ein prognostisch günstiges Zeichen darstellt.

Fünf Verletzte, die beiden 18jährigen und 3 Kinder von 13, 10 und 9 Jahren, machten *psychotische Phasen* durch, die mit motorischer Unruhe, fehlender oder wechselnder Orientierung, Kontamination von wahrgenommenen und erinnerten Vorgängen, expansiven oder depressiv-hypochondrischen Ideen und manchmal mit Konfabulationen einhergingen.

*1. Fall V/11:* Eine besonders starke dranghafte Unruhe, die bereits gegen Ende der 5tägigen Bwl begann, zeigte ein intelligenter 18jähriger Schlosser. Er kam ständig aus dem Bett, klopfte gegen die Türen, zerschlug eine Scheibe, zerriß mit den Zähnen sein Hemd und wehrte alle Pflegemaßnahmen ab. Er war desorientiert, rief nach seinen Angehörigen, äußerte viele Wünsche und klagte ständig über Hunger und Durst. Der Patient zeigte auch infantile Züge, lutschte am Daumen, war unsauber mit Stuhl und Urin, wollte durchaus „im Sandkasten buddeln" und gab sein Alter mit 14 J. an. Die Stimmung war anfangs läppisch, heiter und wurde in der Reorientierungsphase ängstlich, weil sich der Pat. durch die Mitkranken beunruhigt und bedroht fühlte. Die psychotische Phase überdauerte die 24tägige Bwtr und klang erst während des DS ab. Die traumatische Erinnerungslücke endete mit der psychotischen Episode etwa 5 Wo. n. Unf. Völlige psychische Restitution nach ca. 2 J. Psychomotorische Epilepsie nach 5¹/₂ J. (s. S. 83).

*2.Fall V/12:* Bei dem anderen Jugendlichen entwickelte sich nach einer mehrtägigen Schreiphase eine ähnliche symptomatische Psychose mit Desorientiertheit, starkem Bewegungs- und Betätigungsdrang, Perseverationen, Konfabulationen und Bulimie, welche die etwa 3wöchige psychotische Phase überdauerte und während der nächsten Monate zu starker Gewichtszunahme führte. Geringe neurologische und psychische Restsymptomatik (s. S. 84).

*3. Fall V/10:* Ein 13jähriges Mädchen mit cerebraler Vorschädigung (Hemispastik bei guter Intelligenz) wurde während der Bwtr ängstlich, weinerlich, schrie unmotiviert auf, schien sich bedroht zu fühlen und verkannte die Umgebung. Auch nach Besserung der Situationserfassung im beginnenden DS blieb das Kind angstvoll, klammerte sich weinend an die Schwester, weil es nicht allein bleiben wollte, äußerte Beziehungsideen und hypochondrische Befürchtungen und verlangte immerfort nach dem Arzt, um untersucht zu werden. Es redete pausenlos mit hoher, monotoner Stimme, sprach von Tod und Hölle und betete um die Erfüllung banalster Wünsche. Erst in der 6. Wo. trat eine Beruhigung ein; jedoch blieb das Mädchen etwa bis zur 16. Wo. im Verhalten und in der Nahrungsaufnahme ungesteuert. Das intellektuelle Leistungsniveau besserte sich langsam; jedoch blieben Restsymptome bestehen (s. S. 112).

*4. Fall V/6:* Mit einer Schreiphase während der abklingenden Bwtr begann die psychotische Episode auch bei einem 9jährigen Mädchen, das zunehmend umtriebig wurde und nach leidlicher Wiederherstellung der örtlichen Orientierung den Krankenhausaufenthalt und die verschiedenen Verletzungen durch wechselnde Konfabulationen zu erklären versuchte. Nach Besserung der Mnestik und nach dem Besuch des Autofahrers, der mit dem radfahrenden Kind kollidiert war, wurde das Konfabulieren etwa 6 Wo. n. Unf. eingestellt. Im 2. Mon. besserte sich das visuelle, etwas später auch das auditive Kurzzeitgedächtnis. Nach 3 Mon. wurde ein IQ von 98 erreicht, der nach 4 J. nur unwesentlich höher lag (102). Auch im Verhalten war das Kind nach 3 Mon. unauffällig. Nach 3 J. stellte sich eine psychomotorische Epilepsie ein.

*5. Fall V/9:* Weniger differenziert war das psychotische Bild bei einem 10jährigen Jungen, der vom 13. Tg. an durch seine Unruhe, die ihn immerfort aus dem Bett trieb, durch übermäßiges Eßbedürfnis und Rededrang mit monotonen Inhalten auffiel: er redete abwechselnd vom Essen oder vom Aufstehen. Die Stimmung war teils überschießend heiter, teils gereizt. Mit der Reorientierung klang das psychotische Bild 4 Wo. n. Unf. ab. Etwa bis zum 70. Tg. blieben Bulimie und Umtriebigkeit bestehen. Im 2. Mon. besserten sich visuelle und auditive Merkfähigkeit und Konzentration. Am 77. Tg. HAWIK-IQ = 110. Nach 3 Mon. konnte der Jungen erfolgreich am Klassenunterricht teilnehmen, war nur noch etwas ermüdbar; im Verhalten war er unauffällig.

Mit Bulimie einhergehende Unruhezustände wurden auch von VIGOUROUX et al. [361] nach langdauernder traumatischer Bwl beobachtet. Die psychotischen Bilder bei unseren Verletzten ähneln den von FAUST [50] bei Erwachsenen herausgestellten akuten traumatischen Ödempsychosen maniformen Gepräges. Es ist hervorzuheben, daß sich in unseren Fällen auch somatische Hinweise auf ein ausgeprägtes posttraumatisches Hirnödem (z. B. Stauungspapille bei V/11, 12 rezidivierende Halbseitenkrämpfe ohne Hämatom bei V/9) oder auf einen meningealen Reizzustand bei otogener Liquorfistel (V/6) oder Blutung in den Subarachnoidalraum (V/10, 12) ergaben. Bei den kindlichen und jugendlichen Patienten stand die dranghafte motorische Unruhe ganz im Vordergrund und blieb in abgeschwächter Form nach Verschwinden der produktiv-psychotischen Symptomatik noch längere Zeit bestehen.

*Durchgangssyndrom (DS):* Nach Abklingen der Bwtr standen die mnestischen Störungen noch ganz im Vordergrund. Das *amnestische Stadium des DS,* das anfangs dem *schweren,* im weiteren Verlauf dem *mittelschweren DS* von BÖCKER entspricht, hielt bei den Patienten der Gr. V wenigstens 7, längstens 20 Tage an. Bei der Mehrzahl war das beginnende DS außerdem durch Apathie, Verlangsamung, erschwerte Auffassung, unlustige oder weinerliche Stimmung und Antriebsmangel mit fehlenden oder geringen verbalen Äußerungen gekennzeichnet.

Zwei 5jährige Mädchen (V/2, 3) lagen in diesem Stadium mit offenen Augen im Bett und verfolgten — zunächst stumm — mit täglich steigendem Interesse alle Vorgänge in der Umgebung, bis schließlich im Flüsterton die ersten knappen sprachlichen Äußerungen erfolgten.

Häufig wurden Regressionssymptome beobachtet, auch bei älteren Kindern und Jugendlichen: Einnässen und Einkoten bei klarem Bewußtsein, kleinkindhaftes Gebaren und kleinkindhafte Redeweise mit Duzen der Erwachsenen, die oft als „Onkel" und „Tante" angeredet wurden, Beginn mit Spielen und Beschäftigungen, die weit unter Altersniveau lagen.

Jüngere Schulkinder hatten nach der langdauernden Bewußtseinsstörung in der Regel ihr gesamtes Schulwissen und die Schulfertigkeiten des Lesens, Schreibens und Rechnens eingebüßt und mußten sich alles neu erwerben. Dies gelang mitunter nach einigen Wochen (V/7), mitunter erst nach längerer Zeit (V/4, 5). Sofern auch nur vorübergehend eine Aphasie bestanden hatte, gestaltete sich das Erlernen oder Wiedererlernen des Lesen und Schreibens infolge der Insuffizienz der Wortbild-Speicherungsfähigkeit besonders schwierig (V/3, 4).

Mit Besserung der Mnestik und Konzentration *im Verlaufe des leichten DS* gewannen die jungen Patienten wieder Interesse an der Umwelt und erkundigten sich nach dem Grund des Krankenhausaufenthaltes. Wenn sie durch die Angehörigen von dem Unfall gehört hatten, beschäftigten sie sich damit, sowohl mit der der Lebensbedrohung als auch mit den Unfallfolgen und nicht selten mit der Schuldfrage. Die traumatische Erinnerungslücke, die sich anterograd meist bis zum schweren DS erstreckte, wurde gelegentlich durch Konfabulationen ausgefüllt. Allmählich wurden die Kinder aktiver, verloren die Regressionssymptome, suchten Kontakt mit Spielgefährten und entsprachen im Sozialverhalten mehr und mehr dem Lebensalter.

Nach der Apathie und Verlangsamung während des schweren DS machten die Kinder im Laufe des leichten DS eine *Unruhephase* durch, die durch mangelhafte Steuerung der Motorik, der Nahrungsaufnahme und des Sozialverhaltens gekennzeichnet war; bei einem schwerbehinderten tetraparetischen Knaben (V/7) entwickelte sich in der 3.—12. Woche n. Unf. lediglich eine starke Bulimie. Die ungesteuerte Phase begann 4—8 Wochen nach dem Trauma und hielt wenigstens 4 Wochen, längstens 6—8 Monate an. Sie dauerte also wesentlich länger als bei den Patienten der Gr. III/IV.

Das Verhalten wirkte bei oberflächlicher Betrachtung einfach ungezogen, ging aber mit extremer Reizoffenheit, Überempfindlichkeit und Affektlabilität einher. Alle Verletzten der Gr. V, die entweder während der Bwtr eine mit motorischer Erregung einhergehende Psychose oder während des leichten DS eine Unruhephase durchgemacht hatten, waren später unauffällig. Zwei Kinder, bei denen vor dem Unfall eine Hypermotilität bestand, zeigten später wieder ihr Habitualverhalten.

## b) Remissionsstadium

Der Krankheitsverlauf wird bei den Verletzten der Gr. V nach der akuten Phase vorwiegend durch den Schweregrad der psychiatrischen Symptome, das Tempo ihrer Rückbildung und etwaige Residualschäden bestimmt.

Über *Beschwerden* in Form von Kopfschmerzen klagten über längere Zeit nur zwei Patienten (V/7, 11), während alle anderen spätestens in einigen Monaten beschwerdefrei waren.

Im Diagramm *Abb. 14* sind, wie dies schon für die Gr. I—IV gezeigt wurde, die Rückbildungszeiten der neurologischen, hirnelektrischen und psychischen Symptome bis zum Ablauf eines Jahres *für alle 12 Pat. der Gr. V* in 4 Einzelkurven dargestellt.

Es ist daraus zu ersehen, daß 11 Kinder *neurologische Restsymptome* behielten (91,6%). Aber nur die beiden tetraparetischen Kinder (16,6%) blieben stärker behindert. Bei den anderen gingen die anfangs deutlichen Hemiparesen ausnahmslos in

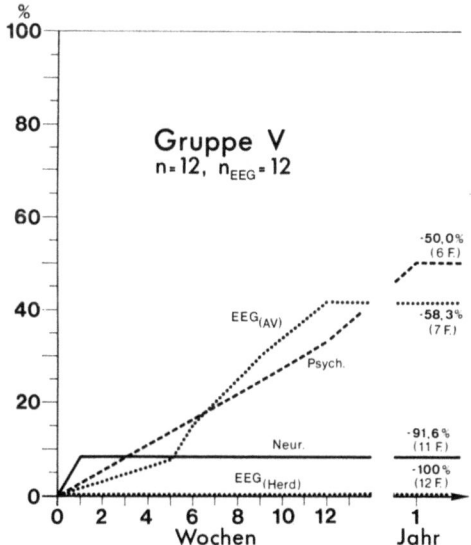

Abb. 14. Normalisierung der neurologischen, psychischen und der EEG-Befunde. Die Kurven zeigen für *alle* Verletzten der Gr. V den steigenden Prozentsatz der bis zum jeweiligen Zeitpunkt normalisierten Befunde an (kumulative Häufigkeitsverteilung). Da das EEG bis zum Ende des Jahres in keinem Falle normalisiert war, weil die Herdbefunde ausnahmslos länger bestanden, wurden die EEG-Befunde nach Herd und AV getrennt dargestellt, so daß das Diagramm 4 Kurven enthält. Die Prozentsätze an den oberen Kurvenenden bezeichnen den Anteil der bis zu einem Jahr nicht normalisierten Befunde, die für die neurologischen Symptome 91,6% für die EEG-Herde 100%, für die AV 58,3% und für die psychischen Symptome 50% betragen

einigen Wochen bis Monaten so weitgehend zurück, daß nur noch eine einseitige Ermüdbarkeit und Ungeschicklichkeit oder eine geringe Tonus- und Reflexdifferenz nachweisbar waren. In einigen Fällen blieben Hirnnervensymptome bestehen, die ebenfalls
irrelevant waren.

Die *leichten aphasischen Störungen* (3 Fälle), die kurvenmäßig nicht erfaßt sind,
bildeten sich bei einem Kind (V/3) gegen Ende der Ödemphase nach 2 Wochen, bei
dem Kind mit der offenen Verletzung (V/4) nach 3 Monaten und bei einem Jugendlichen (V/12) bis zum Jahresende zurück (s. Aphasiekapitel).

Eine völlige Remission der *psychischen Funktionsstörung* trat bei 6 Kindern (50%)
bis zum Ende des Jahres, bei einem Jugendlichen (V/11) im Verlaufe des 2. Jahres ein.
Bei 5 Kindern blieb die Rückbildung der psychischen Veränderungen unvollständig.
Wie das Diagramm zeigt, ähnelt die Rückbildungskurve für die Allgemeinveränderung
der Hirnstromtätigkeit der der psychischen Veränderungen, während die EEG-Herdbefunde ausnahmslos länger als 1 Jahr registriert wurden (s. EEG-Kapitel).

Die Besserung der psychischen Funktionsstörung wurde in der Remissionsphase
nach den psychiatrischen und testpsychologischen Befunden, nach der schulischen und
beruflichen Leistungsfähigkeit und der sozialen Eingliederung beurteilt.

Fortlaufende Messungen mit standardisierten Intelligenzprüfverfahren (HAWIK,
Binet-Kramer, Raven usw.) zeigten den Anstieg des Intelligenzniveaus an. Da die
Störung der Merkfähigkeit (= Kurzzeitgedächtnis) ein wesentliches Merkmal der posttraumatischen Funktionsminderung ist, wurde auf die fortlaufende psychometrische
Registrierung dieser Funktion besonderer Wert gelegt. Manchmal besserte sich die
auditive Merkfähigkeit vor der visuellen, manchmal war es umgekehrt. Es kam auch
vor, daß bei voll restituiertem Kurzzeitgedächtnis noch erhebliche Ausfälle im Alt-
gedächtnis bestanden.

Vom methodischen Standpunkt ist zu bemerken, daß bei Prüfungen des Kurzzeitgedächtnisses eine Abgrenzung der beiden Varianzanteile Aufmerksamkeit („input") und reiner
mnestischer Leistung — auch im normalpsychologischen Bereich — nicht sicher zu bestimmen
ist, so daß mit dem beschriebenen Verfahren im Grunde eine sehr komplexe Funktion gemessen wird.

Bei Anwendung von Konzentrationsprüfverfahren (K-L-T) zeigte sich zunächst
eine geringe Mengenleistung bei hoher Fehlerzahl, im weiteren Verlauf eine Abnahme
der Fehlerzahl bis auf Normalwerte, während die Mengenleistung längere Zeit unterdurchschnittlich blieb. Bei diesem Test kann sich die Merkstörung dahin auswirken,
daß Instruktionen und Zwischenlösungen vergessen werden, was zur Verunsicherung
und zum Absinken der Mengenleistung führt. Sowohl beim K-L-T als auch beim
K-V-T können die auf reine Sorgfalt und Aufmerksamkeitsanspannung rückführbaren
Leistungen mit der mnestischen Insuffizienz interferieren.

*Verläufe mit völliger psychischer Restitution:* Bei 7 Verletzten trat nach einem
Zeitraum von wenigstens 3 Monaten, längstens 2 Jahren eine volle psychische Restitution ein. Sechs dieser 7 Pat. hatten bereits 3—5 Monate n. Unf. durchschnittliche In-
telligenzquotienten, die bei der Nachuntersuchung unverändert waren oder sich sogar
erhöhten. Die Normalisierung des visuellen Kurzzeitgedächtnisses dauerte im günstigsten Falle einen Monat (V/2), im ungünstigsten 6 Monate (V/11). Mitunter ließ sich
noch längere Zeit eine Labilität des Kurzzeitgedächtnisses nachweisen.

Fünf Kinder waren bereits nach 3—5 Monaten völlig wiederhergestellt. Zu diesen
gehören die beiden Schulkinder (V/6, 9), die traumatische Psychosen durchgemacht

hatten. Beide erholten sich vom 2. Monat an rasch und waren nach 3 Monaten im Verhalten unauffällig; zu diesem Zeitpunkt entsprachen die Intelligenzleistungen bereits wieder dem prätraumatischen Standard.

Zwei 5jährige Mädchen (V/2, 3) mit ebenfalls kurzen Restitutionszeiten von 3 Monaten zeigten in der Normalisierung einzelner Leistungsbereiche keinen ganz parallelen Verlauf, erzielten aber beide im 3. Monat Intelligenz-Quotienten zwischen 90 und 102. Es scheint, daß selbst geringe transitorische Aphasien sich störend bei der Prüfung der auditiven Merkfähigkeit auswirken.

Von dem einen Kind (V/2) ohne passagere Sprachstörung wurde der altersübliche Leistungsstand des Kurzzeitgedächtnisses in der 4. Wo. n. Unf. erreicht, während das andere Kind (V/3) mit leichter transitorischer Aphasie in der Ödemphase erst im 3. Mon. Prüfsätze aus dem Binet-Kramer-Test einwandfrei nachsprechen konnte. Trotz graphomotorischer Behinderung erreichte dieses Kind im Goodenough-Test nach 3 Mon. einen altersvorsprüngigen Wert.

Ein intelligenter 9jähriger Knabe (V/7) benötigte nach einem bedrohlichen Initialsyndrom (Schock, Schnappatmung, 3tägige Streckkrämpfe, zusätzliche spinale Schädigung) nur 5 Monate für die Remission der psychischen Veränderungen.

Die Fähigkeit zum Erkennen logischer Relationen an anschaulichem Material (Raven-Test) war nach 5 Mon. bereits überdurchschnittlich. Es bestanden keine Beeinträchtigung der visuellen und auditiven Merkfähigkeit, keine Konzentrationserschwerung und keine visuomotorische Störung, keine Antriebsminderung und keine Auffälligkeiten im Verhalten. Nach 7$^{1}$/$_{2}$ Mon. wurde ein IQ von 120 ermittelt.

Bei diesem Jungen kontrastierte die rasche und vollständige psychische Erholung mit dem schweren körperlichen Residualschaden (Tetraparese mit starker Gehbehinderung), während die anderen psychisch normalisierten Verletzten nur geringe neurologische Abweichungen zeigten.

Bei den geschilderten kurzen Verläufen kommt sowohl eine zunächst sehr träge ansteigende Leistungskurve, die erst im 3. Monat rapide zunimmt, als auch eine relativ schnelle Besserung innerhalb der ersten 4 Wochen vor, wobei dann aber noch einzelne Leistungsbereiche labil bleiben.

Die beiden Patienten, deren psychische Restitution 1 bzw. 2 Jahre dauert, fielen in der Remissionsphase länger durch ihr unangepaßtes Sozialverhalten als durch die intellektuelle Leistungsminderung auf.

V/11 (s. S. 79): Bei dem 18jährigen Schlosser mit der langdauernden Ödempsychose war der Böcker-Test nach 3 Mon. normal. Die visuelle und auditive Merkstörung war nach etwa 6 Mon. behoben. Der Raven-Test war 1 J. n. Unf. noch unterdurchschnittlich, während nach 5;8 J. eine Hawik-IQ von 113 erreicht wurde und danach bis 7;3 J. n. Unf. konstant blieb.

Im 2. J. bereits deutlicher Anstieg des Intelligenzniveaus und Wiederherstellung der früheren Leistungsfähigkeit im Beruf. Der junge Mann blieb aber noch längere Zeit durch seine Unruhe und mangelhafte Stetigkeit auffällig; dadurch kam es aus subjektiven Gründen zu mehrfachem Stellenwechsel, nachdem der Pat. schon frühzeitig (10 Mon. n. Unf.) die Arbeit wieder aufgenommen hatte. Später war er stetig und in seinem Beruf leistungsfähig.

Restschäden: Latente Halbseitensymptomatik li. Nach 5$^{1}$/$_{2}$ J. psychomotorische Epilepsie mit seltenen Anfällen.

V/8: Im anderen Falle handelte es sich um ein überlebhaftes, prätraumatisch sonst unauffälliges 9jähriges Mädchen, das im Schock mit Streckspasmen eingeliefert wurde. Bwl 3 Tg., Bwtr 11 Tg., apathisch-amnestisches DS von 15 Tg. Sekundäre Anämie, langsame Erholung. Vom 2. Mon. an ungesteuerte Phase. Das Kind war im Wesen völlig verändert, war frech, distanzlos und lachte die Mutter aus, wenn diese etwas sagte. Es war schmutzig und nachlässig in Kleidung und Körperpflege und ordnete sich auch in der Schule nicht ein. Zu dieser Zeit bestanden noch eine Schlafstörung und eine Bulimie mit starker Gewichtszunahme. Nach 4 Mon. wurde beim Hawik ein IQ von 98 erreicht, der in den folgenden Jahren nur geringfügig anstieg (106). Die Auffälligkeiten im Verhalten besserten sich erst langsam in der

2. Jahreshälfte. Mit 1 J. Schulverlust (dabei auch soziale Faktoren wie Tod der Mutter und Heimunterbringung wirksam) wurde ein guter Volksschulabschluß bei angepaßtem Sozialverhalten erreicht und eine Berufsausbildung begonnen.

Restschäden: Latente Hemiparese und Mammahypoplasie li.

Diese Verläufe zeigen, daß auch langdauernde Verhaltensstörungen noch Symptome eines abklingenden DS sein können und wieder verschwinden. Fortlaufende psychometrische Untersuchungen bei dem ersten Patienten ergaben, daß sich die Intelligenzfunktionen langsamer wiederherstellten als bei den anderen, daß der Intelligenzquotient dann aber während der 9jährigen Beobachtungszeit konstant blieb. Die Persönlichkeits- und Intelligenzentwicklung wurde bei den beiden Patienten nur vorübergehend beeinträchtigt.

Das Gleichbleiben des IQ über einen mehrjährigen Zeitabschnitt besagt bei einem in der Entwicklung stehenden Menschen, daß die testmäßig erfaßbare Intelligenz sich in normalem Tempo synchron zum Altersfortschritt weiterentwickelt. Dadurch wird die durch den IQ definierte Leistungsposition innerhalb der Altersgruppe aufrechterhalten. In allen Fällen entsprachen die schulischen und beruflichen Erfolge dem günstigen Ergebnis der fortlaufenden Intelligenzmessungen. Die visuomotorische Funktion blieb am längsten gestört, war aber bei den 7 Verletzten am Ende der Beobachtungszeit intakt.

*Verläufe mit unvollständiger psychischer Restitution:* Drei Pat. der Gruppe V mit gedeckten Verletzungen (ohne Hämatom) behielten leichte bis mittelschwere psychoorganische Restsymptome. Die Leistungen besserten sich relativ langsam. Noch im 2. oder 3. Jahr nach der Verletzung kam es zu einem Anstieg des Intelligenzniveaus. Bis zum Ende der Beobachtungszeit war mit einer Ausnahme (V/10) eine Merkschwäche nachzuweisen.

*V/10:* Bei dieser Ausnahme handelt es sich um das cerebral vorgeschädigte, dabei intelligente 13jährige Mädchen, das eine fast 6wöchige traumatische Psychose gehabt hatte. Nach 6 Mon. verfügte es wieder über ein so gutes Kurzzeitgedächtnis, daß es eine Theaterrolle lernen konnte, nach 1½ J. waren die Merkleistungen gut durchschnittlich. Der IQ stieg von 107 nach 1 J. (Hawik) auf 122 (W-I-P) nach 2;1 J. und blieb dann bis 2;10 J. konstant. Gesamtleistung durchschnittlich, verlangsamtes Arbeitstempo bei hoher Genauigkeit. Visuomotorische Funktion o. B. (trotz graphomotorischer Behinderung). Benton o. B. A-Skala o. B.

Restsymptome: Antriebsschwäche und Verlangsamung. Trotzdem bei großem Fleiß guter Realschulabschluß mit 16;9 J. erreicht. Vernünftige Berufsplanung.

*V/12:* Ein 18jähriger, der ebenfalls in der Ödemphase psychotisch war (S. 79), hatte eine amnestische Aphasie, die sich bis zum Jahresende zurückbildete. Im 4. Mon. HAWIK-IQ nur 89 mit besonders schlechten sprachabhängigen Leistungen und auditiver Merkschwäche gegenüber durchschnittlichem Ergebnis im Raven-Test. Im 2. J. langsame Besserung der Intelligenzleistungen, bis 2;2 J. n. Unf. ein W-I-P-IQ von 97 erreicht wurde. Bender: visuomotorisch o. B. A-Skala o. B. K-L-T = Mengenleistung unterer Durchschnitt bei hoher Genauigkeit.

Die Restsymptome visuelle Merkschwäche und leichte Antriebsverarmung wirkten sich bei der einfachen Tätigkeit als Tankwart und später als Arbeiter bei der Stadtreinigung nicht nachteilig aus.

Bei dem letzten Patienten verlief die Rückbildung der psychischen Funktionsstörungen besonders langsam und war großen Schwankungen unterworfen.

*V/5:* Der mit 8 J. verletzte Junge war vor Unf. hypermotil und retardiert; er blieb in der 1. Kl. sitzen. Ein Krampfanfall im 1. Lebensjahr könnte Hinweis auf cerebrale Vorschädigung sein.

Einlieferung tief bewußtlos im Schock, Hemiparese li., 4 Tg. Streckspasmen. Bwl 6 Tg., Bwtr 10 Tg. Am 8. Tg. Op., bei der ein vom re. Keilbeinflügel abgesprengter Knochensplitter, der fronto-basal in das Gehirn eingedrungen war, entfernt und eine kleine Kontusionshöhle abgesaugt wurden (Prof. PENZHOLZ). Postop. Besserung der anfänglichen Bewegungsunruhe. Apathisch-amnestisches Stadium des DS mit Einnässen und Einkoten bis zum 27. Tg. PTA 3 Wo. Erste Beschäftigung mit LEGO-Steinen, aus denen primitive Gebilde hergestellt werden, in der 4. Wo. (Abb. 30).

Den Verbesserungen der testmäßig erfaßbaren Merkleistungen im 2. und 3. Mon. standen schwerwiegende mnestische Störungen im täglichen Erleben gegenüber: Der Junge vergaß auf dem Wege zu einem Ziel, wohin er gehen wollte, wußte nachmittags nicht mehr, daß er vormittags in der Krankenhausschule gewesen war und fand sich nach Umzug in ein anderes Zimmer tagelang nicht zurecht. Vom 2.—4 .Mon. ungesteuertes Sozialverhalten mit starker Unruhe, Bulimie, Irritierbarkeit, Affektlabilität und -inkontinenz. 4½ Mon. n. Unf. IQ = 83, schlechte Leistungen auch im Raven-Test. Im Unterricht wegen der hochgradigen Merk- und Konzentrationsschwäche nur sehr langsame Fortschritte, zumal das Kind nicht in der Lage war, dargebotenen Stoff zu systematisieren und Zusammenhänge zu erfassen. Erschwerend für den Neuerwerb des Schreibens und Lebens wirkte sich eine mittelgradige visuomotorische Störung aus; eine fragliche Legasthenie vor Unf. könnte dadurch potenziert worden sein. Häufige Hilflosigkeitsreaktionen bei Versagen.

Vom 6. Mon. an etwas stetiger im Arbeitsverhalten, vom 9. Mon. an leichte schulische Fortschritte, insbesondere bessere Merkfähigkeit für Wortbilder, die sich allerdings im 13. Mon. nach Lehrerwechsel erneut verschlechterte. Geringe Fortschritte im Rechnen. 1;4 J. n. Unf. wieder Leistungsrückgang. Lehrstoff der 1. Kl. muß nochmals wiederholt werden.

2;1 J. n. Unf. HAWIK-IQ 92; dieser Wert wird auch 5;1 J. n. Unf. wieder erreicht. Volksschulabschluß mit 2 J. Zeitverlust. Von 5;1—7;8 J. n. Unf. Absinken des IQ von 92 auf 70. Im sozialen Bereich gute Integration. Beginn einer Bäckerlehre mit guten praktischen Leistungen, aber Schwierigkeiten auf theoretischem Gebiet.

Restsymptome: Störungen des Gedächtnisses und der Konzentrationsleistung, deutliche visuomotorische Störung, hochgradige visuelle Merkschwäche, Mangel an Flexibilität der Denkprozesse.

Der Verlauf wird in diesem Fall durch das Zusammentreffen von prätraumatischer Minderbegabung und Legasthenie mit den posttraumatischen Störungen bestimmt. Die Testergebnisse bringen zum Ausdruck, daß der am Ende der Beobachtungszeit 16½jährige Pat. in seiner Intelligenzentwicklung nicht parallel zum Lebensalter fortgeschritten ist und die relative Position, bezogen auf die Altersnorm, nicht aufrechterhalten konnte. Nach wie vor fiel ihm die Aneignung von neuem Wissensstoff schwer, da er nicht in der Lage war, diesen in kognitive Ordnungsschemata einzugliedern. Zum schlechten IQ trug auch bei, daß sich die Fähigkeit zur differenzierten Detailwahrnehmung und die visuomotorische Funktion nicht verbessert hatten (Einstufung als mittelschweres Defektsyndrom). Die Berufsprognose ist trotz guter praktischer Eignung und ausgezeichneter sozialer Anpassung unsicher.

Die relativ günstigen Verläufe bei den verletzten Kindern und Jugendlichen, die nicht länger als eine Woche bewußtlos waren, stimmen mit den Erfahrungen von TÖNNIS, FROWEIN u. Mitarb., JACOBSON, GRÜN, LAUX und BUES sowie FROWEIN, AUF DER HAAR u. Mitarb. überein. Am schnellsten und unkompliziertesten war der der Heilungsverlauf, wenn die Bwl nicht länger als 5 Tage anhielt und Hirnstammsymptome fehlten oder nur kurzdauernd am Unfalltag auftraten. Für die pathoplastische Ausgestaltung der psychoorganischen Restsymptome waren prätraumatische Intelligenz- und Charakterauffälligkeiten mitbestimmend.

## C. Gruppe VI: (Bwl über 1 Woche). Gedeckte Verletzungen

Elf Pat. mit gedeckten Verletzungen hatten ein protrahiertes Koma von wenigstens 8, längstens 40 Tagen, an das sich in 7 Fällen ein Coma vigile im Rahmen eines apallischen Syndroms anschloß. Über ein Kind mit epiduralem Hämatom bei geringer primärer Hirnbeteiligung und schwerem sekundären Hirnstammsyndrom mit Übergang in ein chronisch-apallisches Syndrom (VI/7) wurde schon berichtet (S. 75).

Die übrigen 10 Pat. mit gedeckten Verletzungen hatten schwere primär-traumatische Substanzschäden mit ausgeprägtem Hirnödem, das zur Massenverschiebung und zu Einklemmungserscheinungen führte. Infolgedessen traten bei allen Patienten sekundäre Mittelhirnsymptome von unterschiedlicher Schwere und Dauer, bei einigen auch bulbäre Symptome auf. Sechs Kinder mußten operiert werden: in einem Fall Entfernung eines epiduralen und intracerebralen Hämatoms (VI/12), in einem anderen Hebung eines Knochenimprimats (VI/6), ferner Ausräumung intracerebraler Hämatome (VI/3, 9) oder occipitale Entlastung bei bedrohlichen Einklemmungserscheinungen (VI/4, 9, 10). Bioptisch wurden teils oberflächliche Rindenprellungsherde im Groß- und Kleinhirn (VI/6, 9), teils ausgedehnte, ins Mark hineinreichende, mit Blut und Detritus gefüllte Kontusionshöhlen (VI/3, 9, 12) und stets ein Hirnödem gefunden. Sowohl die primären als auch die sekundär-traumatischen Schäden waren bei den Patienten der Gr. VI mit langdauerndem Koma schwerer als bei denen aller anderen Gruppen.

## Akutes Stadium/Remissionsstadium

Die kontusionsbedingten Herdsymptome traten zunächst hinter den Störungen lebenswichtiger vegetativer Funktionen und den ödembedingten Sekundärsymptomen zurück. Das posttraumatische Hirnödem kann sich bei Kindern sehr rasch entwickeln. Bei einem 5jährigen Knaben (VI/4), der tief bewußtlos eingeliefert wurde und kein Hämatom hatte, setzten 1 Std nach der Gewalteinwirkung Streckkämpfe ein; nach 1½ Std war bereits eine Stauungspapille von 1 Dioptrie mit retinalen Blutungen nachweisbar.

In allen Fällen bestanden *schwere vegetative Dysregulationen:* Acht Kinder hatten einen Kreislaufschock und 9 Kinder Störungen der Atmung, die sich vorwiegend als stark unregelmäßige oder als periodische Atmung [59] manifestieren.

Bei 3 Kindern, die später apallische Zustände hatten (wie auch bei dem Kind mit apallischem Syndrom bei offener Verletzung), kam es ein- oder zweimal zu einem plötzlichen Atemstillstand, der nur durch rasches Eingreifen behoben werden konnte. An weiteren vegetativen Symptomen wurden in der akuten Phase Erbrechen, Hyperthermie, Puls- und Blutdruckschwankungen und in der Remissionsphase Hyperidrosis, langdauernde Kreislauflabilität und Störung des Schlaf-Wach-Rhythmus beobachtet.

### α) Neurologische Symptome

In der Initialsymptomatik spielten *Mittelhirnsymptome* die vorherrschende Rolle: sämtliche später apallischen Kinder und 2 der 4 nicht apallischen Kinder zeigten eine Vermehrung des Muskeltonus und Streckspasmen, die spontan auftraten oder durch Hautreize ausgelöst oder verstärkt wurden. Die Streckspasmen blieben nur bei einem Patienten auf den Unfalltag beschränkt, bei den anderen hielten sie längere Zeit an, längstens 30 Tage (Abb. 15).

Ferner hatten alle Kinder Störungen der Pupillenmotorik (Anisokorie, eingeschränkte oder aufgehobene Lichtreaktion), einige auch Störungen der Optomotorik (Schielstellung, horizontale Deviation der Bulbi).

Art und Dauer der *übrigen neurologischen Symptome,* die sich erst nach Sistieren der Streckspasmen genauer erfassen lassen, sind aus der *Übersichtstabelle 10* zu ersehen. In allen Fällen blieben neurologische Restschäden bestehen. Diese waren bei 3 Kindern mit anfangs deutlichen Hemiparesen geringfügig, während 2 andere Hemiplegien behielten. Die Tetraparesen bildeten sich langsamer und unvollkommener zurück als die Hemiparesen. Zwei Kinder wurden nach 4—6 Monaten wieder leidlich gehfähig. Bei 2 anderen besserte sich die Lähmung auf der einen Seite, während die andere hemiplegisch blieb; es dauerte etwa 1 Jahr, bis eine beschränkte Gehfähigkeit erreicht wurde.

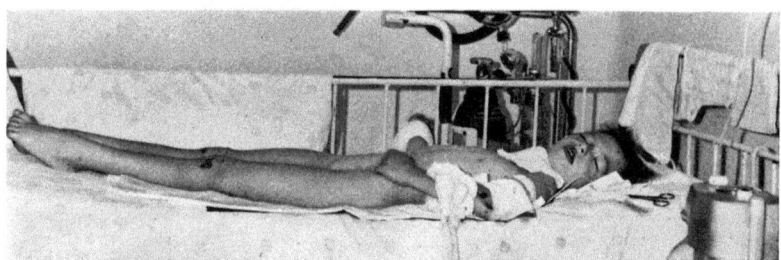

Abb. 15 (VI/8). Akutes Mittelhirnsyndrom bei 6jährigem Mädchen 5 Tg. nach gedecktem Hirntrauma. Streckstellung der Beine. Nach anfänglicher Streckhaltung und Innenrotation jetzt Beugestellung der Arme. Einschießende Beuge-Streck-Synergismen

Tabelle 10. Art und Dauer der neurologischen Initialsymptome, isoliert oder kombiniert mit anderen Symptomen, bei 11 Pat. der Gruppe VI mit gedeckten Verletzungen

| | Anzahl der Patienten | 1. Wo. in Tg. | | | 1. Mon = 2.—4. Wo. | 2.—3. Mon. | 4.—6. Mon. | 7.—12. Mon. | über 1 J. |
|---|---|---|---|---|---|---|---|---|---|
| | | U | 1.—4. | 5.—7. | | | | | |
| Pyramidenzeichen ohne Paresen | 3 | 2 | 1 | | | | | | |
| Koordinationsstörungen mit und ohne Nystagmus | 5 | | | | | | | | 5 |
| Hemiparesen/Hemiplegien | 5 | | | | | | | | 5 |
| Tetraparesen | 6 | | | | | | | | 6 |
| Hirnstammsymptome: Streckspasmen | 9 | 1 | 2 | 1 | 4 | 1 | | | |
| Verzögerte oder aufgehobene Lichtreaktion | 11 | 1 | 3 | 3 | 2 | | | | 2 |
| Anisokorie | 8 | 3 | | 2 | 2 | | | | 1 |
| Deviation der Bulbi | 5 | 4 | | 1 | | | | | |
| Hirnnervensymptome | 4 | | | | | | | | 4 |
| Stauungspapille | 2 | | | | | 2 | | | |
| Aphasie | 6 | | | | | | | 1 | 5 |
| Initialkrämpfe | 9 | 3 | 1 | | 2 | | | | 3 |
| Primitivreflexe | 7 | | | | | 2 | | 1 | 4 |
| Apallische Syndrome (Vollstadium nach Bwl) | 7 | | | | 3 | 3 | | | 1 |

U = Unfalltag

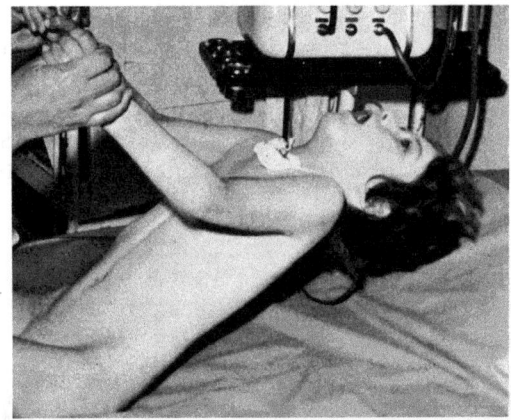

a

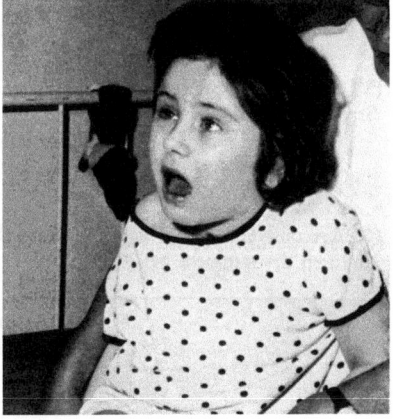

b                                                                                    c

Abb. 16 a—c. Fall VI/6: Schwere Rigido-Spastizität mit Amimie bei einem 5jährigen Mädchen nach Bwl von 40 Tg. und langdauerndem apallischem Syndrom. a und b 5 Mon. n. Unf. c 1 J. n. Unf. hat sich der Zustand nur soweit gebessert, daß das tetraparetische Kind mit Unterstützung sitzen kann

Am ungünstigsten war der Verlauf bei 2 Kindern mit schwerer Rigido-Spastizität bei apallischem Syndrom, die während der Beobachtungszeit von 2¹/₂—3 Jahren gehunfähig blieben. Sie waren auch beim Hantieren behindert, dysarthrisch und zeigten eine mimische Starre mit Salbenglanz und Hypersalivation (Abb. 16). Mehr oder weniger ausgeprägte Parkinson-Symptome, die keine Progredienz, aber auch keine wesentliche Besserung erkennen ließen, wurden auch von GERSTENBRAND bei apallischem Syndrom beschrieben. Eine vorübergehende mimische Starre in Verbindung mit Hypersalivation, Tremor und monotoner Sprache kam bei einem nicht apallischen Knaben zur Beobachtung; in diesem Falle verschwanden die Symptome nach einiger Zeit völlig (Abb. 17).

Pathogenetisch sind die leichten reversiblen und die stärker ausgeprägten irreversiblen Parkinson-Symptome auf sekundär-traumatische Veränderungen der Substantia nigra zurückzuführen [101, 102, 102 a, 134].

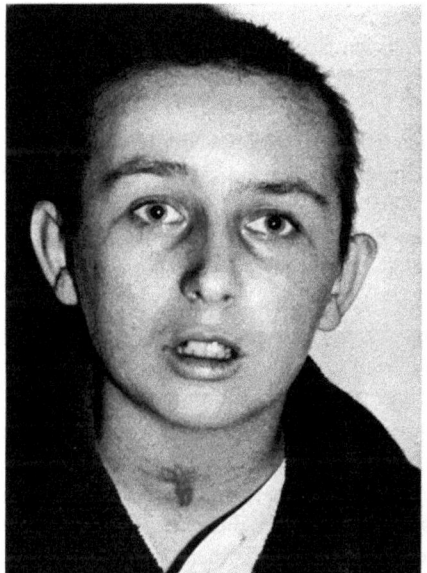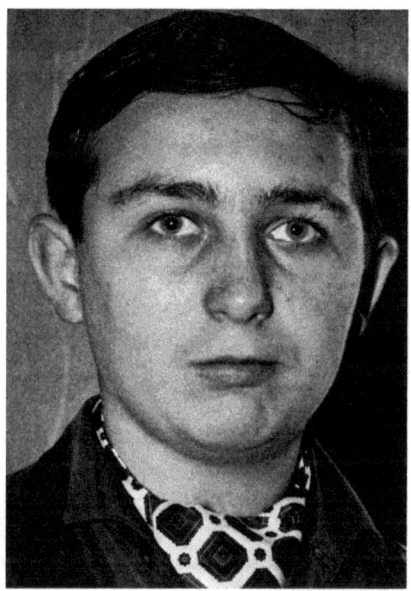

a                                                                        b

Abb. 17 a und b. Fall VI/12: a Starrer Gesichtsausdruck und Hypersalivation bei einem 13jäh-
rigen Jungen 2 Mon. nach schwerer Kontusion mit epi- und subduralem Hämatom und passa-
gerem Kompressionssyndrom. b Wieder normale Mimik 14 Mon. nach dem Trauma

Generalisierte, oft einseitig betonte *Krampfanfälle*, die manchmal erst nach längerer Zeit sistierten, wurden in der akuten Phase bei 9 Kindern beobachtet.

*Aphasien* waren häufiger und schwerer als bei den anderen Gruppen. Sie zeigten
aber auch bei den Patienten der Gr. VI eine Besserungstendenz, sofern nicht gleichzeitig eine schwere traumatische Demenz bestand (s. Aphasie-Kapitel, S. 120 ff.).

### β) Psychische Funktionsstörung bei Verletzten ohne apallisches Syndrom

Die psychischen Symptome waren bei den 4 nicht apallischen Patienten der Gr. VI
(Unfallalter 5, 11, 13 und 15 Jahre) schwerer als bei denen der Gr. V, bildeten sich
aber in gleicher Folge, wenn auch langsamer zurück. Nur bei einem 15jährigen Patienten (VI/13) glich sich die psychische Funktionsstörung innerhalb von 2 Jahren allmählich aus. Bei den übrigen blieben psychische Restschäden zurück (s. Übersichtstabellen 11
und 12 S. 110 und 112).

*Bewußtlosigkeit (Bwl):* Der 15jährige mit dem günstigen Verlauf war von allen
Patienten der Gr. VI am kürzesten bewußtlos; er steht mit einer posttraumatischen
Bwl von 8 Tagen auf der Grenze zur Gr. V. Er hatte keinen Schock, atmete spontan
und zeigte von Anfang an eine gute Reaktionslage. In den anderen Fällen zeigten sowohl die längere Dauer des Komas von 14, 17 und 35 Tagen als auch die Tiefe des
Komas, die sich nach dem Schema von Jouvet [244] durch die Reaktion auf Sinnesreize bestimmen läßt, den stärkeren Grad der cerebralen Desintegration an: nicht nur
die Reaktion auf akustische Reize, sondern auch die Schmerzreaktion war in den
ersten Tagen aufgehoben, die Spontanmotorik war gering oder ganz geschwunden; in
einem Falle waren vorübergehend die Cornealreflexe erloschen.

Die Bwl setzte unmittelbar nach der Gewalteinwirkung ein; bei einem 13jährigen Patienten (VI/12), der über einem ausgedehnten Kontusionsherd ein sub- und epidurales Hämatom hatte, trat eine sekundäre Vertiefung des Komas ein, die sich postoperativ besserte.

*Bewußtseinstrübung (Bwtr):* Während der Bwtr entwickelte sich bei den 4 Verletzten eine zunehmende motorische Unruhe, teils im Wechsel mit Somnolenz. Produktivpsychotische Bilder wie bei den leichteren Verläufen der Gr. V boten diese Kranken nicht. Zwei Pat. machten in der abklingenden Bwtr eine Schreiphase durch.

*Durchgangssyndrom (DS):* Nach Schwinden der Bewußtseinsstörung trat bei 3 Kindern rasch eine Beruhigung ein; sie zeigten im beginnenden DS eine Verminderung des motorischen und sprachlichen Antriebs. Nur der operierte 13jährige (VI/12), der sich am langsamsten erholte, behielt monatelang eine dranghafte Unruhe, verbunden mit Eßgier, starkem Redebedürfnis und allgemeiner psychischer Enthemmung.

Im *amnestischen Stadium des DS* (schweres + mittelschweres DS) waren Aufmerksamkeit, Konzentration, psychisches Tempo und mnestische Leistungen hochgradig beeinträchtigt. Es dauerte 2—4 Monate, bis die Patienten wieder leidlich orientiert waren. Außerdem bestanden Regressionssymptome wie Enuresis, Enkopresis und kleinkindhafte Spiel- und Verhaltensweisen. Nach 5—8 Wochen gelang die Sauberkeitsgewöhnung.

Während des *leichten DS* hatten 2 Pat. (VI/11, 13) einen ausgesprochenen Antriebsmangel, während die beiden anderen (VI/5, 12) einen zunehmenden Antriebsüberschuß mit Unruhe und ungesteuerter Aktivität zeigten. Das hyperkinetische Syndrom mit Umtriebigkeit und unberechenbaren Einfällen, die sofort in die Tat umgesetzt wurden, besserte sich nur langsam im Laufe der folgenden Jahre.

*Remissionsstadium:* Bis die Interessen, Beschäftigungen und Reaktionsweisen wieder dem Lebensalter angepaßt waren, vergingen viele Monate. Die psychiatrische Beobachtung, ergänzt durch fortlaufende psychometrische Untersuchungen, führte zu dem Ergebnis, daß bei 3 Verletzten im 2. Jahr nach d. Unf., bei einem (VI/12) im 4. Jahr entweder das frühere intellektuelle Leistungsniveau wiederhergestellt oder eine entscheidende Besserung erzielt wurde, nach der später kein erheblicher Anstieg mehr erfolgte. Am längsten blieben stets die visuomotorischen Leistungen beeinträchtigt. Die mnestischen Störungen besserten sich in verschiedenem Tempo.

*VI/13:* Der 15jährige, der sich psychisch wieder normalisierte, zeigte nach 3 Mon. bereits eine gut durchschnittliche auditive, nach 4 Mon. eine überdurchschnittliche visuelle Merkfähigkeit.

Hawik-IQ am 38. Tg. = 87 (96/80), Raven nach 8 Mon. unter Durchschnitt; zu dieser Zeit noch deutliche visuomotorische Störung. Nach 1;4 J. im Raven „obere Normgrenze". 7;5 J. n. Unf. W-I-P-IQ = 90: durchschnittliche Leistungen im allgemeinen Wissen und im Finden von Oberbegriffen; schlechter Gesamtwert ist auf schwache Leistungen im Mosaiktest und beim Bilderergänzen zurückzuführen (Fehlen differenzierter Detailwahrnehmung, flüchtige Arbeitshaltung).

Bei diesem Jugendlichen bestand ein so ausgesprochener Antriebsmangel, daß er bis zum 2. J. n. Unf. zu keiner Tätigkeit zu bewegen war. Dann entschloß er sich plötzlich zu einer Berufsausbildung (Einzelhandelskaufmann), schloß diese erfolgreich ab und war später anhaltend beruflich tätig.

Neurologisch: Latente Hemiparese li.

Bei einem 5jährigen Knaben und einem 11jährigen Mädchen, die beide prätraumatisch retardiert waren, kam es im 2. Jahr nach Unfall zu einer deutlichen Besserung der auditiven und visuellen Merkleistungen, die aber noch jahrelang labil und bis zum Ende der Beobachtungszeit herabgesetzt blieben.

*VI/11:* Das Mädchen erreichte 1;1 J. n. Unf. einen IQ von 88, der 5;9 J. n. Unf. unverändert war. Hier standen neben dem Intelligenzmangel Antriebsschwäche und Verlangsamung in den Denkabläufen und Handlungsentwürfen sowie in der Motorik, die durch geringe neurologische Residuen beeinträchtigt war, ganz im Vordergrund. Nach dem Hilfsschulabschluß dadurch anhaltende berufliche Schwierigkeiten.

*VI/5:* Der Knabe erzielte nach 10 Mon. einen HAWIK-IQ von 91 (99/85), nach 11;6 J. einen W-I-P-IQ von 97. Etwa vom 5. Mon. an entwickelte sich bei ihm eine starke motorische Unruhe mit ungesteuerter Aktivität, die durch eine bleibende li.-seitige Hemiplegie nicht eingeschränkt wurde. Erst um die Pubertätszeit besserten sich Umtriebigkeit und Bewegungsunruhe. Jedoch blieb der Pat. im Verhalten durch Mangel an Hemmungen und durch unüberlegtes Handeln auffällig. Alter bei letzter Untersuchung 17 J.

Am langsamsten erholte sich der 13jährige wegen eines Hämatoms operierte Knabe, der von Anfang an durch dranghafte motorische Unruhe aufgefallen war. Er benötigte 3 Jahre, bis das Kurzzeitgedächtnis leidlich gebessert war und fast 4 Jahre, bis er ein etwa gleichbleibendes intellektuelles Niveau erreicht hatte.

*VI/12:* Im beginnenden DS war der Pat. nicht im Bett zu halten und sprang in einem unbewachten Augenblick aus dem zu ebener Erde gelegenen Fenster der Neurochirurgischen Abteilung. Seine Eßgier war nicht zu bremsen, seine Freuden- und Zornausbrüche waren überschießend. Entweder fiel er der nächstbesten Person um den Hals oder er schlug um sich und schimpfte in den unflätigsten Ausdrücken. Erst nach 6 Mon. begannen sich Reizoffenheit und psychomotorische Unruhe etwas zu bessern.

Nach 2 Mon. war der Pat. leidlich orientiert, konnte sich aber 5 min nach dem Besuch der Eltern nicht mehr daran erinnern. Nach 3 Mon. vermochte er sich für einige Stunden etwas einzuprägen und den Tageslauf annähernd zu übersehen. Im 5. Mon. merkte er sich erstmals Namen und Funktionen der für ihn relevanten Personen, z. B. den Namen des bevorzugten Spielkameraden und des Arztes, der den Urlaub zu bewilligen hatte. Nach 6 Mon. begann sich die mnestische Speicherungskapazität deutlich zu verbessern, blieb aber bis zum Ende des 3. J. noch stark beeinträchtigt. 6;5 und 7;9 J. n. Unf. lagen die auditiven und visuellen Merkleistungen an der unteren Normgrenze. Letzter W-I-P-IQ = 95. Gut restituierte amnestische Aphasie.

Neurologisch: Passagere Amimie mit Hypersalivation. Residualsymptome: Opticusatrophie li., latente linksseit. Parese. Nach 5 Mon. Beginn einer Spätepilepsie mit seltenen generalisierten Anfällen.

Erhebliche organische Persönlichkeitsveränderung, die zu einzelnen kriminellen Handlungen führte.

Emotionale Labilität, Störung des Antriebs und unangepaßtes Sozialverhalten überdauerten die Restitution der intellektuellen Leistungsfähigkeit. Daß bei den 3 zuletzt geschilderten Jugendlichen bis zum Ende der Beobachtungszeit noch keine berufliche Eingliederung erfolgt war, hing weniger mit intellektuellen Reststörungen als mit der posttraumatischen Wesensveränderung zusammen. Dabei wirkten auch ungünstige Umweltfaktoren, wie mangelhafte Führung durch die Eltern und jahrelange Heimunterbringung mit.

### γ) Psychische Funktionsstörung bei Verletzten mit apallischem Syndrom

Bei 7 Kindern mit gedeckten Verletzungen (Lebensalter 5—9 Jahre) entwickelte sich nach langdauerndem Koma ein apallisches Syndrom. Daß dieses auch nach einer ausgedehnten offenen Hirnverletzung vorkommen kann, wurde bereits erwähnt (VI/2, S. 70). Die akute Symptomatik entspricht im wesentlichen derjenigen, die GERSTENBRAND bei erwachsenen Verletzten beschrieben hat. Bei keinem unserer Patienten kam es zu einer vollständigen psychischen Restitution; in 2 Fällen blieben mittelschwere, in 5 Fällen schwere Defektzustände bestehen.

### Bewußtlosigkeit (Koma)

In allen Fällen bestand bei der Einlieferung ein tiefes Koma mit Aufhebung der Reaktion auf akustische Reize, der Schmerzreaktion und der Spontanmotorik. Die Bwl dauerte wenigstens 13 Tage, längstens 40 Tage, und ging mit Vermehrung des Muskeltonus, mit Streckspasmen und mit schweren vegetativen Störungen, insbesondere von Atmung und Kreislauf, einher (Coma carus bzw. akutes Mittelhirnsyndrom nach GERSTENBRAND). Die Reflexe waren gesteigert, infolge der hochgradigen Tonusvermehrung oft aber schwer auslösbar. Während sich zu Beginn alle Extremitäten im Strecktonus befanden, setzte später eine Beugehaltung der Arme ein. Mit der Rückbildung der Mittelhirnsymptomatik traten die neurologischen Herdsymptome allmählich deutlicher hervor.

Nach Sistieren der spontanen Streckkrämpfe blieben die Kinder zwar noch bewußtlos, zeigten aber eine bessere Reaktionslage: Schmerzreize wurden mit vermehrter Strecktendenz oder mit Massenbewegungen, gelegentlich mit einem kurzen Zittern des ganzen Körpers, beantwortet. Auf intensive Schmerzreize erfolgte mitunter eine vegetative Reaktion mit Beschleunigung von Atmung und Pulsfrequenz, Gesichtsrötung und Schweißausbruch. Optische und akustische Reize riefen noch keine Reaktion hervor. Mitunter wurden Gähnen und beim Absaugen ein Hustenreflex beobachtet. Gelegentlich wurden schon die Augen geöffnet.

### Vollstadium des apallischen Syndroms

Das anfangs tiefe, im Übergangsstadium sich allmählich etwas aufhellende Koma ging bei diesen Patienten in ein Coma vigile über: sie lagen längere Zeit mit offenen Augen im Bett, ohne zu fixieren und ohne eine Reaktion auf die Vorgänge in der Umgebung zu zeigen (Abb. 18 a); der Drohreflex fehlte. Die Wachzeiten wechselten mit Schlafzeiten, die zunächst belastungszeitlich, später mehr und mehr ortszeitlich gesteuert waren.

Emotionale Reaktionen waren im Vollstadium des apallischen Syndroms nicht festzustellen, jedoch erfolgte gelegentlich als Reaktion auf Schmerzreize ein Verziehen des Gesichtes zu einer weinerlichen Grimasse. Auch wurden mitunter kurze Schreilaute ausgestoßen; anhaltendes Schreien wurde erst im beginnenden Remissionsstadium beobachtet.

Nach Rückbildung der Mittelhirnsymptome stellte sich eine Beugehaltung aller Extremitäten mit oft extremer Plantarflexion der Füße ein (Abb. 18 b). Bei dem Versuch der passiven Streckung schnellte das Glied wieder in die Beugehaltung zurück, oder es kam zu einer verstärkten Beugesynergie aller Extremitäten. Schmerzreize wurden mit verstärkten Beugesynergismen und erst später mit Abwehrbewegungen oder mit Wegwenden beantwortet. Haltungs- und Stellreflexe, insbesondere der asymmetrische und der symmetrische tonische Nackenreflex, waren bei den Kindern während des Vollstadiums, mitunter auch noch längere Zeit im Remissionsstadium nachweisbar (Abb. 22).

Im Vordergrund standen die „motorischen Schablonen des Oralsinns" (WIESER). Als erste spontane motorische Aktionen stellten wir bei einigen Kindern in Übereinstimmung mit POECK und HUBACH [193] und mit GERSTENBRAND rhythmische Öff-

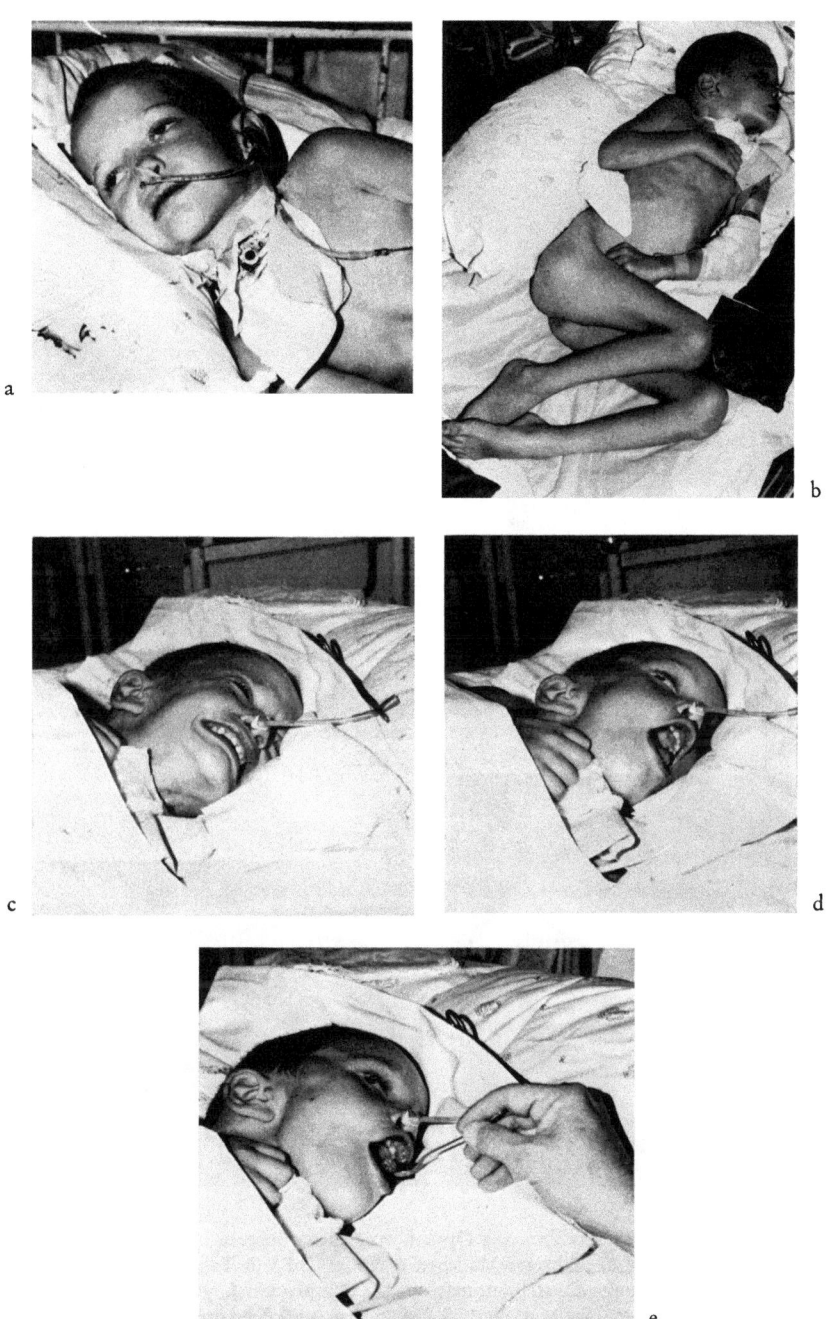

Abb. 18 a—e. Fall VI/4: Vollstadium des apallischen Syndroms 41 Tg. n. Unf. a Leerer Gesichtsausdruck bei Coma vigile, Divergenzstellung der Bubli. b Beugehaltung der Arme und Beugestellung der Beine mit Plantarflexion der Füße. c/d Orale Primitivschablonen: rhythmisches Öffnen und Schließen des Mundes, Trismus. e Ausnutzung der oralen Schablonen (Mundöffnen, Saug- und Kaubewegungen, Schluckreflex) für die beginnende Fütterung

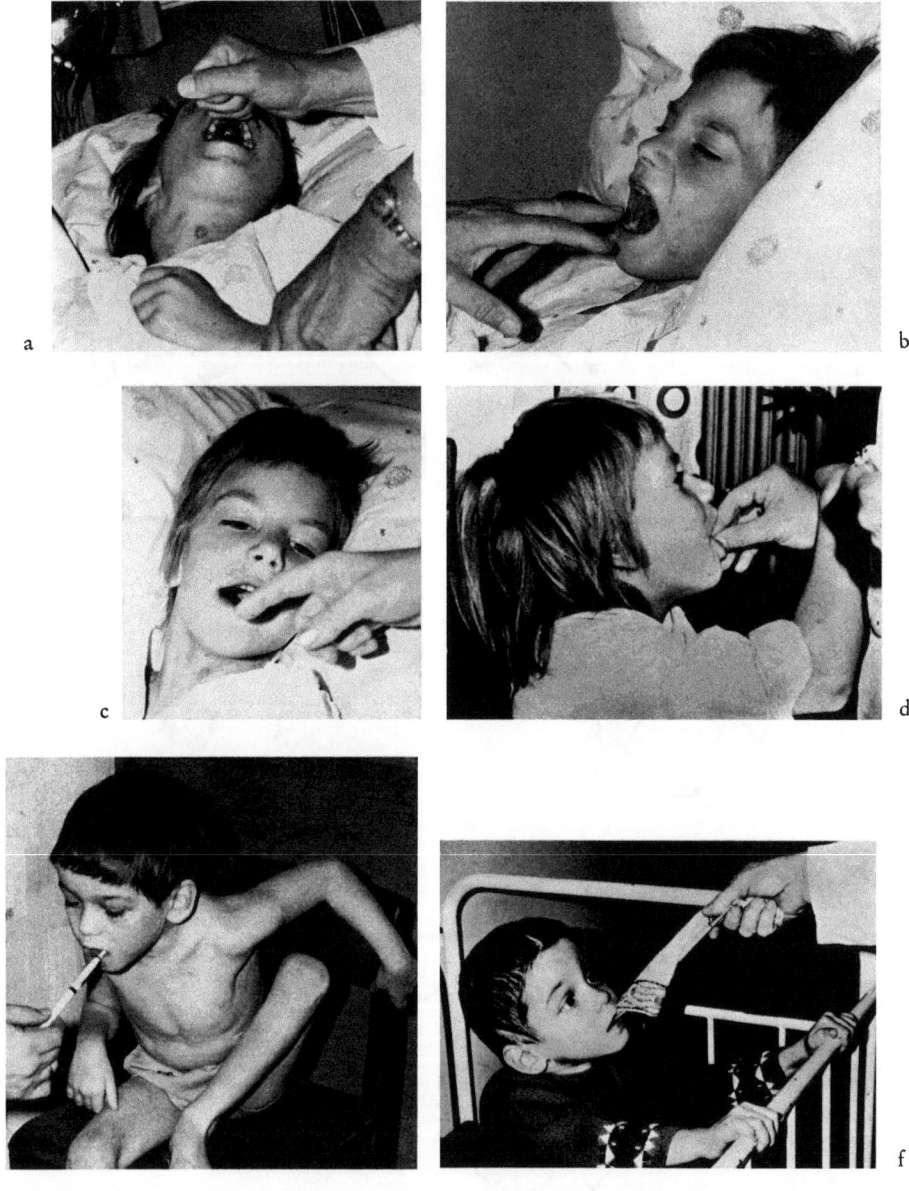

Abb. 19 a—f. Orale Primitivschablonen. a Optisch ausgelöstes Sperren bei Annäherung der zur Faust geballten Hand (VI/8, 6jähriges Mädchen 6 Wo. n. Unf.). b Taktil ausgelöstes Sperren (VI/8, 7 Wo. n. Unf.). c Oraler Einstellautomatismus mit Kopf- und Augenwendung und Öffnen des Mundes (VI/8, 7 Wo. n. Unf.). d Nach 8 Wo. Sperr- und Schnappbewegungen nur noch gelegentlich und mit Auswahl (hier bei Vorhalten eines Bonbons), aber so überschießend, daß auch die Finger des Untersuchers mit den Lippen ergriffen werden (VI/8). e Magnetphänomen: Das Kind (VI/3 6 Mon. n. Unf.) versucht den Stift mit dem Mund zu ergreifen und folgt ihm mit Kopf und Oberkörper. f Bulldoggreflex (VI/3 6 Mon. n. Unf.). Die oralen Schablonen sind hier im Remissionsstadium dargestellt, waren aber bereits im Vollstadium des apallischen Syndroms nachweisbar

nungs- und Schließbewegungen des Mundes und manchmal auch einen ausgeprägten Trismus fest (Abb. 18 c—e). Im weiteren Verlauf traten noch andere orale Schablonen auf, das Mundphänomen als nociceptiver Reflex und die der Nahrungsaufnahme dienenden Bewegungsabläufe: das Ansaugen, das taktil und optisch ausgelöste Sperren sowie das orale Greifen und Festhalten eines Gegenstandes (Bulldoggphänomen). Mitunter wurde auch der ganze orale Einstellmechanismus (GAMPER) mit Kopf- und Augenwendung und der Tendenz, den bewegten Gegenstand mit dem geöffneten Mund zu ergreifen (Abb. 19) beobachtet. Das bei Berührung der Lippen und der Zunge einsetzende Lecksaugen und die ebenfalls dadurch ausgelösten Kau- und Schluckbewegungen können für die ersten Fütterungsversuche ausgenützt werden. Ein rhythmisches Kopfpendeln, das nach WIESER [264] der Suchautomatie zuzurechnen ist, wurde nur bei einem besonders ungünstigen Verlauf (VI/7, S. 74, Abb. 13), bei dem in 3 Jahren kaum eine Remission zu erkennen war, beobachtet. Die oralen Automatismen scheinen bei Kindern länger anzuhalten als bei Erwachsenen. Sperren und Schnappbewegungen lassen sich oft noch lange Zeit nach Abklingen des apallischen Syndroms nachweisen (Abb. 19 a—f).

Während des apallischen Syndroms ließen sich zunächst der tonische, etwas später der phasische Greifreflex mit Nachgreifen auslösen. Auch diese verschwanden erst im Remissionsstadium, wenn ein anfangs unsicheres, später zielgerichtetes Greifen erfolgte.

Das Vollstadium des apallischen Syndroms war bei 3 Pat. (VI/8, 9, 10) verhältnismäßig kurzdauernd (5—11 Tage); die Remission (nach Bwl + apall. S.) setzte bei diesen zwischen dem 19. und 25. Tag ein. Bei den übrigen Pat. (VI/3, 4, 6, 7) dauerte das Vollstadium 16—50 Tage; infolgedessen begann auch das Remissionsstadium wesentlich später, nämlich im 2.—4. Monat nach dem Trauma. In einen Falle (VI/7) war überhaupt keine merkliche Remission zu erkennen (s. S. 75).

*Remission des apallischen Syndroms*

Übereinstimmend mit den Erfahrungen von GERSTENBRAND bei erwachsenen Verletzten erfolgte auch bei den Kindern eine *„gestufte Reintegration"* des Bewußtseins, der *Affektivität* und der *Motorik*.

*Bewußtsein:* Der Übergang vom Coma vigile zum klaren Bewußtseinszustand vollzog sich langsam. Zunächst wurde gelegentlich, später konstant optisch fixiert und ein bewegter Gegenstand mit den Augen verfolgt. Allmählich begannen die Kinder, Einzelheiten ihrer Umgebung wahrzunehmen und einige Personen grob zu unterscheiden. Die erste Zuwendung galt der Schwester, die das Kind täglich betreute. Sie wurde nach einiger Zeit wiedererkannt und vor anderen Personen bevorzugt. Etwas später wurde ihr Kommen zum Füttern und zu Hilfeleistungen erwartet. Allmählich wurden auch andere Personen der neuen Umgebung in den Gesichtskreis aufgenommen und unterschieden. Dazu gehörten die Krankengymnastin, der Arzt, die Kinder, die den Krankenraum teilten, und andere Personen der täglichen Umgebung. Die Angehörigen dagegen, die nur vorübergehend zu Besuch kamen, wurden wesentlich später erkannt und begrüßt, frühestens nach 2—3 Monaten. Neben der optischen Zuwendung besserte sich auch die akustische Aufmerksamkeit im Laufe der Zeit. Die kleinen Patienten reagierten unterschiedlich auf freundlichen oder scheltenden Tonfall; fröh-

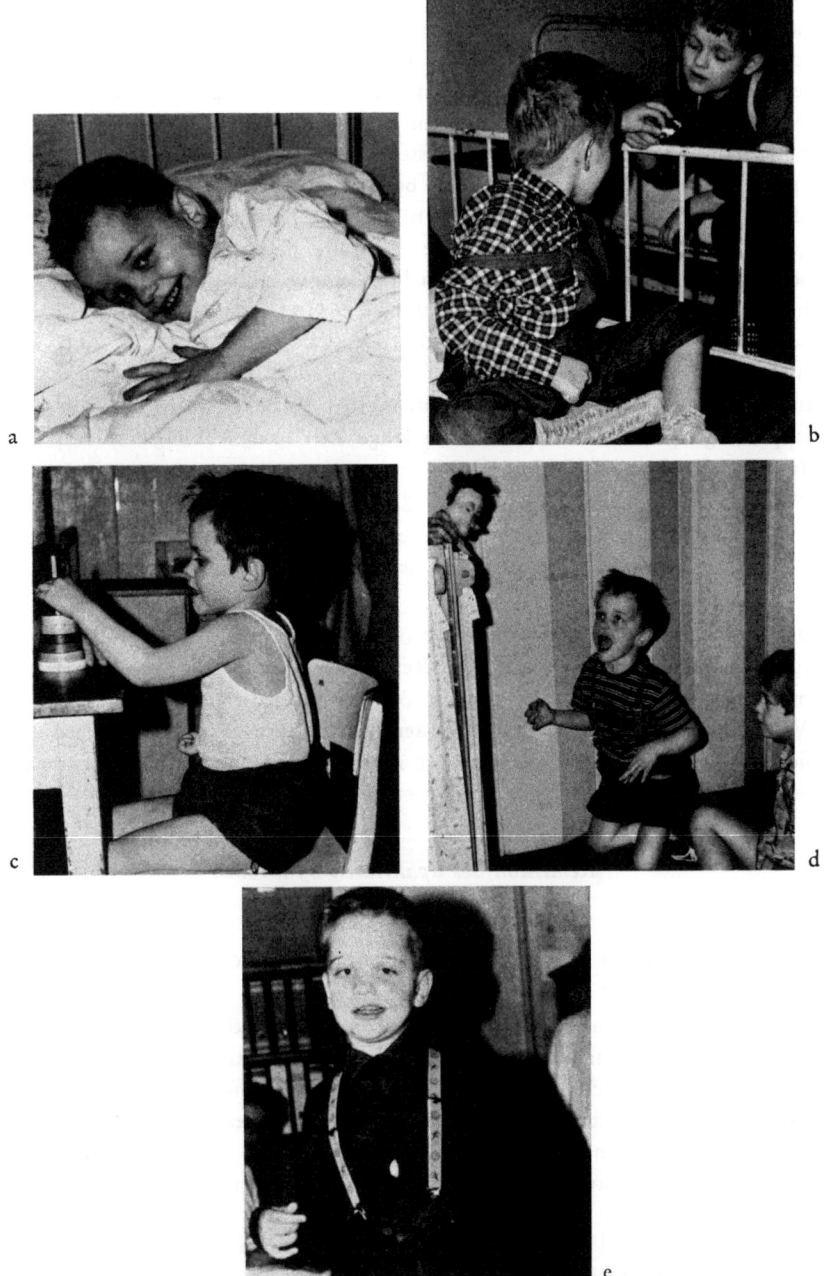

Abb. 20 a—e. Fall VI/4: Psychische Reintegration bei 5jährigem Knaben nach gedecktem Trauma mit 33tägigem Koma und 21tägigem apallischem Syndrom. a Erstes Lächeln nach 5 Mon. b Kontaktaufnahme mit anderen Kindern nach 7 Mon. c Beginnende systematische Beschäftigung mit Kleinkinderspielzeug nach 11 Mon. d Sprachverständnis soweit gebessert, daß ein Kasperle-Spiel erfaßt wird (1;2 J. n. Unf.). e Nach 3 J. Abbausyndrom mit motorischer Aphasie, dabei leidliche praktische Fähigkeiten

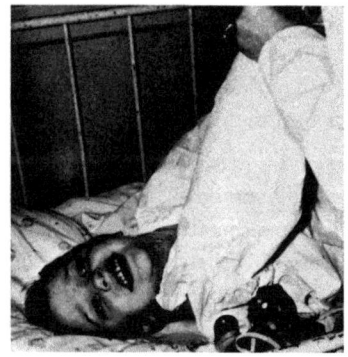

a

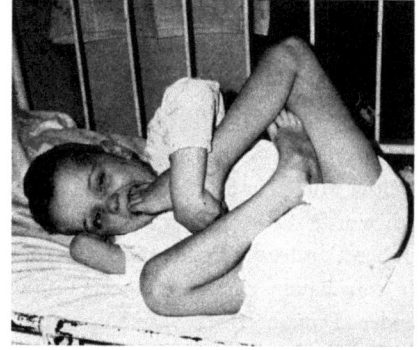

b

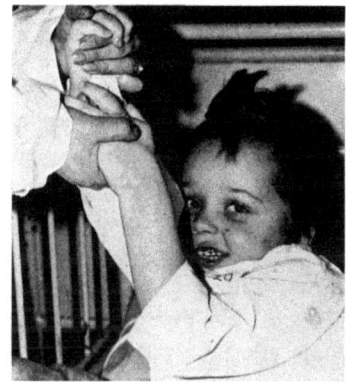

c

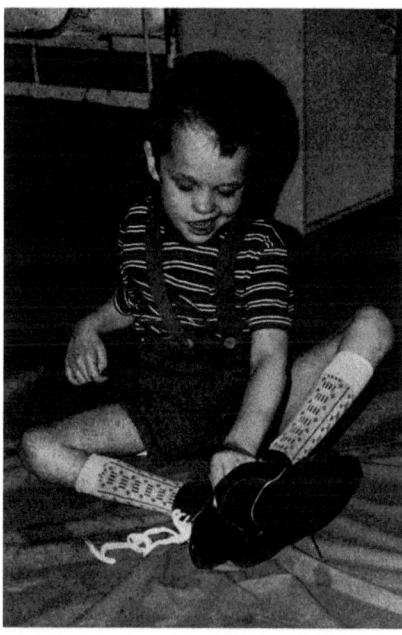

d

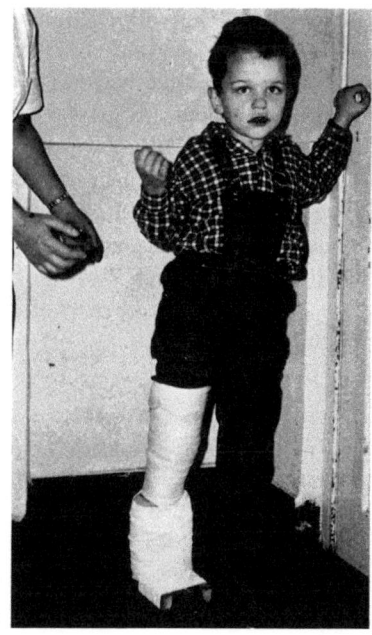

e

Abb. 21 a—e. Wiedererwerb der motorischen Funktionen bei 5jährigem Knaben (VI/4 s. Abb. 18 und 20) mit Resthemiplegie re. nach langdauerndem apallischem Syndrom. Die einzelnen Phasen erinnern an die motorische Entwicklung des Säuglings. a Zurückfallen des Kopfes beim Hochziehen nach 4 Mon. b Säuglingsmotorik mit Vorherrschen des Beugetonus; dabei werden die Zehen in den Mund gesteckt (Klüver-Bucy-Phase) nach 6 Mon. c Hochziehen zum Sitzen gelingt nach 6 Mon. d Freies Sitzen und Hantieren mit der nichtgelähmten Hand nach 10 Mon. e Beschränkte Gehfähigkeit mit angewickelter Schiene nach 1;2 J.

liche Musik hatte offensichtlich eine angenehme Wirkung und verbesserte die Mitarbeit bei den meist als lästig empfundenen krankengymnastischen Übungen. Das
Sprachverständnis setzte bei den nicht aphasischen Kindern etwa nach einem Monat,
das zunächst meist aphonische Sprechen frühestens im Laufe des 2. Monats ein.

*Affektivität:* Die ersten affektiven Reaktionen in der Remissionsphase waren
weinerliche Mimik und Abwehr lästiger Pflegemaßnahmen durch lautes Schreien. Allmählich wurde die Mimik differenzierter und zeigte manchmal einen unmutigen oder
ängstlichen Ausdruck. Etwas später wurde „das erste Lächeln" beobachtet (Abb. 20).
Damit war häufig eine positive Zuwendung zu der bevorzugten Betreuungsperson
verbunden. Danach erfolgte die Kontaktaufnahme zu gleichaltrigen Mitpatienten und
zu anderen Personen der täglichen Umgebung. Adäquate emotionale Reaktionen beim
Besuch der Angehörigen erfolgten erst später, nachdem diese identifiziert werden
konnten. Dann kam es zu Freudenäußerungen bei ihrer Ankunft und zum Weinen
beim Abschied. Nachdem eine Gewöhnung an den Tageslauf eingetreten war, reagierten die kleinen Patienten häufig sehr ängstlich auf neue und ungewohnte Situationen.
Im weiteren Verlauf stellten sich primitive Trotz- und Abwehrreaktionen ein mit
Geschrei, Hinwerfen und Zuschlagen, wenn jemand ans Bett trat. In provokativer
Weise wurde auch die Zunge herausgestreckt oder der Vogel gezeigt, mitunter in
Nachahmung anderer Kinder. Das kleinkindhaft-aggressive Verhalten besserte sich,
wenn die Kinder wieder über sprachliche Ausdrucksmöglichkeiten verfügten und im-
stande waren, sich sinnvoll zu beschäftigen. Spielzeug wurde anfangs nur in die Hand
genommen, betrachtet, in den Mund gesteckt oder aus dem Bett geworfen. Es vergingen Monate, bis eine zielgerichtete Beschäftigung mit Spielzeug und Förderungs-
material des Kleinkindalters möglich war.

*Motorik:* Bei der motorischen Reintegration 5—6jähriger Kinder nach apallischen
Syndromen kommen Zwischenstufen vor, die an die motorische Entwicklung normaler
Säuglinge erinnern (Abb. 21). Die Kinder beginnen im Liegen den Kopf etwas anzu-
heben und sich im Bett herumzudrehen. Der Kopf fällt anfangs beim passiven Hochziehen wie bei einem jungen Säugling zurück. Allmählich bessert sich die Kopfkontrolle. Das Aufrichten zum Sitzen gelingt zuerst mit, später ohne Hilfe. Freies Sitzen,
Knien, Stehen und Gehen folgen nacheinander, sofern nicht bleibende schwere Tetraparesen dies verhindern (Abb. 13 und 16). Eine beschränkte Gehfähigkeit wird frühestens nach 6 Monaten, vielfach erst nach 12—14 Monaten erreicht. Mitunter versuchen
die Kinder aus eigenem Antrieb, sich — nach Kleinkinderart — durch Rutschen oder
Kriechen auf den Boden fortzubewegen, sobald sie motorisch gewandter sind, aber
infolge der Spitzfußstellung noch nicht allein stehen und gehen können. Die oft lange
Zeit anhaltenden tonischen Nackenreflexe wirken sich störend auf die motorische
Reintegration aus (Abb. 22).

Die Reaktivmotorik des apallischen Syndroms wird allmählich durch gezielte
Greif- und Abwehrbewegungen abgelöst. Die oralen Primitivschablonen verschwinden
frühestens nach 2—3 Monaten und lassen sich manchmal noch im 2. Jahr nach dem
Unfall auslösen. Sie verlieren aber mehr und mehr ihren imperativen Charakter und
treten schließlich nur noch bei Ermüdung oder bei besonderer affektiver Bedeutung
des Reizobjektes auf (Abb. 19 d).

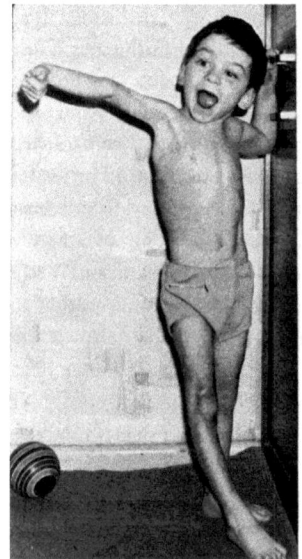
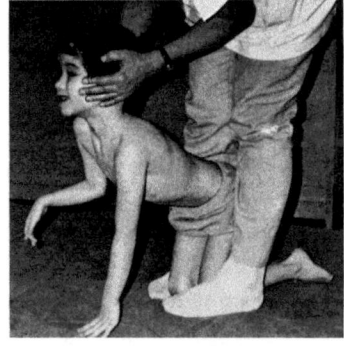
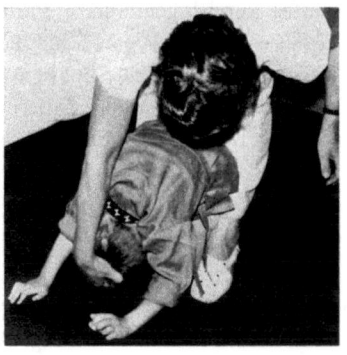

Abb. 22 a—c. Fall VI/3: Tonische Nackenreflexe bei 5jährigem Knaben nach schwerem Trauma mit Mittelhirnsyndrom und apallischem Syndrom von je 16 Tg. a Der asymmetrische tonische Nackenreflex, der anfangs konstant positiv war, auf der hemiparetischen re. Seite deutlicher als auf der li., wurde 6 Mon. n. Unf. gelegentlich noch durch spontane Kopfwendung nach re. ausgelöst. b und c Der symmetrische tonische Nackenreflex läßt sich ebenfalls 6 Mon. n. Unf. noch nachweisen: Beim Anheben des Kopfes aus dem Vierfüßerstand kommt es zur Streckung der Arme (Beugung im Hüftgelenk wird durch die Krankengymnastin verhindert); beim passiven Vorbeugen des Kopfes geht der Strecktonus der Arme in einen Beugetonus über, das Kind fällt nach vorn

### Verlauf der Remission nach kurzdauerndem apallischem Syndrom

Bei den 3 Kindern mit kürzerer Dauer der Bwl und des apallischen Syndroms unterschied sich der Verlauf deutlich von den übrigen. Die Reintegration des Bewußtseins vollzog sich verhältnismäßig schnell. Ein gewisses Situationsverständnis mit Wiedererkennen von Personen der täglichen Umgebung war nach 4—5 Wochen erreicht. Nach 2—3 Monaten wurden die Angehörigen bei ihren Besuchen erkannt und lösten adäquate Gefühlsreaktionen aus.

Das Sprachverständnis stellte sich am Ende des 1. Monats ein. Im Laufe des 2. Monats begannen die Kinder — zunächst zaghaft und flüsternd — zu sprechen und beschränkten sich zu Beginn auf knappe Äußerungen. Ein 8jähriger (VI/9), der mit einer anfangs gemischten, später amnestischen Aphasie zu den fließend sprechenden Aphasikern gehörte, begann ebenfalls um dieselbe Zeit zu sprechen; er hatte aber noch lange Schwierigkeiten, nicht nur bei der Wortfindung, sondern auch bei Denkprozessen, die verbales Inventar voraussetzten.

Die Sauberkeitsgewöhnung war nach 2—6 Monaten abgeschlossen. Etwa im 3. Monat fingen die Kinder an, allein oder mit anderen in kleinkindhafter Weise zu spielen, etwas später auch unter Anleitung zu malen und zu basteln. Die hochgradig herabgesetzten mnestischen Leistungen besserten sich in den folgenden Monaten etwas, blieben aber bis zum Ende der Beobachtungszeit von 3—6 Jahren beeinträchtigt. Auch bei den Leistungen, die den Einsatz visuomotorischer Funktionen erforderten, bestanden langdauernde Schwierigkeiten. Ein ausgeprägtes Klüver-Bucy-Syndrom bestand bei diesen 3 Kindern nicht. Jedoch machten 2 Kinder (VI/8, 9) zwischen dem 2. und 6. Monat eine *Phase der Enthemmung* mit ungebärdigem Verhalten, Wechsel zwischen anhaltenden Lachsalven und ebenso lautem Schreien und Jammern oder auch verbalen Aggressionen und mit einer ausgeprägten Eßsucht durch. Der dritte während des gesamten Verlaufes antriebsgeminderte Patient (VI/10) fiel in dieser Phase lediglich durch den häufigen Gebrauch von Schimpfworten und eine ausgeprägte Bulimie auf. Eine Aktivierung der sexuellen Sphäre wurde weder in Form von sexuellen kindlichen Spielereien noch in verbalen Äußerungen erkennbar. Auch nach Abklingen der Enthemmungsphase blieben 2 Kinder jahrelang so unruhig und unkontrolliert in ihrem Verhalten, daß die Teilnahme am Schulunterricht — selbst in Kleinstgruppen — nur geringen Erfolg hatte. Im 3. Fall scheiterte der Versuch der Beschulung 3 Jahre hindurch an dem schweren Antriebsmangel und den damit verbundenen Ausweichtendenzen.

Bei den 3 Kindern kam es im Laufe mehrerer Jahre zu einer beschränkten Restitution psychischer Funktionen. Die anfangs schweren Lähmungen besserten sich soweit, daß die Kinder sich wieder selbständig fortbewegen konnten.

*1. VI/8:* Ein mit 6 J. verletztes, prätraumatisch retardiertes und hypermotiles Mädchen, das vorher im Kindergarten gewesen war, besuchte mit 12 J. die 5. Kl. einer Hilfsschule und war eine schlechte Hilfsschülerin. In den zeichnerischen Menschendarstellungen (Goodenough) zeigte sich am Ende der 6jährigen Beobachtungszeit keine höhere Differenzierung als in den Zeichnungen der Kindergartenzeit. Im HAWIK erreichte die kleine Pat. einen IQ von 65 (VIQ 72, HIQ 65). Nach dem Bender-Test bestand eine schwere visuomotorische Störung. In der Auffassung und in allen Reaktionen war das Kind stark verlangsamt. Es konnte nur mit jüngeren Kindern spielen, weil es in altersgleichen Gruppen wegen der niedrigen Intelligenz nicht konkurrenzfähig war und gehänselt und abgelehnt wurde. Es besaß aber eine gewisse Selbständigkeit, machte ohne Begleitung Wege in die Stadt, auch unter Benutzung öffentlicher Verkehrsmittel. Die Unruhe, die mehrere Jahre nach dem Trauma auffiel, war geschwunden. Das Kind war in der Familie und auch in der Klassengemeinschaft recht gut angepaßt. Die neurologische Reststörung (Tetraspastik und Koordinationsstörung) wurde gut ausgeglichen.

In diesem Falle ist der posttraumatische Zustand durch das Zusammentreffen von prätraumatischer Intelligenzminderung und traumatischer Leistungseinbuße, insbesondere Verlangsamung, Merkschwäche, visuomotorischer Störung und Kritikschwäche, geprägt. Die weiteren beschränkten Entfaltungsmöglichkeiten dieses Kindes müssen durch gezielte Maßnahmen gefördert werden.

*2. VI/9:* Die psychische Rehabilitation eines mit 8 J. verunfallten Knaben, bei dem ein großes Hämatom im li. Schläfenlappen ausgeräumt werden mußte, wurde durch eine Restaphasie und durch eine schwere Wesensveränderung mit wechselndem ungesteuertem Verhalten (Lach- und Zornanfälle, unberechenbare Einfälle, Distanzlosigkeit) erheblich beeinträchtigt. In der Kindergruppe einer Behinderten-Tagesstätte war er sowohl wegen seines Verhaltens als auch wegen der durch die Restaphasie bedingten bizarren verbalen Äußerungen nicht tragbar. Eine geistige Förderung war nur im Einzelunterricht möglich. 2½ J. n. Unf.

bestanden noch hochgradige Störungen des auditiven und visuellen Kurzzeitgedächtnisses und eine ebenso ausgeprägte visuomotorische Störung, die sich bis zum Ende der Beobachtungszeit 3;7 J. n. Unf. nur unwesentlich besserten. Der Gesamt-IQ nach HAWIK betrug 83, der VIQ infolge der Restaphasie nur 80, der HIQ dagegen 90. Körperlich blieb der Junge durch eine Hemiplegie erheblich behindert.

Wenn auch die bis zum 4. Jahr nach Unfall erreichte psychische Restitution wegen der intellektuellen Ausfälle und der organischen Wesensveränderung nicht befriedigend ist, so ist es doch erstaunlich, daß sich bei dem ausgedehnten Substanzverlust im linken Schläfenlappen die Sprache so weitgehend wiederhergestellt hat (s. Aphasie-Kapitel).

*3. VI/10:* Bei dem 9jährigen Knaben, der von Anfang an durch Verlangsamung und Antriebsmangel aufgefallen war, standen diese Symptome bis zur letzten Untersuchung 4;2 J. n. Unf. ganz im Vordergrund. 3 J. n. Unf. stellten sich psychomotorische Anfälle ein, die medikamentös gut zu beeinflussen waren. 4;2 J. n. Unf. wurde ein Gesamt-IQ von 86 (VIQ 91, HIQ 83) nach HAWIK ermittelt. Die visuellen Merkleistungen waren noch stark herabgesetzt. Ferner fielen die mangelnde Umstellfähigkeit, die Perseverationstendenz, die visuomotorische Störung und eine erhebliche Kritikschwäche, auch gegenüber der eigenen Zukunftsperspektive (er wollte Lehrer werden), auf.

Der nunmehr 13jährige Knabe zog sich ganz auf den Sozialraum der Familie zurück, betreute jüngere Geschwister und zeigte übergroße Anhänglichkeit an die Mutter. Beschulungsversuche und die Eingliederung in eine Kindertagesstätte für Behinderte wurden durch die Ausweichtendenzen des Pat. vereitelt, auf unser Betreiben jedoch nach 4 J. erreicht.

Es ist hervorzuheben, daß dieser Patient schon vor dem Unfall als „stiller, sich wenig am Unterricht beteiligender Schüler" geschildert wurde, während die beiden anderen Kinder (VI/8, 9) prätraumatisch durch Hypermotilität aufgefallen waren.

Die schulische Förderung der 3 Kinder war nicht nur durch das auffällige Verhalten, sondern auch durch die schwere, nur langsam sich bessernde Merkstörung, beeinträchtigt. Trotz intensiver Bemühungen erreichte keines der 3 Kinder in den Jahren nach dem Trauma ein wesentlich höheres schulisches Niveau, als es in der Zeit vor dem Unfall bestanden hat. Zwar gelang es, den Kindern die Techniken des Lesens, Schreibens und elementaren Rechnens zu vermitteln; jedoch waren sie nicht in der Lage diese Fertigkeiten sinnvoll zu nutzen, etwa Aufsätze oder Briefe zu verfassen oder längere Texte mit Verständnis zu lesen. Im praktischen Leben fanden sich die Kinder besser zurecht und gewannen im Laufe der Zeit eine gewisse Selbständigkeit.

### Verlauf der Remission nach langdauerndem apallischem Syndrom

Nach längerer Dauer von Koma und Vollstadium des apallischen Syndroms (31—90 Tage) zog sich auch die Remission wesentlich länger hin und endete in einem Defektzustand. Prätraumatischen psychischen Auffälligkeiten kam bei den schweren traumatischen Restschäden dieser 5 Kinder (einschließlich des bereits auf S. 70 dargestellten Syndroms bei offener Hirnverletzung) keine maßgebliche pathoplastische Bedeutung zu.

Das Mädchen mit dem verspätet operierten Epiduralhämatom (VI/7, S. 75) verharrte während der 3jährigen Beobachtungszeit in einem chronischen apallischen Zustand ohne jeden Kontakt mit der Umgebung. Bei den übrigen Kindern (VI/3, 4, 6) entwickelte sich 7—8 Monate nach dem Trauma ein gewisses Situations- und Wortverständnis. Etwa nach 1 Jahr konnten Personen der täglichen Umgebung unterschieden

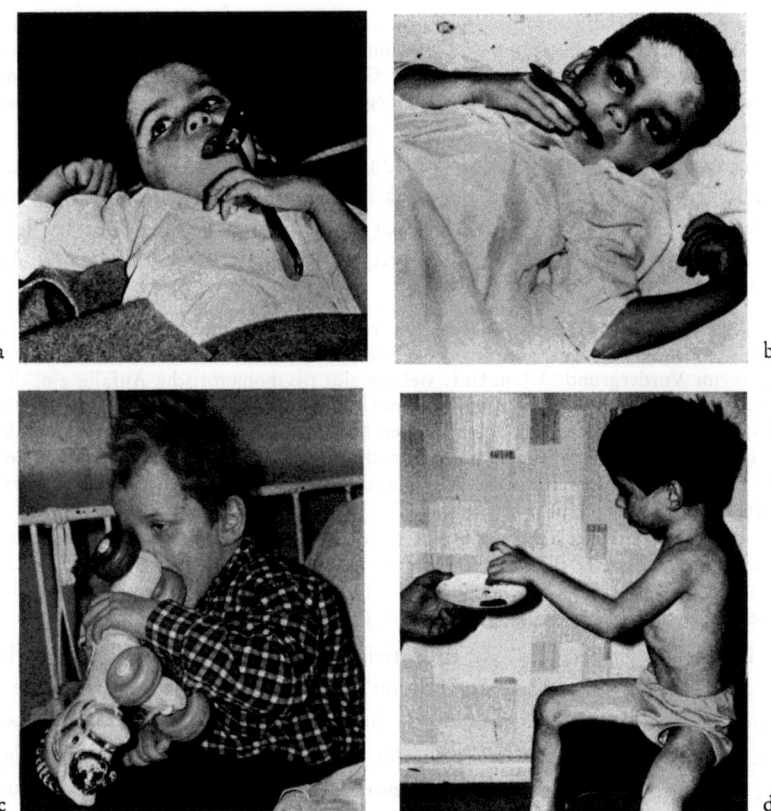

Abb. 23 a—d. Klüver-Bucy-Phase im Remissionsstadium des apallischen Syndroms. a VI/3 Der vorgehaltene Reflexhammer wird ergriffen und in den Mund gesteckt (4 Mon. n. Unf.). b Das Kind führt einen Stift wie eine Zigarette zum Mund (Zigarettenschablone nach GERSTENBRAND 4 Mon. n. Unf.) *. c VI/4 Ein Spieltier wird ergriffen und in den Mund gesteckt; dann setzen Kaubewegungen ein (8 Mon. n. Unf.). d VI/3 Ausnutzung der oralen Tendenz für die selbständige Nahrungsaufnahme (6 Mon. n. Unf.)

\* Abb. b wurde uns von Frau Dr. JUTTA BUTENUTH überlassen

werden. Um dieselbe Zeit begannen die Kinder mit Kleinkindspielzeug umzugehen. Zu einer geordneten spontanen Beschäftigung war bis zum Ende der Beobachtungszeit keines der Kinder fähig. Die Urin- und Stuhlkontrolle gelang erst nach 2—4 Jahren.

Ein kleines Mädchen (VI/6), das durch eine schwere Rigido-Spastizität aller Extremitäten mit Koordinationsstörung, Amimie und Dysarthrie körperlich schwer behindert und gehunfähig blieb, verstarb 2;5 Jahre nach dem Trauma.

*VI/6:* Das Kind verunglückte mit 5 J. durch einen Fenstersturz aus dem 3. Stock. 40tägiges Koma mit anhaltenden Störungen von Atmung und Kreislauf, hochgradige Anämie. Apallisches Syndrom von 50 Tg. Orale Primitivschablonen bis zu 1 J.

Durch die schwere motorische und sprachliche Behinderung bei erhaltenem Sprachverständnis war auch die psychische Expansion beeinträchtigt. Nach 7 Mon. beginnende Zuwendung, nach 1 J. fand sich das Kind in seiner Umgebung zurecht, erkannte die einzelnen Personen und konnte den Tageslauf überblicken. Zur selben Zeit begann das Kind zu spielen, bei den täglichen Bewegungsübungen aktiv mitzumachen und affektive Reaktionen zu zeigen: Freude, Angst in ungewohnten Situationen, Erregung bei besonderen Vorkommnissen, z. B. bei der Weihnachtsfeier, und Zorn bei Frustrationen. Diese kleine Pat., die nur aphonisch einzelne Laute vorbringen und mit größter Mühe einige Handgriffe ausführen konnte, zeigte eine gute Beobachtungsgabe und nahm an dem Leben der Kindergemeinschaft auf der Krankenstation lebhaften Anteil: als z. B. einmal Geld verschwunden war, konnte sie angeben, wer es genommen hatte und wo es lag, so daß die Angelegenheit rasch bereinigt wurde. Eine Enthemmungsphase wurde bei diesem Kind nicht beobachtet; vielmehr zeigte es stets im Rahmen der Kinderstation ein gut angepaßtes Sozialverhalten.

Die körperliche und psychische Verfassung besserte sich sehr langsam bis zur Verlegung in ein Pflegeheim nach 2 J. Trotz intensiver krankengymnastischer Behandlung konnte das Kind nur zum Sitzen gebracht werden, wurde aber nicht gehfähig. Nach 2¹/₂ J. verstarb das sehr anfällige Kind an einer Bronchopneumonie.

Die beiden anderen Kinder, 2 Knaben (VI/3, 4), zeigten im Remissionsstadium etwa vom 3.—9. Monat nach dem Trauma sehr deutlich einzelne Symptome, die für das *Klüver-Bucy-Syndrom* charakteristisch sind. Alle Gegenstände im nahen Umkreis, die optisch oder taktil erfaßt werden konnten, wurden ergriffen und in den Mund gesteckt, das Bettzeug, der Waschlappen, Papier, Spielzeug, Blumen, der Reflexhammer u. a. m. (s. Abb. 23). Wenn sie Lippe und Zunge berührten, setzten Saug- und Kaubwegungen ein. Mitunter wurde auch zugebissen, z. B. wenn der Finger des Untersuchers die Lippen berührte. Die Kinder ergriffen Gegenstände, die sich in ihrem Blickfeld befanden, spontan oder wenn man sie ihnen zureichte. Mitunter führten sie auch suchende oder nestelnde Handbewegungen aus, erfaßten die Bettdecke, glitten am eigenen Körper entlang, griffen in die Hose, zerzupften den Zellstoff der Windeln und versuchten, alles zum Munde zu führen. Bei einem Knaben (VI/3) war die orale Tendenz so ausgeprägt, daß er auch Seife und, wenn man nicht ständig auf ihn achtete, sogar den eigenen Kot in den Mund steckte. Manchmal wurden die Gegenstände, bevor sie den Mund erreichten, betrachtet, manchmal wurden auch schlagende Bewegungen, z. B. mit einem Handtuch oder Waschlappen oder mit einem harten Gegenstand gegen das Bettgitter oder den Tisch, ausgeführt. Später wurden die Gegenstände aus dem Mund herausgenommen und entweder fallengelassen oder aus dem Bett geworfen.

Beide Kinder entwickelten eine ausgeprägte Eßsucht, die von GERSTENBRAND auch bei erwachsenen Verletzten beschrieben wurde. Dagegen fehlte die bei den Erwachsenen in dieser Phase häufig beobachtete Hypersexualität. Die Jungen faßten gelegentlich an ihr Genitale, aber ohne masturbatorische Tendenzen; auch Erektionen wurden nicht beobachtet.

Die Stimmung war gleichmütig und heiter. Gelegentlich kamen kleinkindhafte Trotzanfälle vor.

Schwere Wutanfälle mit lautem Geschrei, Zähnefletschen und Umsichschlagen hatte im Verlaufe der Klüver-Bucy-Phase lediglich das 5jährige Mädchen mit apallischem Syndrom nach ausgedehnter offener Frontalhirnverletzung. Auch dieses Kind bot keine Anzeichen einer infantilen Hypersexualität, hatte aber Freude an unanständigen Ausdrücken aus der Analsphäre (VI/7, S. 70).

Auch bei Erwachsenen beobachtete GERSTENBRAND während der Klüver-Bucy-Phase mitunter Zornreaktionen; im allgemeinen aber herrschte auch bei diesen eine flach-euphorische Stimmungslage vor.

In der abklingenden Klüver-Bucy-Phase verloren die oralen Tendenzen allmählich ihren imperativen Charakter. Die Kinder steckten nicht mehr alle Gegenstände sofort in den Mund, sondern ergriffen sie, betrachteten sie oder spielten mit ihnen, um sie dann weiterzureichen, fortzuwerfen oder doch wieder zum Munde zu führen. Manchmal wurde ein Gegenstand, etwa der Klöppel eines Gongs, der sonst bereits richtig verwendet wurde, spielerisch in den Mund gesteckt. Allmählich unterschieden die Kinder mehr und mehr zwischen eßbaren und nicht eßbaren Dingen. Mitunter zeigten sie — entsprechend den Beobachtungen von GERSTENBRAND bei Erwachsenen — eine Art Handkußschablone: die dargebotene Hand wurde geküßt oder beleckt. Längere Zeit blieb auch eine Neigung zum Betasten und Streicheln der in die Nähe kommenden Personen bestehen.

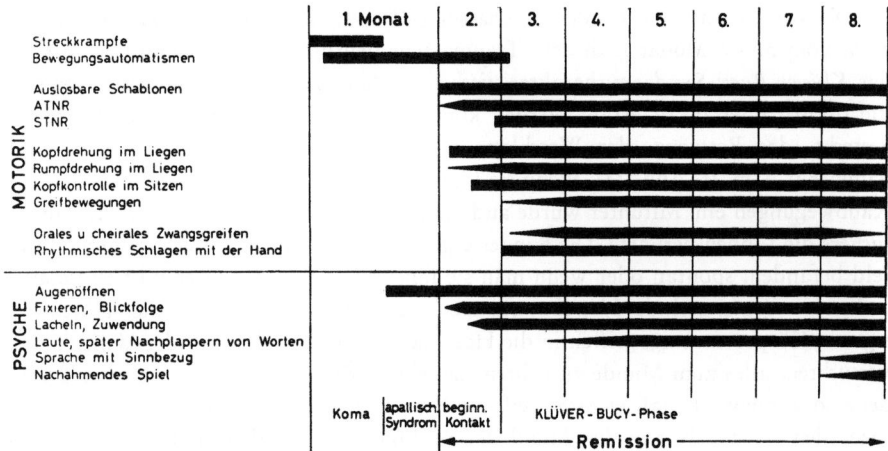

Abb. 24. Reintegration der Motorik und der psychischen Funktionen nach traumatischem apallischem Syndrom bei einem 5jährigen Knaben (VI/3)

Die Remission des apallischen Syndroms bei einem 5jährigen Knaben (VI/3) und die Reintegration der Motorik und der psychischen Funktionen bis zum 8. Monat nach dem Unfall ist aus dem obigen Diagramm zu ersehen.

*VI/3:* Dieses Kind hatte anfangs eine spastische Tetraparese und behielt eine Hemiplegie re. Spätepilepsie mit kleinen Anfällen. Schwerer Kontusionsherd re. fronto-temp mit raumforderndem Ödem unter Fraktur; deshalb Op. Auch li. Gegenstoßherd. Doppelherd im EEG neben schwerer AV nachweisbar. 16 Tg. Bwl, 16 Tg. apall. Syndrom. Zweimaliger Atemstillstand. 8 Mon. n. Unf. begann der anfangs sprachunfähige Junge einzelne Worte nachzusprechen, die er perseverierend wiederholte, sagte auch spontan Einzelworte mit Sinnbezug, z. B. beim Hereinfahren des Essenwagens „Brot", „Kakao" oder „Apfel". Rief einmal im Zorn, als die sonst sehr gutmütige Kinderschwester ihm einen Klaps gegeben hatte, vernehmlich „Arschloch". Zu den nächsten Bezugspersonen zeigte er eine affektive Zuwendung. Am Ende des Jahres gelegentlich Ansätze zu nachahmendem Spiel, zeigte im 2. J. eine Besserung des oralen Verhaltens, wurde gehfähig. Sonst war aber gegenüber dem Entlassungsbefund 8 Mon. n. Unf. am Ende des 2. J. keine Besserung zu erkennen. Vielmehr waren die Sprachansätze, die sich am Ende des ersten Jahres gezeigt hatten, wieder verlorengegangen: der Junge stieß freudige oder unmutige Laute aus, sprach nicht und zeigte auch kein Sprachverständnis und eine auffallend geringe akustische Aufmerksamkeit bei erhaltenem Gehör. Er besaß kein Situationsverständnis und erkannte auch seine Angehörigen nicht. Er saß entweder inmitten der Kindergruppe untätig herum oder lief unruhig herum, ergriff alle Gegenstände, die in sein Blickfeld kamen und führte mit ihnen — wie schon früher — schlagende Bewegungen aus. Dieses Kind blieb weiterhin anstaltspflegebedürftig.

Laut Bericht des Anstaltsleiters nach 4;2 J. unveränderter Zustand, weiterhin kein Ansatz zur Sprachentwicklung.

Unverständlich ist in diesem Falle der völlige Abbau der Sprachfunktion, nachdem sich am Ende des ersten Jahres bereits Ansätze zum Nachsprechen und vereinzelt zum spontanen Sprechen einzelner Wörter mit Sinnbezug gezeigt hatten. Mit einer wesentlichen Besserung ist nach der 4jährigen Beobachtungszeit nicht mehr zu rechnen.

Etwas günstiger verlief die Entwicklung bei dem anderen Knaben, der ebenfalls eine Hemiplegie, eine Spätepilepsie und anfangs eine Totalaphasie hatte.

*VI/4:* Bwl 33 Tg., Vollstadium des apallischen Syndroms 21 Tg. Atemstillstand am 15. Tg. Occipitale Entlastung wegen eines sich rasch entwickelnden Hirnödems mit Stauungspapille bds., kein Hämatom. Im 8. Mon. beginnendes Sprach- und Situationsverständnis. Der Junge blieb motorisch aphasisch und verständigte sich mit Gesten oder Ausrufen. Begann nach 1 J. mit Kleinkindspielzeug umzugehen. Sehr unruhiges und unstetes Verhalten. Dank der Aufopferungsfähigkeit der Mutter wurde der Junge in der Familie betreut. Bei der letzten Befunderhebung 7 J. n. Unf. war das Sprachverständnis recht gut. Der Junge konnte nunmehr einzelne Worte und vereinzelt auch Sätze im Telegrammstil sagen, hatte ein starkes Äußerungsbedürfnis und versuchte, sich zusätzlich durch Gesten und Ausrufe verständlich zu machen. Er war örtlich und über die Personen, mit denen er in und außerhalb der Familie zu tun hatte, orientiert. Nach dem PPVT besaß er einen bescheidenen Begriffsschatz. Weitere testpsychologische Verfahren waren nicht anwendbar. Einfache Handreichungen erlernte das Kind. In der beginnenden Pubertät gelegentlich masturbatorische Ansätze, äußerte Gefallen an hübschen Mädchen, ohne sich ihnen zu nähern. Wegen des bis zum Ende der Beobachtungszeit unruhigen und unberechenbaren Verhaltens war ständige Aufsicht erforderlich.

Unsere Verlaufsbeobachtungen entsprechen etwa denen von U. KLEINPETER [112] an 8 apallischen Kindern: 3 behielten ein schweres, 3 ein mittelschweres und 2 ein leichtes psychoorganisches Defektsyndrom. Über etwas günstigere Ergebnisse berichtet GERSTENBRAND: 4 von 6 überlebenden apallischen Kindern wurden schul- bzw. berufsfähig, während nur 3 von insgesamt 8 Kindern unseres Krankengutes eine beschränkte Schulfähigkeit erreichten. Da 4 der 5 Kinder mit schweren Defektzuständen einen ein- oder zweimaligen Atemstillstand hatten und das 5. Kind wegen anhaltender Störungen von Atmung und Kreislauf wochenlang unter dem Sauerstoffzelt liegen mußte, ist zu vermuten, daß sich die Prognose durch die Atmungsinsuffizienz verschlechtert hat. Die von SCARCELLA und FIELDS [205] geschilderten günstigen Verläufe von 6 Kindern mit Koma und Decerebrationszuständen von 4 Tagen—8 Wochen, bei denen nur geringe neurologische Residuen und keine Intelligenzminderung festgestellt wurden, sind nicht durch psychiatrische und psychometrische Einzelbefunde belegt. Dagegen entspricht der von PAUL [178] beobachtete posttraumatische Verlauf bei einem 8jährigen Knaben, der ein 50tägiges Koma mit Hirnstammsymptomatik und wohl auch ein apallisches Syndrom (wenn dies auch nicht ausdrücklich gesagt wird) durchgemacht hat, weitgehend unseren Beobachtungen. Von der anfänglichen Regression bis zur Stufe eines Neugeborenen stellten sich die Funktionen bis zur Stufe eines 5—6jährigen langsam wieder her. Neben neurologischen Restsymptomen blieben erhebliche psychische Restsymptome, die sowohl die Intelligenz als auch das Verhalten betrafen, bestehen.

# D. Spätstadium (Nachuntersuchungen bei den Gruppen V und VI)

Alle 26 Verletzten der Gruppen V und VI wurden über das Initialstadium hinaus fortlaufend weiter beobachtet und nach einem Zeitraum von wenigstens 2 Jahren, längstens 11 Jahren, abschließend klinisch und hirnelektrisch untersucht. Ein Kind der Gr. VI (VI/6) verstarb 2½ Jahre nach dem Trauma.

| Beobachtungszeit nach dem Unfall | Anzahl der Patienten | Gr. V Bwl 1—7 Tage | Gr. VI Bwl über 7 Tage |
|---|---|---|---|
| 2 — unter 3 J. | 7 | 5 | 2 |
| 3 — unter 5 J. | 7 | 3 | 4 |
| 5 — 10 J. und darüber | 12 | 4 | 8 |
| insgesamt | 26 | 12 | 14 |

Die durchschnittliche Beobachtungsdauer betrug 5;3 Jahre.

Am Ende der Beobachtungszeit hatten die Kinder das folgende Lebensalter erreicht:

| Gruppe | 6.—10. Lebensjahr | 11.—15. Lebensjahr | 16.—20. Lebensjahr | über 20. Lebensjahr | Anzahl der Patienten |
|---|---|---|---|---|---|
| V | 3 | 4 | 3 | 2 | 12 |
| VI | 4 | 5 | 2 | 3 | 14 |
| insgesamt | 7 | 9 | 5 | 5 | 26 |

Einen Überblick über Beschwerden und Restschäden bei der letzten Befunderhebung gibt die folgende Tabelle, der die Zahlen der Gr. I—IV zum Vergleich vorangestellt werden:

| Gruppe | Anzahl der Patienten | Vegetative Beschwerden | Neuro- logische Rest- symptome | Spät- epilepsie | Psycho- organische Symptome |
|---|---|---|---|---|---|
| I—IV | 84 | 24 = 28% | 11 = 13% | 4 = 4,8% | 4 = 4,8% |
| V | 12 | 2 | 11 | 3 | 5 |
| VI | 14 | 4 | 14 | 8 | 13 |
| V—VI | 26 | 6 = 23% | 25 = 96% | 11 = 42,3% | 18 = 69% |

Über subjektive Beschwerden wurde von den Schwerverletzten der Gr. V und VI noch seltener geklagt als von denen der Gr. I—IV, während Spätepilepsie und objektivierbare neurologische und psychoorganische Restsymptome in einem wesentlich höheren Prozentsatz vorkamen.

Die anfänglichen *zentralen vegetativen Beschwerden* verschwanden meist im Laufe des ersten Jahres, spätestens im 2. Jahr nach dem Unfall. Bei der letzten Untersuchung klagten 6 Pat. über zeitweise recht heftige Kopfschmerzen, ein Jugendlicher (V/11) außerdem über gelegentliches Schwindelgefühl und Überempfindlichkeit gegen Lärm und Hitze. Es ist zu berücksichtigen, daß einige Kinder mit schweren Defektsyndromen nicht in der Lage waren, etwaige Beschwerden zu verbalisieren. In 2 Fällen bestand eine familiäre Neigung zu Kopfschmerzen.

Die Nachuntersuchung ergab bei 25 Pat. *neurologische Restsymptome,* die sich nach ihrem Schweregrad folgendermaßen aufgliedern:

| Gruppe | Neurologische Restsymptome | | | | insgesamt |
|---|---|---|---|---|---|
| | leicht | mittel-schwer | schwer | schwerst | |
| I—IV | 10 | 1 | — | — | 11 |
| V | 8 | 1 | 1 | 1 | 11 |
| VI ohne | 4 | — | 2 | — | 6 |
| VI mit apallischem Syndrom | — | 2 | 3 | 3 | 8 |
| | 12 | 3 | 6 | 4 | 25 |

Die Patienten der Gr. V und der Gr. VI ohne apallisches Syndrom behielten — ebenso wie die der Gr. I—IV — überwiegend leichte neurologische Residuen (latente Paresen, geringe Hirnnervenstörungen), die die Leistungsfähigkeit nicht einschränkten.

Zwei Knaben mit latenten Hemiparesen waren sogar in Fußball und Leichtathletik gute Sportler geworden. Dem einen, der bei den Bundesjugendspielen im Dreikampf den 1. Preis gewann, war aufgefallen, daß er beim längeren Stütz am Barren auf der anfangs paretischen Seite mitunter einknickte.

Stärkere Behinderungen durch deutliche Restparesen, teilweise kombiniert mit cerebellären Symptomen, wurden als mittelschwere Störungen, Hemiplegien und Tetraparesen mit starker Gehbehinderung als schwere Störungen bezeichnet. Tetraplegien mit ausgeprägter Rigido-Spastizität, die häufig von Koordinationsstörungen begleitet wurden, zählten wir zu den schwersten Residualschäden, wenn die Wiederherstellung der Gehfähigkeit ausblieb.

Aus der Tabelle ist ersichtlich, daß die Kinder, die apallische Syndrome durchgemacht hatten, fast ausschließlich schwere und schwerste neurologische Restschäden aufwiesen.

Bei den Kindern, die im Vorschulalter hemiplegisch geworden waren, trat später eine Wachstumsstörung der betroffenen Seite auf.

Erwähnenswert ist bei einem mit 9 Jahren verunfallten Mädchen (V/8) eine einseitige Mammahypoplasie auf der Seite der latenten, mit einer geringen Wachstumsstörung einhergehenden Hemiparese, die sich im Laufe der Pubertätsentwicklung einstellte (Abb. 25). Ähnliche Beobachtungen liegen u. W. bisher nicht vor. Dagegen sind vorübergehende Hypertrichosen nach schweren Hirntraumen beschrieben und auf eine Störung der zentralen Regulation der Haartrophik zurückgeführt worden [226]. Ob in unserem Falle ein Zusammenhang zwischen dem Hirntrauma und der einseitigen Störung der Mammaentwicklung besteht, muß offenbleiben.

Eine *Spätepilepsie* entwickelte sich bei 11 Pat. der Gr. V und VI. Weitere 4 Pat. hatten über längere Zeit Krampfpotentiale im EEG ohne sichere klinische Anfallserscheinungen.

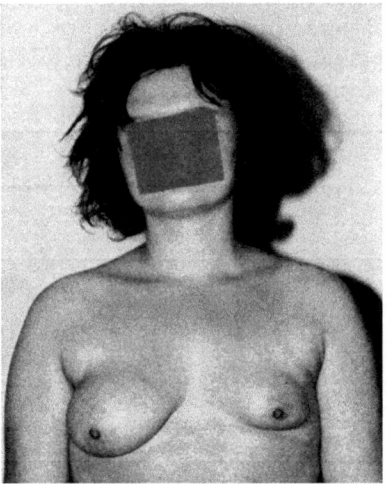

Abb. 25. Fall V/8: Mammahypoplasie auf der Seite der zentralen Restparese bei einem jetzt 18jährigen, mit 9 J. verunfallten Mädchen

Nach dem Anfallscharakter ergibt sich die folgende Einteilung:

| Gruppe | Anzahl der Patienten | Anfallsformen | | | |
|---|---|---|---|---|---|
| | | generalisiert | | halbseitig | psycho-motorisch |
| | | rein | gemischt | | |
| III/IV | 4 | — | 2 | — | 2 |
| V | 3 | — | — | — | 3 |
| VI | 8 | 1 | 1 | 1 | 5 |
| | 11 | 1 | 1 | 1 | 8 |

Zwei Pat. der Gr. VI (VI/4, 12) hatten Anfälle vom Typ des Grand Mal, die in einem Falle mit Absencen abwechselten (VI/4).

Motorische Halbseitenanfälle kamen nur bei dem 3jährigen Mädchen (VI/1) mit Hemiplegie und motorischer Aphasie bei offener Verletzung vor.

Bei allen anderen Patienten traten mehr oder weniger typische psychomotorische Anfälle auf. Drei zwischen 9 und 11 Jahren verletzte Kinder (V/6, VI/10, VI/11) und ein Jugendlichen (V/11) bekamen nach einem Intervall von 3—5 Jahren typische Dämmerattacken. Bei 4 Kindern im Vorschulalter, die sämtlich schwere Mittelhirnsyndrome und in 3 Fällen apallische Zustände gehabt hatten, stellten sich kurzdauernde Anfälle mit Bwl oder Bwtr, vegetativen Symptomen, verlangsamter oder aufgehobener

Lichtreaktion, Wisch- und Nestelbewegungen und oralen Automatismen ein. Differentialdiagnostisch muß bei diesen kurzdauernden Anfällen auch an Absencen gedacht werden. Jedoch spricht neben dem Anfallsablauf, bei dem stets Automatismen der Oralmotorik (Schmatz-, Leck- und Kaubewegungen) auftraten, auch das EEG für die Zuordnung zur Gruppe der psychomotorischen Anfälle. Auf diesen Typ der psychomotorischen Anfälle im Kindesalter und auf die Schwierigkeit einer strengen Trennung von Absencen weisen BAMBERGER und MATTHES [9] besonders hin. Von GASTAUT und DELL, GARSCHE [292] u. a. wird vermutet, daß es im Kindesalter Übergangsformen gibt. Daß psychomotorische Anfälle im Rahmen der traumatischen Epilepsie wesentlich häufiger sind, als allgemein angenommen wird, hat bereits JENNETT [103] 1962 aufgrund der Literaturangaben und eigener Erfahrungen hervorgehoben.

Über die Häufigkeit der posttraumatischen Epilepsie in unserem Krankengut läßt sich keine endgültige Aussage machen, weil nicht alle Patienten ausreichend lange beobachtet werden konnten. Unabhängig davon ist festzustellen, daß die Häufigkeit mit der Schwere des Initialsyndroms zunimmt: eine Spätepilepsie kam bei 4,8% der Gr. I—IV, bei 25% (3 Pat.) der Gr. V und bei 57% (8 Pat.) der langdauernd bewußtlosen Patienten der Gr. VI vor. Sechs der 11 Anfallspatienten hatten im akuten Stadium schwere Mittelhirnsymptome geboten. Bei 10 Pat. waren initiale Krampfanfälle vorausgegangen.

Die Latenzzeit zwischen Trauma und Anfallsbeginn ist aus der folgenden Aufstellung zu ersehen:

| Gruppe | Anzahl der Patienten | Anfallsbeginn nach Trauma | | | | | |
|--------|------|-----------|---------|---------|---------|---------|---------|
| | | im 1. Jahr | 2. Jahr | 3. Jahr | 4. Jahr | 5. Jahr | 6. Jahr |
| III/IV | 4 | 1 | 2 | — | — | 1 | — |
| V | 3 | 1 | — | 1 | — | — | 1 |
| VI | 8 | 5 | — | — | 2 | — | 1 |
| | 11 | 6 | — | 1 | 2 | — | 2 |

Bei 5 Kindern (darunter 4 Apalliker) war der Übergang von den Initialkrämpfen zur Spätepilepsie gleitend, bei einem weiteren Patienten der Gr. VI betrug die Latenzzeit zwischen Trauma und Anfallsbeginn 5 Monate. In den übrigen Fällen stellten sich die Anfälle im 3.—6. Jahr nach dem Trauma ein.

Da die Spätepilepsie bei unseren Verlaufsuntersuchungen mitunter schon im subklinischen Stadium durch das EEG, spätestens aber unmittelbar nach der klinischen Manifestation erfaßt wurde, setzte in allen Fällen sofort die antiepileptische Behandlung ein. Bei der Mehrzahl ließ sich die Anfallsfrequenz medikamentös gut beeinflussen.

### Psychiatrische und testpsychologische Befunde

Die psychiatrischen Nachuntersuchungen einschließlich der Erhebung der Sozialanamnese wurden durch testpsychologische Befunde ergänzt, die einheitlich mit der auf S. 11 beschriebenen Testbatterie erhoben wurden.

Tabelle 11. Gruppe V/VI: Gedeckte Hirnverletzungen.

Akutes Stadium

| Lfd. Nr. Gruppen-Nr. | Alter und Geschlecht | Vorschäden | Unfallart | Gewalt-einwirkung | Schädelfraktur | Hämatom | Streckkrämpfe Dauer in Tg. | Schock | Atemstörung | Zentrale Paresen | Epileptische Anfälle | Aphasie |
|---|---|---|---|---|---|---|---|---|---|---|---|---|
| 1. V/2 | 5;— w | — | VF | ft re. | + | — | U | — | — | + Hre. | + | — |
| 2. V/3 | 5;— w | — | VF | ft re. | — | — | U | + | + | + Hre. | — | (+) |
| 3. V/6 | 9;6 w | — | VR | pt re. | + | — | — | — | + | + Hli. | + | — |
| 4. V/9 | 10;4 m | — | Hs | ft li. | — | — | — | + | — | + Hli. | + | — |
| 5. V/7 | 9;7 m | — | VR | pt li. | + | — | 3 | + | ++ | +++ T | + | — |
| 6. V/8 | 9;11 w | Hm | VF | t li. | — | — | U | + | — | + Hli. | — | — |
| 7. V/11 | 18;11 m | — | Mo | p re. | + | — | — | — | — | + Hli. | — | — |
| 8. VI/13 | 15;7 m | — | Mi | fp li. | — | — | U | — | — | + Hli. | + | — |

Nr. 1—7 = Pat. der Gruppe V    Nr. 8 = Pat. der Gruppe VI.
Vorschäden: Hm = Hypermotilität, V = Verkehrsunfall, F = Fußgänger, Mi = Mitfahrer, Mo = Mopedfahrer, Hs = Hochsturz. li. = links, re. = rechts. H = Hemiparese, T = Tetraparese.

Für Intelligenzminderungen, bezogen auf den Intelligenz-Quotienten, wurden folgende Kriterien festgelegt:

IQ 60—69         = schwer
   70—79         = mittelschwer
   80—89         = leicht
   90 und darüber = kein Defekt, sofern nicht wesentliche Diskrepanz zum
                    prätraumatischen Intelligenzniveau.

Bei der Beurteilung des Spätzustandes und seiner Einstufung nach Schweregraden wurden neben intellektuellen Leistungseinbußen und spezifischen Funktionsminderungen auch Persönlichkeitsveränderungen, durch welche der adäquate Einsatz des Intelligenzpotentials und auch die soziale Eingliederung maßgeblich beeinträchtigt werden können, bewertet. Unter Berücksichtigung von Intelligenzminderung *und* Wesensveränderung wurden leichte, mittelschwere, schwere und, sofern eine Demenz mit hochgradig eingeschränkter oder nicht mehr meßbarer Intelligenz vorlag, schwerste Defektzustände unterschieden (s. Tabelle 11—13).

Verläufe mit völliger psychischer Restitution

| Zweit-verletzung | Dauer in Tg. | | | | Spätstadium | | | | | |
|---|---|---|---|---|---|---|---|---|---|---|
| | der Bwl | der Bwtr | des schweren bis mittelschweren DS | Gesamtdauer der psychischen Symptome | Restsymptome | | | | | Beob.-Dauer Jahre |
| | | | | | Zentrale Paresen | Spätepilepsie | Restaphasie | Soziale Eingliederung | | |
| — | 2 | 3 | 14 | 3 Mon. | (+) | — | — | in Familie und Schule gut | | 2;5 |
| — | 2 | 3 | 12 | 3 Mon. | (+) | — | — | in Familie und Schule o. B. | | 2;6 |
| — | 3 | 16 | 7 | 3 Mon. | (+) | + | — | Schule o. B., sonst schlecht bei ungünstigem Milieu | | 5;6 |
| — | 5 | 10 | 12 | 3 Mon. | (+) | — | — | 1 J. Schulverlust, insgesamt gut | | 4;5 |
| + | 4 | 13 | 20 | 5 Mon. | ++ | — | — | in Behindertentagesstätte und Familie gut | | 3;4 |
| — | 3 | 11 | 15 | 1 J. | (+) | — | — | gut trotz Tod der Mutter und Heimerziehung | | 9;11 |
| — | 5 | 24 | 13 | ca. 2 J. | (+) | + | — | beruflich und persönlich gut | | 9;7 |
| — | 8 | 10 | 14 | 1½—2 J. | (+) | — | — | Kaufmännische Lehre abgeschlossen. Verwöhnt, ungebunden | | 9;3 |

Schweregrade: (+) = latente bzw. leichte, + = mittelschwere, ++ = schwere, +++ = schwerste Störung. f = frontal, t = temporal, p = parietal.
U = Unfalltag

Bei 8 Pat. (7 Gr. V, 1 Gr. VI) kam es nach einem Zeitraum von 3 Monaten bis zu 2 Jahren zu völliger psychischer Restitution, der auch die gegenüber früher unveränderten schulischen und beruflichen Leistungen entsprachen (Tabelle 11).

18 Pat. behielten psychoorganische Restsymptome, die sich nach ihrem Schweregrad folgendermaßen aufgliedern (die Zahlen der Gr. I—IV sind wiederum zum Vergleich vorangestellt):

| Gruppe | Psychoorganische Restsymptome | | | | ins-gesamt | % von der Gesamtzahl |
|---|---|---|---|---|---|---|
| | leicht | mittel-schwer | schwer | schwerst | | |
| I—IV | 2 | 1 | 1 | — | 4 = | 4,8% |
| V | 3 | 1 | — | 1 | 5 = | 42 % |
| VI ohne ⎱apall. | 1 | 2 | 2 | — | 5 = | 83 % |
| VI mit ⎰Syndrom | — | — | 2 | 6 | 8 = | 100 % |
| V und VI | 4 | 3 | 4 | 7 | 18 = | 69 % |

Tabelle 12. Gruppe V/VI: Gedeckte Hirnverletzungen. Verläufe mit

**Akutes Stadium**

| Lfd. Nr. Gruppen-Nr. | Alter und Geschlecht | Vorschäden | Unfallart | Gewalt-einwirkung | Schädelfraktur | Hämatom | Streckkrämpfe Dauer in Tg. | Schock | Atemstörung | Zentrale Paresen | Epileptische Anfälle | Aphasie | Zweit-verletzung |
|---|---|---|---|---|---|---|---|---|---|---|---|---|---|
| 1. V/1 | 3;4 m | — | Hs | t re. | + | + ed | 3 | — | — | +++ T | + | — | — |
| 2. V/5 | 8;10 m | S Hm Ep L | VF | ft re. | + | — | 4 | + | — | + Hli. | — | — | — |
| 3. V/10 | 13;7 w | CP | VF | f li. | — | — | — | + | — | + Hre. | — | — | + |
| 4. V/12 | 18;10 m | — | VMi | p li. | + | — | — | — | — | + Hre. | — | + | + |
| 5. VI/5 | 5;7 m | S Hm | VF | po li. | — | — | 3 | + | — | +++ Hli. | + | + | + |
| 6. VI/11 | 11;6 w | S | VF | p re.? | — | — | — | ++ | + | Hli. + | + | — | + |
| 7. VI/12 | 13;8 m | — | VF | ft li. | + | + ed sd ic | — | + | + | + Hre. | + | + | — |

Vorschäden: S = Schwachsinn oder Retardation, Hm = Hypermotilität, Ep = Epileptische Anfälle, L = Legasthenie, CP = Cerebral Palsy. V = Verkehrsunfall, F = Fußgänger, Mi = Mitfahrer, Hs = Hochsturz. li. = links, re. = rechts. f = frontal, p = parietal, t = temporal, o = occipital, ed = epidural, sd = subdural, ic = intracerebral. H = Hemiparese, T = Tetraparese.

Psychische Restschäden blieben bei der knappen Hälfte der Gr. V und mit einer Ausnahme bei sämtlichen Patienten der Gr. VI bestehen. Bei der Gr. V überwiegen die leichten Restsymptome, bei den nichtapallischen Patienten der Gr. VI kommen alle Schweregrade, bei den apallischen Patienten nur schwere und schwerste Defektsyndrome vor (Tabelle 12 und 13). Nach offenen Verletzungen behielten alle Patienten Restsymptome unterschiedlichen Ausmaßes (s. Tabelle 8, S. 72).

Eine hirnorganische Wesensänderung kam nur vereinzelt und meist in leichter Form bei den Patienten der Gr. V zur Beobachtung. Nur das Kleinkind mit dem verspätet operierten Epiduralhämatom (V/1) behielt neben einem hochgradigen Intelligenzdefekt auch eine schwere Verhaltensstörung. Dieses Kind blieb pflegebedürftig, während die anderen Patienten der Gr. V voll oder beschränkt schulfähig und, soweit sie die Schule abgeschlossen hatten, auch berufsfähig waren. Mit einer Ausnahme (V/8: Verwahrlosungserscheinungen in der Pubertät bei schwerstem Milieuschaden nach an-

psychischen Restsymptomen unter Ausschluß der apallischen Syndrome

| der Bwl | der Bwtr | des schweren bis mittel-schweren DS | Zentrale Paresen | Spätepilepsie | Restaphasie | Intelligenz-minderung | Wesensver-änderung | Soziale Eingliederung | Beob.-Dauer Jahre |
|---|---|---|---|---|---|---|---|---|---|
| sek. 4 | 17 | ca. 2 J. | +++ | + | − | ++ | +++ | pflegebedürftig, noch nicht schulfähig | 3;— |
| 6 | 10 | 11 | (+) | − | − | + | − | Schulverlust 2 J., will Bäcker werden | 7;8 |
| 5 | 8 | 14 | + | − | − | − | (+) | in Familie und Schule gut. Realschulabschluß mit 1 J. Verlust | 2;10 |
| 7 | 16 | 15 | (+) | − | − | (+) | (+) | beruflich und persönlich gut | 2;2 |
| 35 | 12 | ca. 60 | ++ | − | − | + | ++ | Hilfsschulabschluß, Heim-kind. Schwierigkeiten im Beruf | 11;6 |
| 14 | 7 | 42 | (+) | − | − | + | + | Hilfsschulabschluß, berufliche Schwierigkeiten | 7;10 |
| 17 | 11 | 93 | (+) | + | − | + | +++ | Einzelunterricht, nicht berufsfähig, mehrfach Bagatelldelikte bei organischer Wesensveränderung | 7;9 |

Schweregrade: (+) = latente bzw. leichte, + = mittelschwere, ++ = schwere, +++ = schwerste Störung

fangs unauffälliger allgemeiner und schulischer Entwicklung) war die soziale Integration bei den Verletzten der Gr. V zufriedenstellend.

Dagegen fehlte bei keinem Patienten der Gr. VI eine mehr oder weniger ausgeprägte hirnorganische Persönlichkeitsveränderung. In mehreren Fällen prägte diese das Bild in der Spätphase.

Die Wesensänderung manifestierte sich in verschiedener Form. Das ausgeprägte Bild einer über Jahre anhaltenden hirnorganischen Hyperkinese zeigten 8 Kinder (1 Gr. V, 7 Gr. VI, darunter 4 Apalliker), die im Alter von 5—13 Jahren den Unfall erlitten. Auch wenn schon vor dem Unfall eine Hypermotilität aufgefallen war (3 Fälle), so war diese gegenüber dem schweren posttraumatischen Bild unerheblich. Die Kinder waren ständig in Bewegung, hatten keine Ausdauer, konnten bei keiner Beschäftigung bleiben und zeigten eine hochgradige Konzentrationsschwäche. Dieses Zustandsbild hielt bei 3 Kindern mit schwersten Defektzuständen (VI/3, 4, 9) unver-

Tabelle 13. Gruppe VI: Gedeckte Hirnverletzungen.

Akutes Stadium

| Lfd. Nr. Gruppen-Nr. | Alter und Geschlecht | Vorschäden | Unfallart | Gewalt-einwirkung | Schädelfraktur | Hämatom | Streckkrämpfe Dauer in Tg. | Schock | Atemstörung | Zentrale Paresen | Epileptische Anfälle | Aphasie |
|---|---|---|---|---|---|---|---|---|---|---|---|---|
| 1. VI/9 | 8;1 m | Hm | VF | pt re. | + | + ic | 7 | ++ | ++ | +++ Hli. | − | + |
| 2. VI/10 | 9;2 m | − | VF | f re. t li. | + | − | 8 | +++ | ++ | +++ T | + | − |
| 3. VI/8 | 6;2 w | S Hm | VF | f li. | − | − | 17 | − | ++ | +++ T | + | − |
| 4. VI/3 | 5;5 m | S Hm | VF | ft re. | + | + ic | 20 | +++ | +++ | ++ T | + | +++ |
| 5. VI/4 | 5;5 m | − | VF | o li. | − | − | 30 | +++ | +++ | +++ T | + | +++ |
| 6. VI/6 | 5;7 w | − | Hs | p re. | + | − | 4 | +++ | +++ | +++ T | − | − |
| 7. VI/7 | 5;7 w | − | VRa | t re. | + | + ed | 14 | +++ | +++ | +++ T | + | +++ |

Vorschäden: S = Schwachsinn oder Retardation, Hm = Hypermotilität. V = Verkehrsunfall, F = Fußgänger, Ra = Radfahrer, Hs = Hochsturz. p = parietal, t = temporal, f = frontal, o = occipital. li. = links, re. = rechts. ic = intracerebral, ed = epidural. H = Hemiparese, T = Tetraparese.

ändert bis zur letzten Nachuntersuchung nach 2—7 Jahren an. Bei den anderen Kindern besserte sich das hyperkinetische Syndrom langsam im Laufe der Jahre. Zwei Pat. (VI/5, 12), deren Entwicklung besonders lange verfolgt werden konnte (7;8 bzw. 11 Jahre), verloren zwar allmählich die extreme motorische Unruhe, blieben aber im Wesen sprunghaft, unberechenbar und unkontrolliert. Beide verübten mehrfach, einem augenblicklichen Einfall folgend, Bagatelldiebstähle, die der unmittelbaren Triebbefriedigung dienten. Bei beiden war es nicht die posttraumatische Intelligenzminderung, sondern das grob auffällige Verhalten, das die berufliche und soziale Eingliederung scheitern ließ.

Bei anderen Patienten der Gr. VI war die Wesensveränderung durch Antriebsminderung, Verlangsamung oder durch Reizbarkeit und Stimmungslabilität gekennzeichnet. Die Persönlichkeitsentwicklung verlief bis in die Pubertät hinein häufig verzögert: die Patienten waren kindlicher, als ihrem Lebensalter entsprach, spielten auch oft mit Jüngeren und blieben länger als Gesunde auf den Sozialraum der Familie beschränkt.

Verläufe bei apallischen Syndromen

| Zweit-verletzung | der Bwl | des apall. Syndroms | des schweren DS | Zentrale Paresen | Spätepilepsie | Restaphasie | Intelligenz-minderung | Wesensver-änderung | Soziale Eingliederung | Beob.-Dauer Jahre |
|---|---|---|---|---|---|---|---|---|---|---|
| | | Dauer in Tg. | | Spätstadium / Restsymptome | | | psychisch | | | |
| − | 13 | 6 | ca. 2 Mon. | + + | − | (+) | + + | + + + | nicht gemein-schaftsfähig, Einzelunterricht | 3;7 |
| + | 13 | 11 | ca. 2 Mon. | + Hli. | + | − | + + | + | in Familie gut, Beschulungsver-such in Hilfsschule | 4;2 |
| − | 20 | 5 | 23 Tg. | + + T | − | − | + + | + | in Familie gut, schlechte Hilfs-schülerin | 7;6 |
| + | 16 | 16 | ca. 1 J. | + + Hre. | + | + + + | + + + | + + + | anstaltpflege-bedürftig | 2;— |
| − | 33 | 21 | ca. 2 J. | + + Hre. | + | + + + | + + + | + + + | pflegebedürftig | 7;— |
| + | 40 | 50 | 6 Mon. | + + + | − | − | + + + | + | anstaltpflege-bedürftig, sozial gut angepaßt | nach 2;5 J. verst. |
| + | sek. 25 | >3 J. | − | + + + | + | + + + | + + + | + + + | anstaltpflege-bedürftig | 3;5 |

Schweregrade: (+) = latente bzw. leichte, + = mittelschwere, + + = schwere, + + + = schwerste Störung.

*Intelligenz, Schulleistung, berufliche Eingliederung:* Da die testpsychologischen Er-gebnisse im nächsten Kapitel zusammengefaßt und diskutiert werden, soll hier nur eine tabellarische Übersicht über die Häufigkeit durchschnittlicher und unterdurch-schnittlicher Intelligenz (IQ unter 90) gegeben werden:

| Gruppe | Patienten zahl | Nachuntersuchungsergebnis | | Retardation vor Unfall |
|---|---|---|---|---|
| | | Durchschnitt-liche oder über-durchschnitt-liche Intelligenz | Unterdurch-schnittliche Intelligenz | |
| I—IV | 84 | 66 | 18 | 14 (+1?) |
| V | 12 | 9 | 3 | 2 |
| VI ohne ⎰ apall. | 6 | 3 | 3 | 2 |
| VI mit ⎱ Syndrom | 8 | — | 8 | 2 |
| V und VI | 26 | 12 | 14 | 6 |

Es ist daraus zu ersehen, daß die Gr. V nicht wesentlich von den Vergleichsgruppen I—IV abweicht. Dagegen erreichten nur 3 Pat. der Gr. VI (darunter kein Apalliker) ein durchschnittliches Intelligenzniveau. Sofern schon prätraumatisch eine Intelligenzminderung bestanden hatte, wurde das Gesamtbild doch weitgehend durch das posttraumatische Psychosyndrom bestimmt; nur waren die späteren Kompensationsmöglichkeiten geringer als bei den vor dem Unfall normal intelligenten Kindern.

Zwei Jugendliche waren vor dem Unfall bereits schulentlassen. Bei der letzten Befunderhebung stand kein Kind mehr im Vorschulalter; insgesamt 24 Kinder waren nach dem Unfall schulpflichtig.

| Gruppe | Zahl der Schulkinder | Schulleistungen | | | | | Retardation vor Unfall |
|---|---|---|---|---|---|---|---|
| | | keine Schwierigkeiten | 1—2 Jahre Zeitverlust, dann ausreichend | anhaltende Schulschwierigkeiten | Sonderschule oder Einzelunterrricht | nicht beschulbar | |
| I—IV | 62 | 40 | 9 | 6 | 7 | — | 11 (+1?) |
| V | 10 | 3 | 4 | 1 | 2 | — | 2 |
| VI ohne ⎰ apall. | 6 | — | 1 | 1 | 4 | — | 2 |
| VI mit ⎱ Syndrom | 8 | — | — | — | 3 | 5 | 2 |
| | 24 | 3 | 5 | 2 | 9 | 5 | 6 |

Auch bei den Schulleistungen zeigt sich, daß die Gr. V viel günstiger abschneidet als die Gr. VI. Zwei Kinder der Gr. V, die Schulschwierigkeiten hatten, waren schon vor dem Unfall retardiert. Einen normalen Schulabschluß mit 2 Jahren Zeitverlust erreichte nur ein Patient der Gruppe VI. Fünf Kinder waren infolge des schweren posttraumatischen Psychosyndroms, teilweise in Verbindung mit wenig gebesserten Restaphasien, nicht beschulbar.

| Gruppe | Schulentlassen bei Nachuntersuchung | Berufliche Eingliederung | | | |
|---|---|---|---|---|---|
| | | Ausübung eines erlernten Berufes | In Berufsausbildung | Anlerntätigkeit | keine berufliche Eingliederung |
| V | 6 | 2 | 3 | 1 | — |
| VI | 5 | 1 | 1 | — | 3 |
| | 11 | 3 | 4 | 1 | 3 |

Die beiden zur Gr. V gehörenden Jugendlichen, die vor dem Unfall schon berufstätig waren (V/12, 13) erreichten im 2. Jahr nach dem Unfall wieder ihren früheren Leistungsstandard, den sie später noch verbesserten. Drei Pat. begannen eine Berufsausbildung, deren Erfolg noch nicht abzusehen ist. Ein junges Mädchen wurde als Verkäuferin angelernt.

Unter den 5 Pat. der Gr. VI, die das Berufsalter erreichten, befindet sich kein Apalliker. Der einzige psychisch normalisierte Patient der Gr. VI machte mit 2 Jahren Zeitverlust eine Lehre als Einzelhandelskaufmann durch und übte späterhin diesen Beruf zur Zufriedenheit aus. Ein früherer Realschüler begann eine Buchbinderlehre; dieser Beruf, der ihm bei guten praktischen Leistungen theoretische Schwierigkeiten bereitete, lag unter seiner prätraumatischen Sozialprognose. Als nicht geglückt ist die berufliche Eingliederung bei den beiden bereits erwähnten Patienten mit der schweren organischen Wesensänderung zu bezeichnen. Auch ein schon prätraumatisch debiles Mädchen (VI/11) hatte infolge seiner starken Verlangsamung, Antriebsschwäche und mangelnden Übersicht bei jeder Arbeit Schwierigkeiten und wechselte ständig die Stellen. Da die Patientin den eigenen Leistungsmangel infolge ihrer Kritikschwäche nicht erkannte, wollte sie sich mit einer einfachen, ihr angemessenen Tätigkeit nicht zufrieden geben.

Zwei über 20jährige Pat. waren bei der letzten Nachuntersuchung verheiratet.

Bei den Nachuntersuchungsergebnissen zeichnet sich deutlich der Unterschied zwischen den Gruppen V und VI und innerhalb der Gr. VI zwischen nicht apallischen und apallischen Patienten ab. Bis zu einer Dauer der initialen Bwl von 8 Tagen (Gr. V und 1 Fall Gr. VI) sind die Katamnesen hinsichtlich der körperlichen und psychischen Wiederherstellung überwiegend günstig. Teilremissionen mit körperlichen und psychischen Restschäden, die eine erfolgreiche Beschulung und eine spätere berufliche Tätigkeit erlaubten, wurden bei Verletzten der Gr. VI bis zu einer Bwl von 14 Tagen gefunden. Jedoch lagen die Erfolge unter der prätraumatischen Sozialprognose. Bei längerer Dauer der Bwl (bis zu 35 Tagen) kam es bei den nicht apallischen Patienten der Gr. VI sowohl zu schwereren neurologischen Residuen als auch zu ausgeprägten psychischen Restschäden. Am schlechtesten sind die Ergebnisse nach apallischen Syndromen: die Kinder, die kurzdauernd apallisch waren, behielten sowohl eine erhebliche Senkung des gesamten Intelligenzniveaus als auch mehr oder weniger grobe Auffälligkeiten im Verhalten bei. Nach langdauernden apallischen Zuständen blieben ausnahmslos schwere körperliche und psychische Defektzustände bestehen.

Unsere Ergebnisse stimmen mit denen von FROWEIN, AUF DER HAAR u. Mitarb. [61 a] insofern überein, als sich — von einzelnen Ausnahmen abgesehen — die Prognose mit zunehmender Dauer der Bwl hinsichtlich der schulischen und beruflichen Leistungsfähigkeit verschlechtert. HJERN und NYLANDER [84] fanden dagegen keine sichere Korrelation zwischen Dauer der Bwl und den Spätfolgen.

# 4. Diskussion der test-psychologischen Nachuntersuchungsbefunde bei den Verletzten der Gruppen IV, V und VI

Bei 36 der insgesamt 43 Pat. der Gruppen IV—VI kamen testpsychologische Untersuchungsverfahren (s. S. 11) zur Anwendung.

Die Abb. 26 gibt einen *Überblick über die Verteilung der am Ende des Beobachtungszeitraumes* von mindestens 2, längstens 11 Jahren *ermittelten Intelligenz-Quotienten*. Die Extremwerte der meßbaren IQ lagen bei 56 (IV/7) und 128 (IV/6). Bei 5 Kindern der Gruppe VI, die sämtlich langdauernde apallische Syndrome gehabt hatten, war die Intelligenzminderung so hochgradig, daß ein IQ nicht ermittelt wer-

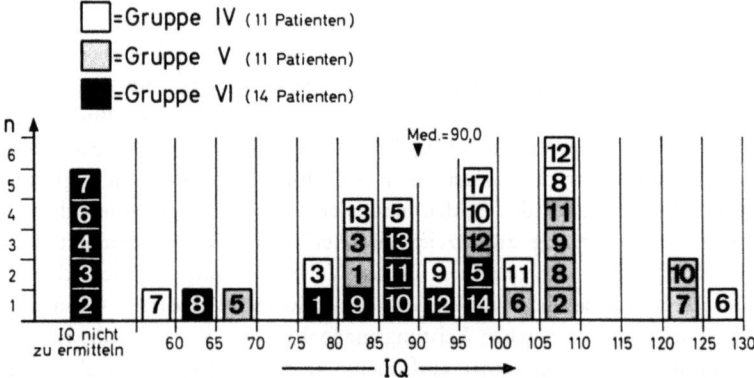

Abb. 26. IQ bei 36 Pat. mit posttraumatischer Bwl am Ende des Beobachtungszeitraumes.
Die Zahlen geben die Patientennummern innerhalb der 3 Gruppen an

den konnte. Abgesehen von diesen 5 Kindern kamen IQ bis 70 nur bei 3 Kindern vor,
bei denen schon vor dem Unfall eine Intelligenzminderung bekannt war.

Für die Häufigkeitsverteilung (mit Einschluß der 5 schweren Defektzustände, für
die hypothetisch ein IQ unter 50 angenommen wurde) ergibt sich ein Medianwert von
90,00. Vergleicht man die Gruppen untereinander, so findet sich zwischen den 11 Pat.
der Gr. IV und den 11 Pat. der Gr. V kein signifikanter Unterschied der IQ-Verteilun-
gen. Bedeutsam ist die Abweichung jedoch für die Patienten der Gr. VI gegenüber den
Gr. IV und V: bis auf 3 Fälle liegen die IQ dieser Patienten unter dem Median der
Gesamtverteilung, was statistisch gesichert ist (Chi$^2$ = 7,48; $p$ = 0,01).

Überraschend ist das Ergebnis, daß die Patienten der Gr. V zwar längere Erholungszeiten brauchen, sich aber im Spätstadium in den Testleistungen von denen der
Gr. IV nicht unterscheiden. Wie aus dem Diagramm hervorgeht, hatten 2 Pat. der
Gr. V die in der Rangordnung an 2. Stelle stehenden IQ von 120—125. Dagegen erzielte kein Kind der Gr. VI einen höheren IQ als 97.

Bei 2 Pat. der Gr. VI (VI/1, 9) wurden die niedrigen Testergebnisse im HAWIK
weitgehend durch eine Restaphasie verursacht. Bei ihnen fiel der Verbalteil erheblich
schlechter aus als der Handlungsteil. Uns scheint, daß zu dem schlechten Ergebnis nicht
nur ein Defizit an sprachlicher Ausdrucksmöglichkeit beiträgt, sondern daß vielmehr
kognitive Prozesse, die durch Sprache als Konstituens determiniert sind, nicht adäquat
ablaufen. Diese Beobachtung entspricht modernen sprachpsychologischen Forschungsergebnissen [83, 248]. Wie zu erwarten, erzielten beide Kinder beim Raven-Test deutlich bessere Resultate.

Ganz allgemein deutet sich für die Gruppen IV, V und VI beim HAWIK oder
HAWIE ein schlechteres Abschneiden im Handlungsteil an, sofern nicht eine Restaphasie
vorliegt. Diese Feststellung wurde von MAYER [152] an erwachsenen Verletzten mit
substantiellen Hirnschäden statistisch gesichert. Wegen der geringen Größe unserer
Gruppen und der nicht-normalen Verteilung kann von uns eine statistische Absiche-
rung der Beobachtung nicht vorgewiesen werden. Auch haben wir bei einigen Jugendlichen die HAWIE-Kurzform nach DAHL (WIP) angewandt, die keine Differenzierung
im Verbal- und Handlungsteil erlaubt. Bei diesem Verfahren waren die Differenzen
zwischen den verbalen Untertests Allgemeines Wissen und Gemeinsamkeiten-finden

einerseits und den Handlungs-Untertests Bildergänzen und Mosaiktest andererseits gering; jedoch fanden wir eine größere Variationsbreite der beiden Handlungs-Untertests gegenüber den Verbaltests. Minderleistungen im Mosaiktest, wie sie für Hirnschädigungen pathognomonisch sein sollen [37, 79, 79 a], haben wir nicht durchgehend beobachten können. Schlechte Ergebnisse kamen durch Verlangsamung oder durch rigides Problemlösungsverhalten zustande.

In Abb. 27 wird die *Beziehung zwischen der Dauer der posttraumatischen Bwl und den* am Ende der Beobachtungszeit *ermittelten Intelligenz-Quotienten* dargestellt. Für die Gr. V und VI (hier unter Ausschluß der nicht testbaren Patienten) errechneten wir eine Rangkorrelation zwischen den beiden Variablen „Dauer der Bwl" und „IQ in der Spätphase". Die Höhe dieser Korrelation mit −0,43 zeigt einen mäßigen, reziproken Zusammenhang zwischen den beiden Variablen an (Signifikanzniveau $p = 0,05$).

*Visuomotorische Störungen,* die in der Remissionsphase bei allen Patient nachweisbar waren, normalisierten sich bis zum Ende der Beobachtungszeit nur bei 12 Pat. (Gr. IV: 4 Pat., Gr. V: 5 Pat., Gr. VI: 3 Pat.). Die visuomotorische Störung erwies sich als weitgehend intelligenz-unabhängig. Diese Feststellung entspricht den Ergebnissen von PASCAL und SUTTELL [177], während WEWETZER [246] Zusammenhänge mit der Intelligenz annahm.

Die *Konzentrations-Prüfverfahren,* die nicht in jedem Falle angewendet werden konnten, zeigten bei 15 Pat. (7 mit K-V-T, 8 mit K-L-T getestet) die folgenden Er-

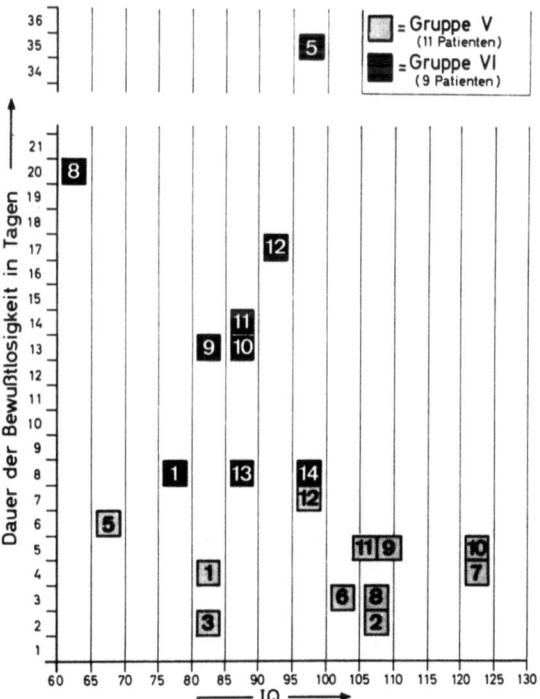

Abb. 27. Beziehung zwischen dem IQ und der Bewußtlosigkeitsdauer, ermittelt am Ende des Beobachtungszeitraumes (mindesten 2, längstens 11 J.)
Die Zahlen geben die Patientennummern innerhalb der beiden Gruppen an

gebnisse: beim K-V-T wurde für die Gesamt-Sorgfaltsleistung der Standardwert von 100 (= Durchschnitt) von keinem der Patienten überschritten. Beim K-L-T erzielte nur 1 Pat. der Gr. IV ein gut durchschnittliches Ergebnis. Eine Kompensation von Zeitbedarf durch Genauigkeit, wie wir sie bei Erwachsenen nach Hirntraumen häufig beobachtet haben, kam bei den Kindern und Jugendlichen nur in 2 Fällen vor.

Neben der Minderung eigentlicher Intelligenzleistungen können sich auch *Störungen, des Antriebs, mangelhafte psychische Steuerung, Verlangsamung* und *emotionale Veränderungen* auf die Ergebnisse von Leistungstests nachteilig auswirken. Wie die Katamnesen ergaben, beeinträchtigen diese Faktoren auch die Konkurrenzfähigkeit in Schule, Beruf und anderen sozialen Bereichen.

## 5. Traumatische Aphasien

Es wurde bereits darauf hingewiesen, daß bei den Patienten der Gr. III—VI verschiedentlich Aphasien zur Beobachtung kamen. Nach der Dauer der Störung und nach der Vollständigkeit der Restitution lassen sich 3 Gruppen unterscheiden, die transitorischen Aphasien von wenigen Tagen, die länger dauernden Aphasien mit guter Besserungstendenz und die wenig oder gar nicht rückbildungsfähigen Totalaphasien bei schweren psychischen Defektzuständen.

*a) Transitorische Aphasien:* Fünf Kinder und Jugendliche hatten nach Aufhellung der Bewußtseinslage Wortfindungsstörungen und Paraphasien, die von kurzer Dauer waren.

Tabelle 14

| | Aphasische Störung | | Neurologische Symptome | | Dauer der psychischen Symptome | EEG-Herd | |
|---|---|---|---|---|---|---|---|
| | Art | Dauer | Art | Dauer | | Lokalisation | Dauer |
| 1. III A/88 16;11 J. m | Wortfindungsstörung | Unf.-Tg. | Hämatotymp. mit Hörschaden und per. Fac. Par. li. | 25 Tg. D für N VIII Schäd. | 3 Tg. | ot li. | 24 Tg. |
| 2. IV/6 5;8 J. m | Wortfindungsstörung Paraphasie | 1. Tg. | Jacksonanf. H re. | D (+) H re. | 64 Tg. | pt li. | 2. Tg. bis 7;1 J. |
| 3. III B/57 11;7 J. m | Wortfindungsstörung Paraphasie | 1. und 2. Tg. | H li. | H li. (+) D Spätepilepsie | 40 Tg. | li. re. | 1.—12. Tg. 13. Tg. bis 4. J. |
| 4. III A/92 18;1 J. m | Wortfindungsstörung Dyslexie | 1. bis 4. Tg. | zentr. Fac. Par. re. | 35 Tg. | 16 Tg. | ot li. | 18. Tg. |
| 5. V/3 5;— J. w | Wortfindungsstörung Paraphasie | 13. bis 15. Tg. | H re. | D (+) H re. | 3 Mon. | t li. ot re. | 56. und 72. Tg. 1;3 J. |

H = Hemiparese, li. = links, re. = rechts, D = Dauerschaden, t = temporal, o = occipital, p = parietal, (+) = latente Störung, Fac. = Facialisparese.

Wie die Übersicht zeigt, hielten die leichten aphasischen Störungen bei 4 Pat. 1—4 Tage und bei einem Kind (V/III) nach längerer Bewußtseinsstörung und anfänglichem Mutismus vom 13. bis zum 15. Tag an. Die posttraumatischen psychischen Symptome bildeten sich langsamer, aber ohne Ausnahme vollständig zurück. Vier Pat. behielten geringe neurologische Restschäden, 1 Pat. bekam eine Temporallappen-Epilepsie. Im EEG waren in allen Fällen Linksherde, manchmal auch Doppelherde nachweisbar.

Kurzdauernde Aphasien und andere hirnpathologische Herdsymptome wurden von Röttgen, Selbach, v. Stockert und Tönnis [200] in der Ödemphase nach Hirntumoroperationen und von Faust [50] in der posttraumatischen Ödemphase beschrieben. Auch bei unseren Patienten sind die flüchtigen und voll reversiblen Symptome auf das posttraumatische Hirnödem zu beziehen.

*b) Länger dauernde Aphasien mit guter Besserungstendenz oder vollständiger Remission:* 10 Pat. hatten länger dauernde Aphasien, die bei 8 voll reversibel waren. In keinem Falle lag eine Totalaphasie vor.

Bei den Patienten 1—8 mit den voll reversiblen Syndromen handelte es sich meistens um motorisch-aphasische oder amnestisch-aphasische Bilder, in einem Falle um eine gemischte Aphasie. Die Rückbildungszeit betrug mindestens 3 Monate, längstens 2 Jahre.

Auch leichtere aphasische Störungen beeinträchtigten die Restitution der intellektuellen Fähigkeiten. Man muß berücksichtigen, daß Intelligenzleistungen meistens über das Medium der Sprache ermittelt werden und daß dadurch Fehlbeurteilungen entstehen können. Abgesehen davon lag aber in diesen Fällen eine tatsächliche kognitive Schwäche vor, z. B. dadurch, daß merkmalsdifferenzierende Begriffe verloren gegangen waren oder unsicher beherrscht wurden. In allen Fällen war der Sprachantrieb, oft sehr lange Zeit, vermindert. Die Beurteilung von Schreib- und Leseschwierigkeiten aphasischer Kinder in den ersten beiden Schuljahren war mitunter durch die gleichzeitigen mnestischen Störungen erschwert. Auch nichtaphasische Kinder hatten, wie bereits geschildert wurde, häufig ihre Schulkenntnisse einschließlich des Lesens und Schreibens eingebüßt und mußten diese neu erwerben. Wenn die Sprache sonst unauffällig geworden war, fiel manchmal noch eine etwas verminderte Flüssigkeit des Sprechens auf. Ein mit 7 Jahren verletztes Mädchen (IV/8) verwechselte 3 Jahre nach dem Unfall gelegentlich noch die Tempora und die Zeitadverbien.

Bei den beiden zuletzt aufgeführten Kindern war noch am Ende der Beobachtungszeit von 4 bzw. 5$^1$/$_2$ Jahren eine leichte Restaphasie nachweisbar.

Der mit 8 J. verunglückte Knabe (VI/9), der sich nach Ausräumung eines Hämatoms im li. Temporallappen und nach einem 6tägigen apallischen Syndrom körperlich und psychisch nur langsam erholte, hatte als einziger keine anhaltende Minderung des Sprachantriebs, sondern gehörte zu den sog. flüssig sprechenden Aphasien, die bei Kindern selten vorkommen [69]. Er hatte außerdem eine Autotopagnosie und eine Raumsinnstörung. Die Restaphasie war am Ende der Beobachtungszeit nach 4 J. nur geringfügig, während die Intelligenz, insbesondere die Urteilsfähigkeit, und das Verhalten zu diesem Zeitpunkt noch so schwer gestört waren, daß weder der Besuch eines Kindergartens noch die Beschulung in einer kleinen Gruppe möglich waren.

Bei dem jüngsten Kind dieser Gruppe, einem mit 3 Jahre verunglückten Mädchen (VI/1) (s. S. 69) bestand als Folge einer offenen linksseitigen frontolateralen Verletzung mit Zerstörung der Brocaregion eine anfangs komplette Aufhebung der expressiven Sprache bei erhaltenem Sprachverständnis. Dieser grundsätzlich wichtige

Tabelle 15

| Lfd. Nr. | Gr.-Nr. Alter Geschlecht | Aphasische Störung | | | Zentrale Paresen | Restsymptome psycho-organisch, Beobacht. 2—11 J. | EEG-Herdbefunde | |
|---|---|---|---|---|---|---|---|---|
| | | Art | Agraphie Alexie | Dauer | | | Lokalisation | Dauer |
| 1. | IV/12 10;6 w | motor.-amnest. | + | 3 Mon. | + H re. | — | Hem. li. t re. | 3 Mon. 1 J. |
| 2. | V/4 8;2 m | motor.-amnest. | + | 3 Mon. | — | + | ft li. | 2 J. |
| 3. | VI/5 5;7 m | motor.-amnest. | + Erlernungs-erschwerung | 9 Mon. | +++ H li. | ++ | po li. pt re. | 10 Mon. 1;7—11 J. |
| 4. | V/12 18;10 m | amnest. | — | 1 J. | + H re. Linkshänder | + | pt re. | 8 Mon. |
| 5. | III B/102 19;— m | gemischte A. | + | 2 J. | + H re. | — | ot li. | 15 Tg. |
| 6. | IV/8 7;5 w | motor.-amnest. | + | 2 J. | + Fac. re. | — | Hem. li. Hem. re. | 1;3 J. 0;7—2 J. |
| 7. | VI/14 16;4 m | amnest. | — | 2 J. | + H re. | + | ft li. Hem. re. | 6;1 J. 0;3—0;6 J. |
| 8. | VI/12 13;8 m | motor.-amnest. | + | 2 J. | (+) H re. | +++ | ot li. | 7;9 J. |
| 9. | VI/9 8;1 m | gemischte A. | + | über 4 J. | +++ H li. | +++ | Hem. li. zo re. | 3;10 J. 0;10 bis 3;10 J. |
| 10. | VI/1 3;3 w | motor. kompl. | + später Erlernungs-erschwerung | über 7;8 J. | +++ H re. | + | ft li. | 7;8 J. |

H = Hemiparese, li. = links, re. = rechts, Fac. = Facialisparese, (+) = latente, + = leichte, ++ = schwere, +++ = schwerste Störung, f = frontal, z = zentral, t = temporal, o = occipital, p = parietal.

Fall, dessen Verlauf von Anfang an sorgfältig beobachtet und fast 8 Jahre hindurch verfolgt wurde, soll näher beschrieben werden.

*Fall VI/1: Lilo C.* Die Art der Verletzung, das Initialsyndrom und der Anfangsverlauf wurden bereits bei den offenen Hirnverletzungen erwähnt, so daß hier lediglich auf die Restitution der Aphasie eingegangen wird.

*4 Wo. n. Unf.* nach Entfernung der Trachealkanüle noch sehr apathisch, bewegt sich wenig, spricht nicht, hat aber Blickkontakt mit Umgebung, lächelt, greift nach Spielzeug und hält mit der linken nicht gelähmten Hand die Flasche beim Trinken fest.

Im *2. Mon. n. Unf.* lebhaftere Motorik, Strampelbewegungen wie die eines Säuglings, besonders wenn die Flasche erscheint. Lilo beginnt zu schreien, wenn sie diese nicht schnell genug bekommt. Sie spricht nicht, versteht aber einfache Sätze, beantwortet Fragen mit Nicken oder Kopfschütteln, bewegt manchmal die Lippen, als wollte sie Laute formen, stößt gurrende und juchzende Töne aus, mitunter auch einzelne Laute (a, ne).

Im *3. Mon. n. Unf.* spielt L. mit Puppen, Tieren, Autos, Bausteinen und dreht an einem Spieltelefon. Sie ist lebhaft, beobachtet die Umgebung genau, erkennt die Angehörigen, hat Kontakt mit den anderen Kindern. Sprachverständnis altersentsprechend, zeigt die Körperteile, befolgt Aufforderungen, summt richtig von früher bekannte Melodien.

Spontane Ausrufe der Freude oder des Zorns wie „a, oh und da". Sie beginnt am Ende des 3. Mon. Vokale nachzusprechen.

Beim Spielen mit anderen Kindern lautes Jauchzen, bei Abwehr lautes Geschrei. Versucht mit Geschrei und Gestik ihren Willen durchzusetzen.

Im *4. Mon. n. Unf.* wird das Sprachverständnis immer differenzierter, außerdem auch gute Situationserfassung.

Neben affektiven Ausrufen jetzt auch Lallmonologe, in denen die Vokale abgewandelt werden, z. B.: Mamma, Momo, Mimi usw. Spontan und auf Geheiß Nachsprechen, z. B.: Mamma, Papa, a-a, wiederholt die Worte auch für sich, wird immer sprachfreudiger. „A-a" wird erstmals mit Sinnbezug gesagt, als das Kind das Töpfchen benutzen will. Beim Anhören des von früher bekannten Liedes „Alle meine Entchen ..." wiederholt L. perseverierend „Alle, alle, alle ..." mit überschießenden Zungenbewegungen und begleitet dies mit früher erlernten Gesten.

Im *5. und 6. Mon.* Vergrößerung des Sprachschatzes. Immer mehr Worte mit Sinnbezug, z. B. „Ja", schüttelt bei Negation dagegen nur den Kopf, bezeichnet sich selbst als „Lilo", sagt „Mama" und „Papa", verwechselt aber beides noch, sagt „Bär" zu ihrem Teddy usw. Oft Lautmalerei wie „tut tut", „Wau wau", schreit „Au weh" oder „Wehweh", wenn sie sich verletzt. Beim Versuch des Nachsprechens öfters Wortverstümmelungen oder nur Aussprechen des ersten Buchstabens, z. B. „O" für Ohr, „No" für Nase, „Ha" für Hand. In Erregung geht das Kind auf Gesten über oder perseveriert Ausrufe wie „Dieda", „didom" ... L. beobachtet sehr gut, ahmt z. B. beim Fasching trotz der Hemiparese Twistbewegungen nach, die die älteren Kinder ausführten.

Im *7. Mo.* beginnt regelmäßiger Sprachunterricht. Nunmehr rasche Zunahme des Wortschatzes, Verbesserung der Artikulation und der Genauigkeit des Nachsprechens. Die Spontanäußerungen beschränken sich auf Einzelworte oder Wortkombinationen, z. B. „Lilo auch" und „Auto tut tut". Das erste Verb in Infinitivform ist „haben". Nachahmen von Tierstimmen gelingt leichter als das Nachsprechen von Worten. Auf dem Spielplatz saß L. auf einem Bus-Klettergerüst und rief unentwegt „einteigen, einteigen".

*9 Mon. n. Unf., am 4. Geburtstag, Entlassung nach Hause.*

Aus dem *Bühler-Hetzer-Entwicklungstest* kann L. so viele Aufgaben bewältigen, daß sich trotz der aphasischen Störung ein *EQ von 102* errechnet.

L. spricht bei der Entlassung in Einzelworten, affektiven Ausrufen und kurzen Telegrammstilsätzen.

Nachsprechen und Spontansprechen flüssiger als am Anfang. Artikulation besser. Immer noch Wortverstümmelungen, z. B. „Burtstag" (Geburtstag) und „Lilo han", womit gemeint war, daß sie nach Hause kommen sollte. Andere Worte, wie „bitte, bitte", „geht weg" und „Autofahren wie Mutti" werden wieder sehr deutlich artikuliert.

*1 J. n. Unf.* Unter regelmäßiger Sprachtherapie ist die Sprache reichhaltiger und ausdrucksvoller geworden; immer noch Telegrammstil.

*2;3 J. n. Unf.* In letzter Zeit nur unregelmäßiger Sprachunterricht. Spielte meist mit 2 J. jüngerem Bruder, sprach mit diesem „Kauderwelsch". L. hat sprachlich keine Fortschritte gemacht, ist scheu, spricht leise, sehr undeutlich, nur im Telegrammstil. Läßt sich vom Vater vorsagen, was sie sprechen soll. Gibt kleine Verse, die sie erlernt hat, nur verstümmelt wieder. Sehr schlechte auditive Merkfähigkeit.

*3 J. n. Unf.* Unveränderter Zustand. Auf unser Betreiben wird L. in der Kindertagesstätte für behinderte Kinder aufgenommen. Bühler-Hetzer-Test ergibt bei der jetzt 6jährigen Leistungen, die dem Alter von 4—5 J. entsprechen.

*3;7 J. n. Unf.* Erstmals brachio-faciale Jacksonanfälle re. Nach regelmäßigem Unterricht beim Rektor der Sprachheilschule gute sprachliche Fortschritte: L. spricht noch im Telegrammstil, aber viel besser artikuliert, hat größeren Wortschatz. Sie spricht von sich selbst teils klein-kindhaft in der 3. Person, teils schon mit Ich-Bezeichnung.

*4;6 J. n. Unf.* Nach Einschulung in die Sprachheilschule mußte das 1. Schuljahr wiederholt werden, weil die Leistungen wechselnd waren und durch die Merkschwäche beeinträchtigt wurden. Nach Bericht des Sprachlehrers Besserung der motorisch-amnestischen Ausfälle, des Agrammatismus und des Sprachentwicklungsrückstandes; L. verfügt über etwa 120 Begriffe von Bildkarten und kann auch komplexere bildliche Darstellungen sprachlich differenzieren. Abbau der partiellen Dyslalie. Sprachverständnis auch in der Schule von Anfang an alters-gemäß.

*5;6 J. n. Unf. letzte Untersuchung:* L. hat inzwischen gute schulische Fortschritte gemacht, wurde in die 2. Kl. versetzt. Sie hat guten Kontakt mit Gleichaltrigen und Erwachsenen.

*Psychischer und hirnpathologischer Befund:* L. spricht teils im Telegrammstil, teils in ein-fachen syntaktisch richtigen Sätzen. HAWIK, Peabody-Picture-Vocabulary, BENDER, modifi-zierter RAVEN aus Testbatt. für geistig Behinderte werden durchgeführt, Abstraktionsleistungen an anschaulichem Material (RAVEN) gut durchschnittlich. Dagegen stehen die sprachabhängigen Abstraktionen auf niederer Ebene: anstelle von Oberbegriffen Angabe von konkreten funk-tionalen Gemeinsamkeiten. Exakte Definitionen werden durch ungefähre assoziative Ver-bindungen ersetzt, ferner liegende Aspekte des zu beschreibenden Sachverhaltes werden für die Definition herangezogen. Außerdem formale sprachliche Perseverationstendenz (... ist, wenn; ... ist, daß man ... usw.). Bilder, die sich auf zusammengesetzte Hauptwörter beziehen, kön-nen nicht sicher identifiziert werden (z. B. Sommersprossen, Beförderungsmittel). Die schul-abhängigen Leistungen entsprechen dem Schulniveau.

Nach wie vor auditive Merkschwäche und visuomotorische Störung. Zahlenreversion nicht möglich. Bei Aufgaben an konkretem Material (Mosaiktest, Zusammensetzen von Figuren) werden einmal eingeschlagene Lösungswege perseverierend wiederholt, auch wenn sie nicht zum Erfolg führen. *Gesamt-IQ nach HAWIK 77* (VIQ 77, HIQ 82). Im Verhalten ist L. aktiv, kontaktfreudig, aufgabenbereit und spontan mitteilsam, in der Stimmung ausgeglichen und fröhlich.

Bei Aphasieprüfung 7;8 J. n. Unf. kein Telegrammstil mehr, jedoch sprachliche Insuffizienz i. S. einer retardierten und konkretistischen Sprache [9]. Dadurch Erschwerung differenzierter Denkprozesse.

Bei dem 3jährigen Kind, das vor dem Unfall normal entwickelt war, stellte sich nach Abklingen der Bewußtseinsstörung heraus, daß es bei erhaltenem Sprachverständ-nis und bei Fehlen von Lähmungen der Sprechmuskulatur unfähig war zu sprechen, daß also eine motorische Aphasie vorlag. Das außerordentlich lebendige und kontakt-freudige Mädchen verständigte sich anfangs durch Lächeln, Gestik und Geschrei. Nach 4 Wochen erfolgte die erste spontane Lautbildung, die allmählich reichhaltiger wurde und Freude, Ungeduld oder Unmut zum Ausdruck brachte. Der Wiedererwerb der Sprache vollzog sich vom 3. Monat an — ähnlich der normalen Sprachentwicklung — über die Bildung von Einzellauten mit zunehmender emotionaler Differenzierung von Silben, Silbenverdoppelungen, Lallmonologen, Nachahmen von Lauten, Silben und Wörtern, die teils abgekürzt und in kleinkindhafter Weise verstümmelt wurden, bis zu Einwort-Sätzen, Telegrammstilsprache und schließlich zu einfachen syntaktisch richtigen Satzformen. Hinsichtlich der allgemeinen Intelligenz ergab sich eine Störung der Fähigkeit, über Merkmalskategorien sprachlich zu verfügen. Der IQ von 77 im HAWIK 5;6 Jahre nach dem Unfall gibt es nicht das tatsächliche geistige Potential des Kindes wieder, da er weitgehend über das Medium der Sprache ermittelt wird. Denn bei anschaulichen Aufgaben (Raven) wurden altersentsprechende Leistungen erbracht. Ähnliche Diskrepanzen zwischen HAWIK und Raven wurden auch von GLONING und HIFT [69] bei Aphasien im Vorschulalter beobachtet.

---

9 Die Untersuchung im Spätstadium wurde von Dr. VON STOCKERT vorgenommen.

Aphasien nach Hirntraumen im Kindesalter, die vorwiegend die expressive Sprache betreffen, wurden von MINKOWSKI [159], ANDRÉ-THOMAS u. Mitarb. [7], CORBOZ und GYSLING [35], E. GUTTMANN [76] sowie von ALAJOUANINE und LHERMITTE [6] beschrieben. Unser Fall ähnelt am meisten dem von CORBOZ und GYSLING, bei dem ebenfalls die linke Brocaregion; zerstört war und anfangs eine komplette motorische Aphasie und eine rechtsseitige Hemiplegie bestanden. Auch bei diesem Kind, einem 9jährigen Knaben, gelang allmählich die Neuerlernung der gesprochenen und geschriebenen Sprache; die Aphasie war nach 2 Jahren gebessert, aber noch nicht behoben. Die Restitution der Sprache und ihre Weiterentwicklung müssen in beiden Fällen auf eine Funktionsübernahme durch die rechte Hemisphäre zurückgeführt werden. Dies wird dadurch ermöglicht, daß die Dominanzentwicklung längere Zeit beansprucht und erst im Schulalter zum Abschluß kommt.

*c) Wenig oder gar nicht rückbildungsfähige Totalaphasien* wurden bei 3 im Alter von 5 Jahren verletzten Kindern mit schwerer diffuser Hirnschädigung nach langdauerndem apallischem Syndrom beobachtet.

Tabelle 16

| Lfd. Nr. | Gr.-Nr. Alter Geschl. | Total-aphasie Dauer | Zentrale Paresen | Psycho-organische Restsympt. | EEG-Herdbefunde | | Beob-achtungs-dauer |
|---|---|---|---|---|---|---|---|
| | | | | | Lokali-sation | Dauer | |
| 1. | VI/4 5;5 m | + ca. 8 Mon. | +++ H re. | +++ | t li. to re. | bis 7;— J. 4 Mon. bis 5;10 J. | 7;— J. |
| 2. | VI/3 5;5 m | + über 4 J. | +++ H re. | +++ | ft li. Hem. re. | bis 1;10 J. ab 8. Mon. klin. 4 J. bis 2;— J. | 2;— J. |
| 3. | VI/7 5;7 w | + über 3;5 J. | +++ T | +++ | oc re. Hem. li. | ab 9 Mon. bis 1;2 J. 9. und 10. Mon. | 3;5 J. |

Abkürzungen s. Tabelle 15 (S. 122)

Im ersten Fall begann nach 6—8 Monaten ein gewisses Sprachverständnis für einfachste Sachverhalte, das sich im Laufe der Jahre allmählich verbesserte. Die expressive Sprache blieb während der knapp 7jährigen Beobachtungszeit auf wenige Worte wie „Mama", „Papa", „Auto", auf das Nachahmen von Tierstimmen und emotional gefärbte Ausrufe beschränkt.

Von dem 2. Pat. wurden im Verlaufe der Klüver-Bucy-Phase, etwa 1 Jahr nach dem Trauma, einzelne Worte, z. B. der eigene Name, perseverierend nachgesprochen und gelegentlich auch Bezeichnungen wie „Kaffee" und „Butterbrot" beim Hereinfahren des Essenswagens mit Sinnbezug hervorgebracht. Es ist nicht ganz erklärlich, wodurch bei diesem Kinde am Ende der Beobachtungszeit nach 4 Jahren alle Sprachreste verloren gegangen waren. Zu diesem Zeitpunkt war auch die akustische Aufmerksamkeit so stark herabgesetzt, daß bei erhaltenem Gehör selbst vom Abschießen einer Spielzeugpistole hinter dem Patienten kaum Notiz genommen wurde.

Im 3. Fall eines chronischen apallischen Syndroms blieb jede sprachliche Kommunikation bei bestehender Hörfähigkeit aufgehoben.

# 6. Statistische Zusammenhänge zwischen Dauer der Bewußtlosigkeit (Bwl) und anderen psychopatho-metrischen Variabeln

Als Ergänzung zu den klinischen Verlaufsbeobachtungen wurde in Anlehnung an eine Untersuchung von FLATTEN [52] der zeitliche Ablauf der verschiedenen Phasen der traumatischen Funktionspsychose überprüft. In die statistischen Berechnungen wurden alle Verletzten mit posttraumatischer Bwl (Gruppe III—VI) mit Ausnahme derjenigen mit apallischen Syndromen (8 Pat.), die eine von den anderen abweichende Verlaufsform haben, einbezogen:

104 Pat. der Gruppe III  Bwl bis zu 1 Std
 17 Pat. der Gruppe IV  Bwl über 1 Std—24 Std
 12 Pat. der Gruppe  V  Bwl über 1 Tg.—7 Tg.
  6 Pat. der Gruppe VI  Bwl über 1 Wo.

Weiterhin wurden die Beziehungen zwischen Dauer der Bwl und Häufigkeit und Schweregrad psychischer Restsymptome bei den Gr. IV—VI (einschließlich der apallischen Patienten) untersucht.

Die Ergebnisse wurden mit denen verglichen, die FLATTEN bei Prüfung der klinischen Zusammenhänge zwischen den reversiblen psychischen Symptomen und den „Abbausyndromen" an 100 Erwachsenen mit Hirnkontusionen verschiedener Schwere (Bwl unter 1 Std bis zu 21 Tagen) erhoben hat.

Tabelle 17. Beziehung zwischen Dauer der Bwl und der Bwtr

| Dauer der Bwl | Anzahl der Patienten | Keine Bwtr | Dauer der Bwtr [a] | | | | | | | | |
|---|---|---|---|---|---|---|---|---|---|---|---|
| | | | bis 1 Std | bis 24 Std | bis 2 Tg. | bis 3 Tg. | bis 4. Tg. | 5—10 Tg. | bis 15 Tg. | bis 20 Tg. | bis 25 Tg. |
| Gr. III A 1—30 min | 91 | 17 | 29 | 41 | 3 | 1 | — | — | — | — | — |
| Gr. III B 31—60 min | 13 | — | 1 | 6 | 4 | 2 | — | — | — | — | — |
| Gr. IV 1—24 Std | 17 | — | 1 | 6 | 3 | 1 | 1 | 5 | — | — | — |
| Gr. V 1—7 Tg. | 12 | — | — | — | 1 | 2 | — | 3 | 2 | 3 | 1 |
| Gr. VI über 7 Tg. | 6 | — | — | — | — | — | — | 3 | 2 | — | 1 |
| | 139 | 17 | 31 | 53 | 11 | 6 | 1 | 11 | 4 | 3 | 2 |

[a] Da die Verteilungen der beiden Meßgrößen Bwl und Bwtr erheblich von der Normalverteilung abweichen, kamen für die statistische Analyse der Tabelle nur sog. „nicht-parametrische" Verfahren in Frage.

Die zeitlichen Beziehungen zwischen der Bwl und der Bwtr lassen sich für die Gruppen III (unterteilt in III A und B), IV, V und VI aus der Tabelle ersehen. In Übereinstimmung mit den Ergebnissen von FLATTEN ließ sich keine lineare Korrelation zwischen der Dauer der Bwl und der Dauer der Bwtr ermitteln. Es zeigte sich lediglich eine Richtungstendenz in dem Sinne, daß bei kürzerer Bwl (bis zu 1 Std) die Bwtr fehlte oder durchschnittlich kürzere Zeit anhielt als bei länger dauernder Bwl. Statistisch signifikant war dieser Zusammenhang nicht. Wohl aber ergab sich eine Zunahme der Variationsbreite in der Zeitdauer der Bwtr bei den Gr. IV und V, in denen sowohl kurzdauernde als auch langdauernde Bwtr vorkommt. Auch darin entsprechen unsere Beobachtungen denen von FLATTEN, der allerdings eine noch größere Variationsbreite feststellte (z. B. nach Bwl bis zu 1 Std Dauer = Dauer der Bwtr zwischen 1—30 Tagen). Bei einer partiellen Prüfung des Zusammenhangs der Variablen Bwl/Bwtr für die Gruppen V und VI zeigte sich ebenfalls keine signifikante Korrelation (Rangkorrelationskoeffizient rho = 0,01, bei Ausschluß der offenen Verletzungen [3 Pat.] = 0,13).

Dagegen waren die Unterschiede zwischen den Gr. III A, III B, IV, V und VI hinsichtlich der Gesamtdauer der psychischen Funktionsminderung hochsignifikant.

Tabelle 18. Beziehung zwischen Dauer der Bwl und Gesamtdauer der posttraumatischen psychischen Veränderungen

| Dauer der Bwl | Anzahl der Patienten | Dauer der übrigen Phasen (Bwtr + DS) | | | | | | | | |
|---|---|---|---|---|---|---|---|---|---|---|
| | | 1—4 Tg. | 5—7 Tg. | 8—14 Tg. | 15—21 Tg. | 22—35 Tg. | 36—70 Tg. | 71—180 Tg. | 1—2 J. | über 2 J./ Dauerschaden |
| Gr. III A 1—30 min | 91 | 29 | 20 | 17 | 10 | 12 | 3 | — | — | — |
| Gr. III B 31—60 min | 13 | — | 1 | 5 | 2 | 1 | 3 | — | 1 | — |
| Gr. IV 1—24 Std | 17 | — | 1 | 2 | 1 | — | 5 | 3 | 1 | 4 |
| Gr. V 1—7 Tg. | 12 | — | — | — | — | — | — | 5 | 2 | 5 |
| Gr. VI über 7 Tg. | 6 | — | — | — | — | — | — | — | 1 | 5 |
| | 139 | 29 | 22 | 24 | 13 | 13 | 11 | 8 | 5 | 14 |

Die reversiblen psychischen Veränderungen verschwanden frühestens nach 1 Tag, spätestens nach 2 Jahren. Verletzte, die länger als 2 Jahre psychisch auffällig blieben, wiesen auch bei späteren Nachuntersuchungen psychoorganische Restsymptome auf.

Wie die Übersicht zeigt, erfolgte die Rückbildung bei den kurzdauernd bewußtlosen Patienten durchschnittlich wesentlich schneller als bei denen mit längerer Bwl. Aus der Dauer der Bwl ergeben sich in unserem Krankengut demnach prognostische Hinweise auf die Rückbildungsdauer der posttraumatischen psychischen Veränderungen. Mit dieser Feststellung weichen wir von FLATTEN ab, der bei den erwachsenen Verletzten keine Korrelation zwischen der Dauer der Bwl und der folgenden Stadien fand.

Tabelle 19. Dauer der Bwl. / Häufigkeit und Schweregrad psycho-organischer Restsymptome

| Dauer der Bwl | Anzahl der Patienten | Restschaden | | | | | %-Satz der Rest- schäden |
|---|---|---|---|---|---|---|---|
| | | ohne | mit | leicht | mittel- schwer | schwer | |
| Gr. IV bis 1 Tg. | 16 | 12 | 4 | 3 | — | 1 | 25,0 |
| Gr. V bis 7 Tg. | 12 | 7 | 5 | 3 | 1 | 1 | 41,6 |
| Gr. VI über 7 Tg. | 14 | 1 | 13 | 1 | 4 | 8 | 92,8 |
| | 42 | 20 | 22 | 7 | 5 | 10 | |

Bei allen Verletzten der Gr. III (Bwl bis 1 Std) waren die akuten psychischen Störungen reversibel. Bei den Verletzten der Gr. IV—VI fanden sich nach einer durchschnittlichen Beobachtungsdauer von 5 Jahren (wenigstens 2, längstens 11 Jahre) psychoorganische Restsymptome, deren Häufigkeit aus der obenstehenden Tabelle hervorgeht.

Während FLATTEN bei erwachsenen Verletzten, die mehr als 2—3 Tage bewußtlos waren, durchweg ein „Abbausyndrom" fand, kam es in unserem Krankengut noch bei einem jugendlichen Verletzten der Gr. VI mit einer Bwl von 8 Tagen zur völligen psychischen Restitution. Nach den Langzeitkatamnesen von FROWEIN, AUF DER HAAR et al. ergab sich für die Wiederherstellung der normalen Arbeitsfähigkeit bzw. schulischen Leistungsfähigkeit bei Kindern und Jugendlichen sogar ein oberer Grenzwert der posttraumatischen Bwl von 11 Tagen, bei Erwachsenen dagegen nur ein Grenzwert von 7 Tagen.

Sowohl der prozentuale Anteil der psychischen Restschäden als auch ihr Schweregrad (beurteilt nach Intelligenzminderung und organischer Wesensveränderung) nehmen in unserem Krankengut mit der Dauer der initialen Bwl zu, was sich statistisch hochsignifikant sichern läßt.

Die statistische Überprüfung bestätigt demnach den klinischen Eindruck, daß sich aus der Dauer der posttraumatischen Bwl prognostische Hinweise sowohl auf die Gesamtdauer der reversiblen psychischen Störungen als auch auf die Wahrscheinlichkeit und den Schweregrad psychischer Restschäden ergeben.

# 7. Adäquate und abnorme Erlebnisreaktionen

Daß neben flüchtigen, langdauernden oder bleibenden psychoorganischen Störungen auch psychoreaktive Symptome bei den verletzten Kindern vorkommen, wurde in den Verlaufsbeschreibungen schon mehrfach erwähnt. Auf diese Symptome, die eine *Reaktion* auf die *existentielle Bedrohung durch den Unfall* oder auf die *Beeinträchti-*

*gung durch langdauernde* oder *bleibende körperliche oder psychische Verletzungsfolgen* darstellt, soll hier nochmals in Zusammenhang eingegangen werden.

*Wunschreaktionen* oder *Renten- und Begehrungsneurosen,* die bei verletzten Erwachsenen nicht selten sind, spielen bekanntlich bei Kindern kaum eine Rolle [65, 123, 125, 129, 154]. Auch in unserem Krankengut kam keine Rentenneurose zur Beobachtung. Selbst wenn die Eltern in dem einen oder anderen Falle einen Rentenkampf führten, wurden die Kinder davon kaum berührt.

Bei einigen Kindern stellten sich *vorübergehende Angstreaktionen* ein. Dagegen kamen *langdauernde neurotische Reaktionen* [125, 126, 129] und *langdauernde traumatogene Angstneurosen,* auf die von LAUX et al. und von GEISLER und JENSEN [65] besonders hingewiesen wurde, in unserem Krankengut weder im Frühstadium noch bei den über längere Zeit beobachteten Verletzten im Spätstadium vor. Dieser Unterschied mag mit der Verschiedenartigkeit des Krankengutes zusammenhängen. Die genannten Autoren gehen von Nachuntersuchungen eines teils auslesefreien, teils gesammelten Krankengutes verletzter Kinder aus, während sich unser Bericht auf Frischverletzte bezieht, die von vornherein neurologisch und psychiatrisch untersucht und mitbehandelt wurden. Kinder mit schweren Verletzungsfolgen oder mit Anzeichen unfallunabhängiger organischer oder milieubedingter Vorschäden wurden meist zur Weiterbehandlung auf die kinderpsychiatrische Station übernommen und, wenn es nötig war, noch ambulant nachbehandelt. Durch gleichzeitige Beratung der Eltern und Fühlungnahme mit Schulärzten und Lehrern wurde versucht, die verletzten Kinder sowohl vor Überprotektion als auch vor Überforderung zu bewahren und für sie ein optimales Rehabilitationsprogramm aufzustellen.

Bei 49 Kindern bestanden schon *vor dem Unfall Auffälligkeiten im Verhalten* bis zu eindeutigen neurotischen Symptomen. Nach Abklingen des Durchgangssyndroms stellten sich bei diesen Kindern die alten Schwierigkeiten wieder ein. So erwiesen sich z. B. in mehreren Fällen Enuresis und Enkopresis, unruhiger Nachtschlaf, Stottern und verschiedenartige Tics als neurotische Symptome, die schon vorher da waren und sich nicht erst nach dem Unfall eingestellt hatten. In einigen Fällen besserten sich sogar die prätraumatischen neurotischen Symptome im Verlaufe der klinischen kinderpsychiatrischen Behandlung, in anderen kam es bei Weiterbestehen ungünstiger Milieueinflüsse zu einer fortschreitenden Fehlentwicklung, die aber nicht dem Unfall zur Last zu legen ist (z. B. III/57). Natürlich gibt es nach schweren Verletzungen, insbesondere des Frontalhirns, organisch bedingte Wesensveränderungen, die zu Fehlhandlungen und zu kriminellen Entwicklungen führen können, die dann unfallbedingt sind (z. B. VI/12, S. 91).

Viele Kinder zeigten anfangs eine *nachhaltige Reaktion auf das Unfallereignis,* ohne daß man immer von einer abnormen Reaktion sprechen könnte. Schon in der Bwtr können mitunter heftige Angstaffekte auftreten:

Bei einem sehr impulsiven, hypermotilen 8jährigen (V/4), der in einen Treppenschacht gestürzt war und sich dabei eine offene Hirnverletzung zugezogen hatte, tauchten in der Bwtr Erinnerungsbruchstücke auf, die angstvoll erlebt wurden. Er rief immer wieder: „Ich falle, ich falle." Er konnte sich nachher aber weder an den Unfall noch an das ängstliche Rufen erinnern.

Andererseits ist hervorzuheben, daß bei Kleinkindern jede zu erwartende Schreckreaktion auf das Unfallereignis fehlen kann, auch wenn es bei vollem Bewußtsein erlebt wird.

Das 2jährige Mädchen z. B. (I/17, s. S. 31), das in Abwesenheit der Eltern aus dem Fenster des 3. Stockwerkes gestürzt war und keine Bewußtseinsstörung hatte, setzte sich sofort auf und begann unbefangen zu sprechen. Als die erschreckten Eltern es kurz danach im Krankenhaus aufsuchten, erzählte das Kind, daß es geflogen sei „wie ein Vögelein". Auch später zeigte das Mädchen, das wir nach 5 Jahren nachuntersuchten, keine psychischen Auffälligkeiten, insbesondere keine Angstsymptomatik, und entwickelte sich in jeder Hinsicht günstig.

Ältere Kinder, die durch eigenes Verschulden verunfallt waren, hatten nicht selten Schuldgefühle wegen ihrer Nachlässigkeit oder Unvorsichtigkeit.

Ein 11jähriger (III/56), der als Radfahrer verunfallt war, konnte sich gar nicht darüber beruhigen, daß ihm das passiert war, weil er kurz vorher eine freiwillige Radfahrprüfung abgelegt hatte. Er machte sich heftige Vorwürfe und war in seinem Selbstbewußtsein erschüttert.

Manche Kinder beschäftigen sich nach dem Erwachen aus der Bwl intensiv mit dem Unfallhergang. Als Beispiel sei der folgende Fall angeführt:

Ein 10jähriger Knabe (V/9), der beim Spiel von einem 5 m hohen Holzstapel gefallen war, hatte nach 5tägiger Bwl von seinen Eltern den Unfallhergang erfahren und stellte diesen 4 Wo. später wiederholt zeichnerisch dar: zuerst den Sturz, danach den Abtransport durch das Krankenauto, die Ankunft im Krankenhaus und zuletzt sich selbst im Bett, betreut von einer Krankenschwester (s. Abb. 28).

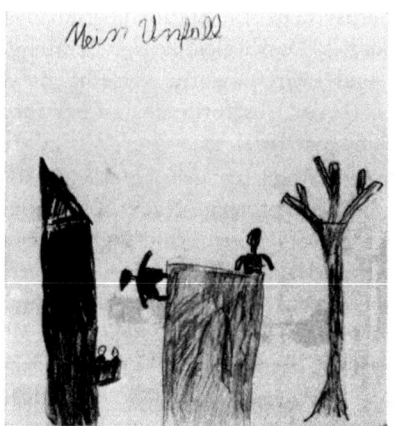

Abb. 28. Fall V/9: Unfallzeichnung eines 10jährigen Knaben (Sturz von einem 5 m hohen Holzstapel) nach der Schilderung seiner Angehörigen

Dieser Pat., der außer einer latenten Linksparese keine Verletzungsfolgen zurückbehielt, erholte sich nach der schweren gedeckten Verletzung verhältnismäßig schnell. Eine Angstsymptomatik blieb bei ihm nicht bestehen. Man hatte den Eindruck, daß er sich beim Zeichnen mit der Bedrohung von Leben und Gesundheit durch den Unfall auseinandergesetzt hatte und diese innere Auseinandersetzung mit dem positiven Erlebnis der zur Genesung führenden Pflege abgeschlossen hatte. Ein vorher bestehendes Stottern (ebenso wie Bruder) besserte sich während der stationären Behandlung.

Ausgeprägtere, aber ebenfalls nur *vorübergehende Angstreaktionen* sahen wir bei Kindern, die schon vor dem Unfall als sensibel und emotional labil galten.

Ein von jeher ängstliches 9jähriges Mädchen (III/50), eine Hilfsschülerin, die mit der Familie im Obdachlosenheim wohnte, lief in ein Auto hinein, als sie den jüngeren Bruder von der Fahrbahn holen wollte. Das Kind hatte für den Unfall und die Fahrt ins Krankenhaus eine Amnesie, erfuhr aber die Einzelheiten von den Eltern. Es hatte kurz vorher erlebt, daß derselbe jüngere Bruder fast ertrunken wäre.

Auch dieses Kind setzte sich zeichnerisch mit dem Tode auseinander, ohne den eigenen Unfall darzustellen. Zuerst zeichnete es den — noch lebenden — „Opa im Sarge" mit einem „Pappkreuz von der Oma und einem Märchenbuch", aus dem er den Kindern oft vorgelesen hatte (Abb. 29 a). Dann folgte ein Bild mit der Unterschrift: „Meine Hand aus dem Wasser, ich ertrinke" (Abb. 29 b). Das Kind hatte die Umrisse der eigenen Hand gezeichnet und diese mit rot lackierten Nägeln, wie die Mutter sie trug, ausgestattet. Während der mehrwöchigen Bettruhe zeichnete das zwar debile, aber emotional sehr differenzierte Mädchen weiterhin viel, u. a. das Krankenzimmer mit seinem Bett und danach zunehmend heitere Bilder. Die Angstreaktion war bei der Entlassung abgeklungen. Auch nachträglich stellten sich während der 4jährigen Beobachtungszeit keine Angstsymptome ein.

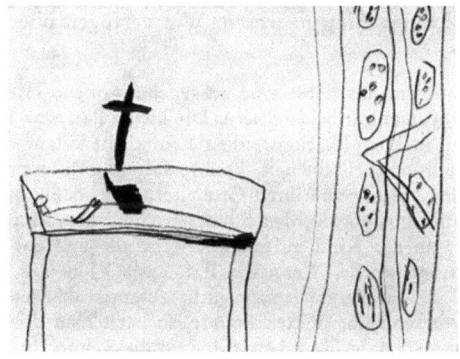 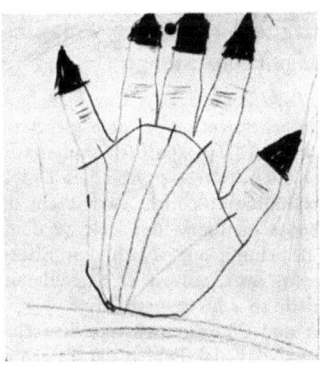

a                                                                                              b

Abb. 29. Fall III/50: Zeichnungen eines 9jährigen Mädchens wenige Tage nach einem Verkehrsunfall, in denen es sich mit dem Tod auseinandersetzt. a Der — noch lebende und bei den Kindern wegen seines Vorlesens beliebte — Großvater mit „Pappkreuz" und Märchenbuch im Sarge. b Das Bild, das die aus dem Wasser herausragende Hand der ertrinkenden Patientin darstellt, zeigt die Identifikation mit dem jüngeren Bruder, der kurz zuvor fast ertrunken wäre

Von den Müttern wurde oft berichtet, daß die Kinder nach der Entlassung *vorübergehend eine kleinkindhafte Anhänglichkeit* zeigten.

Die Kinder, die bei Verkehrsunfällen verletzt worden waren, *verhielten* sich *auf der Straße zunächst übertrieben vorsichtig* und wichen nicht von der Seite der Erwachsenen. Hier könnte man beinahe von einem gesunden Schutzmechanismus, aber keinesfalls von einer abnormen Reaktion sprechen. Nach einiger Zeit verloren die Kinder ihre Ängstlichkeit, wurden selbstsicherer und mitunter sogar so sorglos, daß sie später erneut verunfallten.

Einen einmaligen, *intensiven* Anfall von Straßenangst beobachteten wir bei einem 8jährigen, schwerverletzten Jungen (VI/9), der infolge seiner Hemiparese gehbehindert war. Die Angstreaktion trat 7 Mon. nach dem Unfall auf, als das Kind anläßlich eines Krankenhausurlaubs in Begleitung die Straße überqueren sollte. Im weiteren Verlauf entwickelte der Junge eine durchaus verkehrsangemessene Vorsichtshaltung, die den phobischen Charakter völlig verloren hatte.

Kinder, die *nach schweren Verletzungen lange bewußtlos* waren, u. a. auch Kinder mit apallischen Syndromen, zeigten während der initialen Erholungsphase häufig eine *diffuse Ängstlichkeit*, wie sie von GERSTENBRAND [67] auch bei Erwachsenen in der beginnenden Remission nach apallischen Syndromen beschrieben wird. Diese blieb bei körperlich und psychisch schwer geschädigten Kindern oft längere Zeit bestehen und führte zur Abwehr aller pflegerischen und krankengymnastischen Maßnahmen. Mit zunehmender Besserung der mnestischen Leistungen und mit der Gewöhnung an die neue Umgebung, insbesondere an bestimmte Betreuungspersonen, verschwand allmählich die Ängstlichkeit und wurde von einer vertrauensvollen Zuwendung abgelöst.

Bei anderen Kindern und Jugendlichen bestand nach der Reorientierungsphase ein Gefühl der *Ratlosigkeit*. Sie versuchten, sich den Krankenhausaufenthalt und ihre Verletzungen zu erklären, und füllten die Erinnerungslücken nicht selten mit Konfabulationen aus.

GEISLER und JENSEN berichteten über mehrere Kinder, die *bei dem Unfall den Tod nächster Angehöriger erlebten*. Das seelische Trauma, das bei diesen ganz im Vordergrund stand, gab Anlaß zu schweren Angstneurosen. Wir verfügen über eine derartige Beobachtung:

*Fall VI/2* (s. S. 70): Ein 5jähriges Mädchen, das selbst eine ausgedehnte offene Hirnverletzung erlitt, verlor bei dem gleichen Verkehrsunfall beide Eltern. Die kleine Pat. war 13 Tg. bewußtlos, 18 Tg. apallisch und machte einen komplikationsreichen Krankheitsverlauf durch. Da sie ein schweres psychisches Defektsyndrom zurückbehielt, konnte sich eine differenzierte Angstsymptomatik nicht entwickeln. Die Pat. wurde von ihren Großeltern regelmäßig besucht und baute im Laufe der Zeit zu der Krankengymnastin, den Schwestern und dem Arzt eine gute Beziehung auf. Nach den Eltern fragte das Kind auffallenderweise nie und gab auch keine Antwort, sofern es nach ihnen gefragt wurde. Wenn die Pat. auch 3 J. n. Unf. noch mnestisch so schwer geschädigt war, daß sie die Vergangenheit nicht zusammenhängend erinnern und die gegenwärtige Situation nicht voll überblicken konnte, so hatte man doch den Eindruck, daß das Fehlen der Eltern eine emotionale Leere bewirkte und die Reintegration im emotionalen Bereich erheblich beeinträchtigte.

Bei anderen nicht ganz so schwer betroffenen Kindern und Jugendlichen wurden nach Abklingen der akuten Symptome häufig *Verstimmungen und Entmutigungsreaktionen* beobachtet. Manche waren niedergeschlagen, wenn sie eine motorische Behinderung oder eine Entstellung durch die Verletzungsfolgen erlebten. Sie sonderten sich ab, versuchten sich der krankengymnastischen Behandlung und den heilpädagogischen Maßnahmen zu entziehen und wollten in Ruhe gelassen werden. Wenn es gelang, sie zu ermutigen und ihnen die Fortschritte bei der Bewegungstherapie und anderen Beschäftigungen zu demonstrieren, wurden sie allmählich heiterer und zuversichtlicher. Ältere Kinder und Jugendliche mit bleibenden Behinderungen machten sich verständliche Zukunftssorgen, die mit ihnen offen besprochen wurden. Es wurden gemeinsam Pläne für die weitere Rehabilitation und nötigenfalls auch für eine Umschulung gemacht.

Auffallend früh bemerkten selbst jüngere Kinder nach schweren Verletzungen das *Versagen bei geistigen Anforderungen* und *reagierten darauf sehr heftig*. Sie erlebten im Unterricht und im Spiel mit anderen Kindern ihre Verlangsamung, ihre Vergeßlichkeit und ihre mangelnde Kombinationsfähigkeit. Schulkinder, die nach schweren Traumen mit langdauernder Bwl ihre Schulkenntnisse und -fertigkeiten eingebüßt hatten, zeigten sich stark verunsichert und deprimiert, zumal der Neuerwerb von Wissensstoff infolge der mnestischen Ausfälle erschwert war. Es bedurfte eines sehr behutsamen Vorgehens beim Unterrichtsbeginn im Krankenhaus, um sie zu ermutigen und ihnen über diese Phase hinwegzuhelfen. Manche Kinder zeigten sich ungeduldig und zornig, andere versuchten, ihre Hilflosigkeit durch Albernheit und Faxen zu überspielen.

Auch in der *Spätphase nach der Entlassung* kamen bei den Schwerverletzten gelegentlich depressive Reaktionen zur Beobachtung, besonders dann, wenn die Eltern nicht die Geduld hatten, die gestufte Wiedereingliederung abzuwarten und das Kind überforderten. Auf die Gefahr der Überforderung hirnverletzter Kinder in Schule und Elternhaus und dadurch provozierte charakterliche Fehlentwicklungen hat MEILI [154] nachdrücklich hingewiesen. Im Klassenunterricht stellen nicht nur vorübergehende oder bleibende Leistungsmängel, sondern auch graphomotorische Störungen bei leichten rechtsseitigen Restparesen eine erhebliche Behinderung dar, weil schon motorisch das Tempo der Klasse nicht eingehalten werden kann. Dieselbe Beobachtung machten GEISLER und JENSEN. Bei Jugendlichen, die ihre Lebenslage schon übersehen, können langdauernde Verstimmungen auftreten, sofern die Rekonvaleszenz viel Zeit beansprucht oder Restschäden zurückbleiben. Es bedarf großer Geduld und geschickter Führung, um sie zu positiver Mitarbeit auf dem Boden der gegebenen Möglichkeiten heranzuziehen.

Bei allen Nachuntersuchungen der Schwerverletzten kamen der Kinder-Angst-Test oder die Angst-Skala nach WELSH zur Anwendung. In keinem Falle sprachen die Testwerte für eine erhöhte ängstliche Reaktionsbereitschaft, die als Folge des Unfalles anzusehen wäre.

*Schwierige familiäre Situationen* können dann entstehen, wenn ein Familienmitglied, z. B. ein älteres Geschwister, durch mangelnde Aufmerksamkeit den Unfall verschuldet oder jedenfalls nicht verhindert hat.

So riß sich z. B. das auf S. 122 geschilderte, sehr lebhafte 3jährige Mädchen (VI/1) von der Hand des 6jährigen Bruders los und lief, hinter einem Lastwagen hervorkommend, in ein Auto hinein. In diesem Falle behielten die Eltern lange Zeit eine Vorwurfshaltung gegenüber dem begleitenden Bruder bei, der das Schwesterchen hatte „zum Krüppel werden lassen". Dabei waren sie selbst nicht frei von Schuldgefühlen, weil sie die Kinder, die den müde von der Arbeit kommenden Vater störten, mit einem Auftrag weggeschickt hatten, um Ruhe zu haben.

Durch uneingestandene Schuldgefühle der Eltern, die gar nicht so selten auf andere Personen projiziert werden, können starke Spannungen in der Familie auftreten, die den Genesungsprozeß beeinträchtigen. Schuldgefühle der Betreuungspersonen können auch die Ursache von Verwöhnung und Überprotektion werden, die dem verunfallten Kind ebenfalls nicht zuträglich sind.

# 8. Wiederherstellungstherapie

Auf die Behandlung im akuten Verletzungsstadium soll hier nicht eingegangen werden. Vielmehr sollen die therapeutischen Maßnahmen besprochen werden, die nach Abklingen der akuten Symptome einzusetzen sind.

Nach *leichten Schädelhirntraumen* erübrigt sich in der Regel eine neurologische oder kinderpsychiatrische Nachbehandlung. Nur wenn erhebliche Vorschäden oder ungünstige Umwelteinflüsse die Genesung verzögern und die Entwicklung beeinträchtigen, sollte nach der Entlassung eine weitere Beratung erfolgen.

Nach *mittelschweren Traumen* mit längerer Erholungszeit ist es wichtig, daß die körperliche und psychische Belastung langsam gesteigert wird und daß sowohl eine Überprotektion als auch eine Überforderung des verletzten Kindes vermieden wird. Patienten mit einer posttraumatischen hypermotilen Phase sollte man bis zu deren Abklingen in stationärer kinderpsychiatrischer Behandlung belassen, weil erfahrungs-

gemäß die Eltern und die übrige soziale Umwelt diesem Phänomen meist ratlos gegen-
überstehen. Wenn Merk- und Konzentrationsstörungen sowie gesteigerte psychische
Ermüdbarkeit längere Zeit anhalten, ist es ratsam, bei Schulkindern für einige Monate
Einzelunterricht zu beantragen und sie erst dann am Klassenunterricht teilnehmen zu
lassen, wenn die Leistungsfähigkeit weitgehend oder völlig wiederhergestellt ist. Auf
diese Weise können die Kinder gut gefördert werden, ohne Mißerfolgserlebnissen aus-
gesetzt zu sein.

Für die *Schwer- und Schwerstverletzten* ist die Frührehabilitation im Rahmen der
stationären Behandlung von ausschlaggebender Bedeutung. Sie umfaßt ärztliche,
pflegerische, physiotherapeutische, heil- und schulpädagogische Maßnahmen und bedarf auch der Mitarbeit des klinischen Psychologen. Die Behandlung muß der Art und
Schwere der Symptome und dem jeweiligen Krankheitsstadium angepaßt sein und
muß nach bestimmten Prinzipien durchgeführt werden. Sie soll den Heilungsverlauf
unterstützen, durch systematisches Training den Wiedererwerb geminderter oder ver-
lorener körperlicher und psychischer Funktionen fördern und Sekundärschäden ver-
hüten.

Nach schweren Hirnverletzungen, insbesondere nach apallischen Zuständen, fehlt
in der Regel die *Stuhl- und Urinkontrolle*. Die Patienten müssen in mühsamer pflege-
rischer Betreuung wieder zur Sauberkeit erzogen werden. Wie bei der Sauberkeits-
erziehung des Kleinkindes beobachtet man mitunter bei den hirnverletzten Kindern
neurotische Verhaltensweisen: es kommt vor, daß sie nach geglückter Sauberkeitsgewöhnung erneut einzunässen und einzukoten beginnen, etwa wenn sie sich zu
wenig beachtet fühlen, wenn sie durch ausbleibenden Besuch enttäuscht werden oder
ihre Sonderstellung durch die Aufnahme eines jüngeren oder in höherem Maße pflege-
bedürftigen Kindes als gefährdet betrachten. Auch das Erlebnis der eigenen Leistungs-
insuffizienz kann zum Rückfall in die Regressionssymptomatik führen.

Eine weitere pflegerische Aufgabe besteht darin, die Kinder nach längerer Sondenernährung wieder an die *normale Nahrungsaufnahme* zu gewöhnen und sie zur *Selbständigkeit bei den gewöhnlichen täglichen Verrichtungen* zu erziehen. In der Klüver-
Bucy-Phase nach apallischen Syndromen können die oralen Schablonen, insbesondere
der Sperreflex, der Schnappreflex und das Lecksaugen, für die ersten Fütterungsversuche ausgenutzt werden. Etwas später kann auch das cheirale und orale Greifen für
die Bahnung der selbständigen Nahrungsaufnahme, z. B. das Essen von Brot, Schoko-
lade oder Obststückchen, verwendet werden. Mitunter ist es schwierig, die kleinen
Patienten, die zunächst wahllos Eßbares und Nichteßbares in den Mund stecken, ausreichend zu beaufsichtigen.

Die *physiotherapeutische Behandlung* wird noch während der Bettruhe etwa 1 bis
3 Wochen nach dem Unfall im Sinne eines allgemeinen Kreislauf- und Muskeltrainings
mit vorsichtigen passiven Bewegungen begonnen und baldmöglichst mit aktiven Bewegungen und Widerstandsübungen fortgesetzt. Die krankengymnastischen Übungen
dienen ferner der Tonusregulation bei gesteigertem Muskeltonus und der Wiederherstellung oder Besserung zentraler und peripherer Lähmungen. Auch bei apallischen
Patienten ist der frühe Beginn der krankengymnastischen Behandlung zur Vermeidung
von Kontrakturen und Fehlhaltungen wichtig. Sie erfordert Erfahrung und Finger-
spitzengefühl, weil nur bei vorsichtiger Dosierung der Übungen überschießende vegetative Reaktionen, die GERSTENBRAND als „emergency reactions" eingehend geschil-

dert hat, vermieden werden. Für die Behandlung Schwerstverletzter sollte zunächst die emotionale Ansprechbarkeit ausgenutzt werden, bis die Patienten in der Lage sind, einfache Kommandos und freundlichen Zuspruch zu verstehen. Auch Musik hat sich zur Unterstützung der krankengymnastischen Übungstherapie als geeignet erwiesen.

Jüngere Kinder mit spastischen Hemi-, Tetra- oder Paraparesen werden mit gutem Erfolg, wenn sie noch nicht gehfähig sind, auf den Boden gesetzt, damit sie durch Kriechen ihrem Expansionsbedürfnis nachgehen können. Während gelähmte Erwachsene von diesem Mittel kaum jemals Gebrauch machen, erlebt man bei Kindern, daß sie viel aktiver und selbständiger werden, wenn sie nicht nur auf Bett, Stuhl oder Fahrstuhl und damit auf fremde Hilfe angewiesen sind, sondern sich wenigstens auf dem Boden selbständig fortbewegen können.

Wichtig ist die Übung der häufig gestörten Feinmotorik, besonders auch der Graphomotorik. Dafür kommen neben dem krankengymnastischen Training Mal-, Schreib- und Zeichenübungen in Frage, die im spielerischen Rahmen durchgeführt werden. Auch konstruktives Kleinkinderspielzeug und Steckspiele sind dafür geeignet.

Die nach schweren Verletzungen oft *lange Zeit anhaltende ungesteuerte Phase* mit motorischer Unruhe und übermäßigem Eßbedürfnis erfordert große Geduld von seiten des Pflegepersonals. Gelegentlich ist die vorübergehende Unterbringung auf einer geschlossenen psychiatrischen Station zweckmäßig. Die Dämpfung der starken Unruhe mit Psychopharmaka ist möglich; eine Besserung läßt sich aber nur durch gleichzeitige heilpädagogische Maßnahmen und durch ein festes Tagesprogramm, an das die jungen Patienten gewöhnt werden, erreichen.

Die möglichst frühzeitige Aufnahme eines *gezielten Sprachtrainings* erweist sich besonders bei jüngeren Kindern als wichtig, und zwar unabhängig davon, ob eine Aphasie bestanden hat oder nicht. Ein schweres Hirntrauma führt stets zu einer Unterbrechung der natürlichen geistigen Entwicklung des Kindes. Ziel der sprachtherapeutischen Maßnahmen ist es, die Kontinuität der entwicklungstypischen sprachlichen Höherdifferenzierung baldmöglichst wieder herzustellen. Sehr bewährt haben sich dabei die „Arbeitsmappen zum Sprachtraining und zur Intelligenzförderung" von SCHÜTTLER-JANIKULLA [10].

Beim Training mit diesem Material werden die folgenden Anforderungen gestellt: Erkennen und Benennen von Personen und Gegenständen, Verbalisierung der Interaktion dieser Objekte. Allmählich steigender Komplexitätsgrad der Verbalisierung im Sinne einer grammatikalischen Höherdifferenzierung.

Zur *Förderung der intellektuellen Entwicklung* sind die Hefte „Spielen, Sehen, Denken" von SCHMADERER und ZACHARIAS [11] gut geeignet. Hierbei wird insbesondere die optische Wahrnehmung geschult und das Kind zum Wiedererkennen von Ähnlichem, Bildung von Zuordnungen, Gruppierungen von Gegenständen unter verschiedenen Gesichtspunkten, zum Analysieren von anschaulichem Material und zu elementarem Problemlösungsverhalten überhaupt angeregt.

Ganz ähnliche Prinzipien werden — hier allerdings an mehr abstraktem Material — mit dem „Matema-Begriffsspiel" [12] verfolgt, das für die Vorschulförderung in Kinder-

---

10 SCHÜTTLER-JANIKULLA: Arbeitsmappen zum Sprachtraining und zur Intelligenzförderung. Oberursel/Taunus: Finken-Verlag.

11 SCHMADERER, ZACHARIAS: Spielen, Sehen, Denken. Ravensburg: Otto Maier-Verlag.

12 DICK, ZIEGLER: Matema-Begriffsspiel. Hannover: Hermann Schroeder-Verlag 1968.

gärten bereits eingeführt ist und zur Vorbereitung des modernen Grundschul-Mathe-
matik-Unterrichts auf der Basis der Mengenlehre dient.

Es besteht aus 48 Plastikplättchen, bei denen 11 Merkmale unterscheidbar sind: 1. Form
(dreieckig, viereckig, rund), 2. Farbe (rot, gelb, grün, blau), 3. Größe (groß, klein), 4. Ober-
flächenbeschaffenheit (glatt, rauh).

Das Material hat auch für schwerer geschädigte Kinder einen Aufforderungs-
charakter; die Anforderungen lassen sich variieren und dem jeweiligen Leistungsstand
anpassen.

Für das *Training der Merkfähigkeit* eignen sich die bekannten Spiele „Memory",
„Monopoly", Quartett und andere Kartenspiele. Gesellschaftsspiele dieser Art erwei-
sen sich nicht nur für das Training der Elementarfunktionen, sondern auch für die
Wiederherstellung eines angemessenen Sozialverhaltens in der Gruppe und für die
Kontrolle der emotionalen Steuerung — z. B. bei Frustrationen, wenn das Kind im
Spiel unterliegt — als überaus nützlich.

Eine besondere Therapie erfordern auch die nach Hirntraumen häufig längere Zeit
anhaltenden Störungen der *visuell-motorischen Funktion,* die sich sowohl auf den per-
ceptiven (Gestalterfassung) als auch auf den effektorischen Anteil (Umsetzung des
Handlungsentwurfs in die Motorik) beziehen können. Zum Training lassen sich Zei-
chen- und Schreibübungen sowie Steckbaukasten-Spiele verwenden. Für die Verbesserung des räumlich-optischen Erfassens und der Fähigkeit zur Synthese von Teilen zu
einem Ganzen haben sich Mosaik-Baukästen und Puzzle-Spiele gut bewährt. Ein Beispiel für eine schwere Störung der konstruktiven Kreativität und ihre langsame Besserung zeigt Abb. 30.

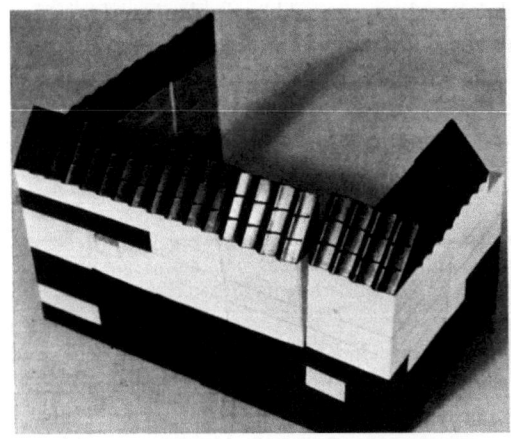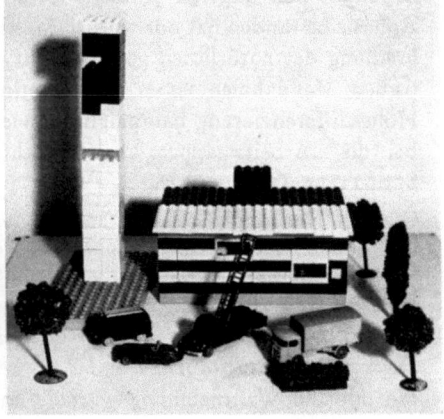

a                                                                                              b

Abb. 30 a und b. Langsame Besserung der konstruktiven Fähigkeiten bei einem 8jährigen
Knaben (V/5) nach schwerer Hirnverletzung. a Primitives, schlecht zusammengesetztes Gebilde, das eine „Garage" darstellen soll (6 Wo. n. Unf.). b Altersentsprechendes Bauwerk, Er-
weiterung durch Feuerwehrzug und andere Fahrzeuge, sowie Ausschmückung mit Bäumen, so
daß eine Szene entsteht (5 Mon. n. Unf.)

Außerdem ist es wichtig, daß die Kinder *möglichst früh Schulunterricht* erhalten,
der allerdings individuell auf den körperlichen und psychischen Zustand abgestimmt
sein und mit kurzen Unterrichtszeiten beginnen muß. Diese Art der Förderung kann

nur im Rahmen einer Krankenhausschule mit der Möglichkeit von Einzelunterricht und kleinen Leistungsgruppen erfolgen. Bei Kindern, die während der ersten Grundschuljahre ein schweres Hirntrauma erlitten haben, gehen erfahrungsgemäß — auch bei Fehlen aphasischer oder agraphischer Störungen — die Schultechniken des Lesens, Schreibens und Rechnens in vielen Fällen verloren und müssen erneut antrainiert werden.

Bisher haben wir den Eindruck, daß hirnverletzte Kinder auf die synthetische Leselernmethode besser ansprechen als auf die Ganzheitsmethode. Diese Frage, die sich anhand unseres kleinen Materials noch nicht sicher entscheiden läßt, sollte zum Gegenstand weiterer experimenteller Untersuchungen gemacht werden.

Ein Verlust vor dem Unfall erworbener Wissensbestände wird auch bei älteren Kindern und Jugendlichen nach Traumen mit langdauernder Bwl beobachtet. Auch bei diesen Altersgruppen sind geistige Stimulation, Anbieten von aktuellen Informationen (Radio, Fernsehen, Zeitungen, Schallplatten, Stadturlaub u. a. m.), möglichst frühzeitige Wiederaufnahme des Schulunterrichts und eine gezielte Beschäftigungstherapie für die Wiederherstellung wichtig.

Eine Rehabilitation hirnverletzter Kinder und Jugendlicher ist ohne *Einbeziehung der sozialen Umwelt* nicht möglich. Die kleine Gruppe von Schwerstverletzten, die auf die Dauer der ärztlichen und pflegerischen Betreuung bedarf oder psychisch so schwer geschädigt ist, daß ein ausreichender Kontakt mit der Umwelt nicht hergestellt werden kann, muß in einer geeigneten Institution für chronisch Kranke untergebracht werden (in unserem Krankengut 5 Schwerstbehinderte = 2,1%).

Für die anderen Kinder, die in die Familie zurückkehren, müssen noch vor der Krankenhausentlassung die Weichen für die weitere Förderung und Betreuung gestellt werden. Solange ambulante Rehabilitationszentren für die Sondergruppe der hirntraumatisch geschädigten Kinder mit langer Rehabilitationsdauer fehlen, muß man versuchen, sie in Kindertagesstätten für körperlich behinderte Kinder, in Sonderhorten und in Sonderschulen unterzubringen. Jedoch ergeben sich dabei oft Schwierigkeiten, weil diese Institutionen auf die Besonderheiten dieser Versehrtengruppe nicht eingestellt sind und die sozialen Störeffekte, die durch das Verhalten schwer hirnverletzter Kinder entstehen, nicht auffangen können. Es kommt hinzu, daß den speziellen didaktischen Erfordernissen für die Rehabilitation hirnverletzter Kinder in den meisten bisher bestehenden Institutionen nicht ausreichend Rechnung getragen werden kann.

Deshalb gibt es häufig keinen anderen Ausweg, als Kinder mit groben psychoorganisch bedingten Verhaltensstörungen ganz in der Obhut der Familie zu belassen.

Die psychologische Situation der Familienangehörigen — insbesondere der Eltern — ist unmittelbar nach dem Unfallereignis dadurch gekennzeichnet, daß der Wunsch nach dem Überleben des Kindes den höchsten Stellenwert innehat. In der darauffolgenden Zeit werden die Eltern Zeugen der Besserung der akuten Symptome und sind oftmals von den relativen Heilungserfolgen in dieser Phase positiv beeindruckt. Ein kritischer Punkt ergibt sich dann, wenn eine Stagnation oder auch nur eine Verlangsamung bei der Restitution körperlicher oder psychischer Schäden eintritt.

Manche Eltern werden dann ungeduldig, andere resignieren. Erstaunlicherweise werden von ihnen die motorischen Behinderungen gegenüber den psychischen Ausfällen oftmals zunächst weit überbewertet.

Wenn auch vor der Entlassung versucht wurde, die Eltern an den Behandlungs-
maßnahmen teilnehmen zu lassen und mit ihnen gemeinsam sorgfältig die ambulanten
therapeutischen und pädagogischen Maßnahmen vorzubereiten, bedeutet die Übernahme des Kindes in das häusliche Milieu doch stets eine erhebliche Belastung. Erst zu
diesem Zeitpunkt werden die Eltern mit der Realität, „ein schwer hirnverletztes Kind
zu haben", in vollem Umfange konfrontiert. Die Familie muß sich neu arrangieren
und das Kind, das in seinem Wesen gegenüber früher erheblich verändert ist, in die
Gemeinschaft neu eingliedern. Wenn das verletzte Kind wegen seiner Verhaltensstörung nicht in einer Kindertagesstätte aufgenommen werden kann, muß dafür ge-
sorgt werden, daß es wenigstens Einzelbetreuung erhält, daß Krankengymnastik und
Beschäftigungstherapie durchgeführt werden und das Kind nach Möglichkeit an einem
Schulunterricht mit Minimalpensum teilnimmt. In diesem Stadium ist es besonders
wichtig, daß die Familie, insbesondere aber die Mutter, sich nicht allein gelassen fühlt
und von den sozialen Institutionen die notwendige Unterstützung erhält. Die Gewäh-
rung des Pflegegeldes hat neben der finanziellen Erleichterung der schweren pflegerischen Aufgabe auch einen positiven psychologischen Effekt, weil die belasteten Mütter darin eine Anerkennung ihrer Bemühungen erleben. Wesentlich ist es auch, daß den
Müttern schwerstverletzter Kinder Erholungsurlaube ermöglicht und die Kinder in
dieser Zeit anderweitig untergebracht werden. Allerdings erlebt man immer wieder,
daß sich die Mütter von den Kindern nicht trennen wollen und von den angebotenen
Ferienplätzen keinen Gebrauch machen. In diesen Fällen sollte wenigstens ein gemein-
samer Familienurlaub mit dem verletzten Kind angestrebt werden (z. B. in einem
Feriendorf).

Aufgabe des Arztes ist es, den Verlauf der Rehabilitation sorgfältig zu über-
wachen, die Behandlung und Förderung elastisch der jeweiligen Erholungsphase anzu-
passen und auch die Eltern fortlaufend in die Behandlung mit einzubeziehen.

Mit den geschilderten Maßnahmen zur Rehabilitation schwer hirnverletzter Kinder soll eine möglichst weitgehende Annäherung an die normale Entwicklung und,
wenn körperliche und psychische Residualschäden zurückbleiben, ein Höchstmaß an
Verselbständigung und sozialer Integration erreicht werden.

# VI. EEG-Untersuchungen

Die Registrierung der hirnelektrischen Aktivität nach Hirntraumen bietet sich als beliebig wiederholbare objektive Untersuchungsmethode zur Ergänzung der klinischen Längsschnittuntersuchungen an. Da sich das Kinder-EEG in mancher Hinsicht von dem der Erwachsenen unterscheidet, soll vor der Besprechung der eigenen Ergebnisse — in Anlehnung an GARSCHE [290] und DUMERMUTH [284] — auf die Besonderheiten des EEG bei Kindern und Jugendlichen eingegangen werden.

## Besonderheiten des normalen und posttraumatischen Kinder-EEG

Die *altersspezifische Grundaktivität* des gesunden wachen Kindes setzt sich aus einer dominanten Aktivität und aus subdominanten Aktivitäten mit langsamerer oder auch rascherer Frequenz zusammen. Erst zwischen dem 11. und 18. Lebensjahr, nach vorübergehender Frequenzverlangsamung in der Pubertät, entwickelt sich ein kontinuierlicher und zunehmend frequenzstabiler Alpha-Rhythmus mit Konzentrierung parieto-occipital, der der EEG-Aktivität des Erwachsenen entspricht.

Übersicht I

Frequenzbereiche der corticalen Aktivität bei gesunden Kindern und Jugendlichen
(in Anlehnung an GARSCHE)

| Lebensalter | Dominierende Aktivität | |
|---|---|---|
| | Durchschnitts-frequenz | Bezeichnung der Wellen |
| bis 2. Mo. | 0,5—2/sec | Delta |
| 2.—12. Mo. | 2—3 /sec | Delta |
| 2.— 5. J. | 5—7 /sec | Theta |
| 6.—10. J. | 8—10 /sec | Alpha |
| 11.—18. J. | 10 /sec | Alpha |

Mit fortschreitendem Alter verändert sich neben der Grundaktivität auch die *Spannungsproduktion* bzw. *Amplitudengröße;* sie ist beim Neugeborenen gering, erreicht beim 8—10jährigen ein Maximum und pendelt sich dann auf die für Erwachsene üblichen Werte um 50 µV ein.

Bei jeder Befunderhebung ist zu berücksichtigen, daß die Hirnstromtätigkeit im Kindesalter durch erhöhte *Variabilität,* d. h. große individuelle Schwankungsbreite der Frequenzbereiche innerhalb einer Altersgruppe, und durch gesteigerte *Labilität,*

d. h. vermehrte Beeinflußbarkeit durch sensorische und psychische Reize, verändert werden kann. Auch die Reaktion auf Hyperventilation ist ausgeprägter als bei Erwachsenen. Aus diesen Gründen sind geringe Normabweichungen im EEG, vor allem bei kleinen Kindern, schwer zu beurteilen und oft bei einer einmaligen Ableitung nicht erkennbar.

Das Alter des Kindes bestimmt nicht nur die normale, sondern auch die pathologische hirnelektrische Aktivität. Eine diffuse Störung der Hirnstromtätigkeit wird als *Allgemeinveränderung (AV)* bezeichnet. Nach der Definition von DUMERMUTH handelt es sich entweder um eine diffuse relative Vermehrung der langsamen Komponenten der altersgemäßen Grundaktivität und/oder um eine abnorme Verlangsamung des Grundrhythmus selbst. Eine AV wird, je nach Lebensalter und Grad der Frequenzerniedrigung, als leicht, mittelgradig bzw. mittelschwer oder schwer bewertet. Eine schwere AV äußert sich, wie bei Erwachsenen, durch generalisierte Delta-Aktivität. Dabei ist die Frequenzerniedrigung in der Regel occipital am deutlichsten; sie kann mit Spannungsaktivierung oder -reduktion einhergehen.

*Herdbefunde,* die eine lokalisierte Störung der Hirnstromtätigkeit anzeigen, lassen sich nach der Einteilung von DUMERMUTH von der Grundaktivität durch folgende Herdmerkmale abgrenzen, die einzeln oder in Kombination auftreten: Frequenzerniedrigung, Dysrhythmie, Spannungsaktivierung oder -reduktion, selten auch Frequenzzunahme. Ebenso wie die AV werden auch die Herdbefunde vorwiegend occipital oder temporo- bzw. parieto-occipital registriert.

Neben AV und Herdbefunden ist die *hypersynchrone Aktivität* [284] als pathologische EEG-Veränderung anzuführen. Unter diesem Begriff werden pathologische Potentialformen zusammengefaßt, wie Spikes, steile und scharfe Wellen oder Spike-Wave-Komplexe, auch als „*Krampfpotentiale*" bekannt. Sie finden sich entweder fokal als Krampfherd oder generalisiert als Zeichen erhöhter Anfallsbereitschaft.

Die wichtigsten bisher vorliegenden Arbeiten über das EEG nach Hirntraumen im Kindesalter wurden bereits referiert (s. S. 3—5). Die *posttraumatischen EEG-Veränderungen bei Kindern* sind, im Vergleich mit Erwachsenen, stärker ausgeprägt und bilden sich langsamer zurück [273, 277, 278, 289, 358, 359]. Nach frischen gedeckten Traumen wird vor allem eine AV beschrieben [326, 327, 332, 348, 355]. Herdbefunde sind häufiger als bei Erwachsenen [294 a]. Da sie bevorzugt occipital auftreten, haben sie nur geringen lokalisatorischen Wert, mit Ausnahme der offenen Verletzungen [284, 356]; zahlreicher als bei Erwachsenen sind kontralaterale Herdbefunde [289, 326, 327, 348, 355]. Besonders charakteristische Herdzeichen [287, 320] sind Spannungsaktivierung und Frequenzerniedrigung mit steilen Wellen. Kurzdauernde Herdbefunde nach leichten Traumen werden als funktionelle Störungen beschrieben [284, 326, 348]; andererseits wird auch von besonders langdauernden Herdzeichen im EEG berichtet [320, 341]. Krampfpotentiale kommen bei Kindern im Initialstadium bereits nach leichten Traumen vor und werden nur selten von Anfällen begleitet [276, 277, 278, 284, 327, 348]. Über EEG-Untersuchungen an Kindern mit apallischem Syndrom liegen Beiträge von GERSTENBRAND und KLEINPETER vor.

# Eigene Untersuchungen

EEG-Ableitungen wurden bei allen 240 Kindern fortlaufend registriert. Da diese Kinder neurologisch und psychiatrisch genau untersucht waren, konnten die EEG-

Befunde mit den klinischen Verläufen in Beziehung gesetzt werden. Deshalb wurde die klinischen Gruppeneinteilung nach der Dauer der Bwl und die Unterteilung in schiedene Altersstufen übernommen.

# 1. Methodik

*Ableite-Termine:* Die erste EEG-Ableitung wurde möglichst früh vorgenommen, d. h. bei 160 verletzten Kindern, also zwei Drittel des Kollektivs, zwischen dem Unfalltag und dem 3. Tag nach dem Unfall. Die Intervalle zwischen den weiteren Untersuchungen betrugen anfangs 2—5 Tage; Schwerverletzte wurden im Rahmen der klinischen Überwachung teilweise täglich abgeleitet. Später wurde in größeren Zeitabständen untersucht. Die EEG-Verlaufskontrollen wurden in der Regel mit der Normalisierung der Befunde abgeschlossen. Nach leichteren Verletzungen (Gruppen I—III) überprüften wir anhaltend pathologische EEG-Befunde, bei auffälligem klinischen Verlauf sogar bereits normalisierte Befunde über Monate, oft über Jahre. Sämtliche EEG-Befunde der Gruppen IV (mit einer Ausnahme), V und VI (Schwer- und Schwerstverletzte) wurden auch nach der Krankenhausentlassung systematisch über Jahre bis ins Spätstadium verfolgt.

*Ableite-Technik:* Für die Ableitungen wurde ein 12-Kanal-Gerät der Fa. Schwarzer, München, verwendet, für die Bett-Ableitungen ein transportables 8-Kanal-Gerät der gleichen Herstellerfirma. Von allen Verletzten liegen bipolare Reihenableitungen und Ableitungen zum seitengleichen Temporalpol, als Routineprogramm registriert, vor. Die Dauer der Einzeluntersuchung war, vor allem im akuten Stadium, vom Zustand des Patienten abhängig. Wenn es Alter und Bewußtseinslage erlaubten, wurde eine Hyperventilation durchgeführt. Bei allen Nachuntersuchungen wurden routinemäßig eine zweifache Hyperventilation und eine Fotostimulation als Provokationsmethode angewendet. Insgesamt wurden rund 1600 EEG-Ableitungen registriert.

*Beurteilungskriterien:* Die Beurteilung der EEG-Kurven wurde nach den von GARSCHE und DUMERMUTH angegebenen Richtlinien für das normale und pathologische EEG im Kindes- und Jugendalter vorgenommen.

Tabelle 20. Erstableitetermine bei den Gruppen I u. II

| Ableitetermin | | Zahl der EEG-Erstableitungen | | | | |
|---|---|---|---|---|---|---|
| | | Gruppe I | Gruppe II | Gruppe I/II | | |
| | Unfalltag | 8 | 6 | | | |
| | 1. Tg. n. Unf. | 19 | 10 | 43 | | |
| 1. Wo. | 2. Tg. n. Unf. | 12 | 4 | | | |
| | 3. Tg. n. Unf. | 4 | 2 | 22 | | |
| | 4.—7. Tg. n. Unf. | 9 | 8 | 17 | | |
| | | | | | 82 | 88,2% |
| 2. Wo. | | 6 | 2 | 8 | | |
| 3.—5. Wo. | | 2 | 1 | 3 | | |
| | | | | | 11 | 11,8% |
| insgesamt | | 60 | 33 | 93 | 100 | % |

# 2. EEG-Befunde der Gruppen I und II

Zu den Gruppen I und II gehören nur Kinder und Jugendliche, die nach einem gedeckten Schädelhirntrauma nicht bewußtlos waren, aber ein pathologisches EEG hatten.

Bei 60 Verletzten bestand keine nachweisbare Bewußtseinsstörung (Gruppe I), während bei 33 Verletzten eine Bwtr oder ein primärer geordneter Dämmerzustand vorlagen (Gruppe II).

Um auch flüchtige EEG-Veränderungen zu erfassen, wurde bei den Verletzten der Gruppen I und II besonderer Wert auf eine möglichst frühzeitige Erstableitung gelegt. In der Tabelle 20 sind die *Ableitetermine* der EEG-Erstuntersuchungen zusammengestellt.

## A. EEG-Befunde im Initialstadium

Die Erstableitungen der 93 Pat. der Gr. I und II zeigten bei 82 Verletzten (88,2%) eine AV und bei 30 Verletzten (32,3%) außerdem einen Herdbefund. Isolierte Herdbefunde ohne AV kamen bei 11 Pat. (11,8%) vor. Zwischen den Gruppen I und II bestehen dabei keine wesentlichen Unterschiede, wie aus der Tabelle 21 abzulesen ist.

Tabelle 21. Schweregrad der Allgemeinveränderungen bei der Erstableitung

| Gruppe | Zahl der Fälle | Allgemeinveränderung | | |
|---|---|---|---|---|
| | | keine (nur Herd) | leicht | mittelschwer |
| I | 60 | 8 | 43 | 9 |
| II | 33 | 3 | 26 | 4 |
| insgesamt | 93  100% | 11  11,8% | 69  74,2% | 13  14% |

In den ersten Tagen nach dem Unfall war eine *Allgemeinveränderung (AV)* leichten Grades mit geringer, occipital betonter Frequenzerniedrigung und oft leichter Spannungsaktivierung der häufigste pathologische Befund, wie es auch MELIN und SILVERMAN von Kindern ohne posttraumatische Bwl mitteilten. Bei einigen Kindern kam der von RICHTER beschriebene „Reiztyp" vor. Eine mittelschwere AV mit stärkerer Betonung von Frequenzerniedrigung und Spannungsaktivierung ergab die Erstableitung bei 13 Kindern; sie hatten häufiger klinische Besonderheiten als Kinder mit leichter AV. Bei 11 dieser Kinder wurden Anzeichen einer ausgeprägten Ödemphase, Krampferscheinungen oder flüchtige optische Reizerscheinungen festgestellt; 3 Kinder hatten ein Einschlafsyndrom (s. S. 35). In keinem Fall trat bei den Gruppen I/II eine schwere AV auf.

Eine Gegenüberstellung des Schweregrades der AV und der posttraumatischen psychischen Auffälligkeiten war bei dem raschen Abklingen der psychopathologischen Symptome bei den Gr. I/II nicht möglich.

Im Initialstadium wurden 48 *Herdbefunde* (51,6%) registriert, bei 41 Kindern schon bei der Erstableitung, bei weiteren 7 Kindern während einer Kontrollableitung in der Ödemphase. Die meisten Herdbefunde wurden gleichzeitig mit einer AV festgestellt. Herdbefunde ohne AV kamen besonders bei Säuglingen und Kleinkindern vor, wie es auch LENARD und EYTH und HEINISCH [46] erwähnen. Die Verteilung der Herdbefunde auf die Gruppen I/II zeigt Tabelle 22.

Tabelle 22. Anzahl der Herdbefunde

|  |  |  |  | insgesamt |
|---|---|---|---|---|
| Gruppe I | 60 Pat. | 21 Herdbefunde *mit* AV | 8 Herdbefunde *ohne* AV | 29 |
| Gruppe II | 33 Pat. | 16 Herdbefunde *mit* AV | 3 Herdbefunde *ohne* AV | 19 |
| insgesamt | 93 Pat. (100%) | 37 (39,8%) | 11 (11,8%) | 48 (51,6%) |

Danach hatten etwa die Hälfte aller Kinder der Gruppen I und II einen Herdbefund: (Gr. I 48,3%, Gr. II 57,6%).

Die 48 Herdbefunde (100%) der Gruppen I/II wurden durch folgende *Herdmerkmale* aus dem Grundrhythmus abgegrenzt:

| Frequenzerniedrigung | 37 Fälle | 77,1% |
|---|---|---|
| Spannungsreduktion | 25 Fälle | 52,1% |
| Spannungsaktivierung | 12 Fälle | 25,0% |
| Dysrhythmie | 22 Fälle | 45,8%. |

38 der 48 Herdbefunde (79,2%) waren im Bereich der Verletzungs- bzw. Frakturseite lokalisiert; in Übereinstimmung mit den Literaturangaben [284, 326, 355] fanden sie sich meistens occipital oder temporo-occipital. Es handelt sich hierbei um eine Eigenart des kindlichen Hirnstrombildes. Sieben Herde lagen kontralateral; nach dem Verletzungsmechanismus waren sie als Contre-coup-Herde zu deuten. Drei Kinder mit bilateralen Herdbefunden (I/23, 38 und II/19) hatten auch klinisch schwerere posttraumatische Symptome.

*Krampfpotentiale* wurden bei den Gruppen I/II nicht registriert, auch nicht bei den beiden Kindern mit initialen Krampferscheinungen (II/19, 30), bei denen allerdings erst 1—2 Tage nach dem Krampfanfall eine EEG-Ableitung durchgeführt wurde. Auch LENARD machte die gleiche Beobachtung bei Untersuchungen frisch verletzter Säuglinge und Kleinkinder ohne Bwl.

### EEG-Befunde und Unfallalter

Die Beziehungen zwischen dem Lebensalter und den akuten posttraumatischen EEG-Veränderungen sind aus Tabelle 23 zu ersehen.

Bei den Kindern im ersten Lebensjahr, von denen mehr als die Hälfte eine Schädelfraktur hatten, traten vor allem Herdbefunde mit fokaler Spannungsreduktion auf (Reduktionsherde) (Abb. 31). LENARD beschreibt entsprechende Befunde bei den Säuglingen seiner Untersuchungsserie. Durch Kurvenvergleiche ließ sich bei den meisten Ableitungen, die in den ersten Tagen registriert wurden, eine geringe oder auch deutlichere Frequenzerniedrigung erkennen; diese Befunde wurden als leichte AV eingeordnet. LENARD hat Frequenzerniedrigungen nicht angegeben. Möglicherweise hängt das mit späteren Ableiteterminen zusammen.

In den anderen Altersstufen steht die AV zahlenmäßig im Vordergrund. Die allgemeine Frequenzerniedrigung ist bei den 6—12jährigen oft ausgeprägter als bei jüngeren Kindern und Jugendlichen; eine mittelschwere AV findet sich in den Gruppen I/II fast ausschließlich in dieser Altersgruppe.

Tabelle 23. EEG-Erstbefunde in verschiedenen Altersstufen der Gruppen I und II

| Unfallalter | Zahl der Patienten | Patienten mit AV | Schweregrad der AV | | | Patienten mit Herdbefund |
|---|---|---|---|---|---|---|
| | | | leicht | mittel-schwer | schwer | |
| 1. Lebensjahr | 9 | 7 | 7 | — | — | 7 |
| 2.— 5. Lebensjahr | 31 | 27 | 26 | 1 | — | 17 |
| 6.—12. Lebensjahr | 38 | 36 | 24 | 12 | — | 15 |
| 13.—20. Lebensjahr | 15 | 12 | 12 | — | — | 9 |
| insgesamt | 93 | 82 | 69 | 13 | — | 48 |

Herdbefunde, die nach dem 1. Lebensjahr registriert wurden, sind durch fokale Frequenzerniedrigung, meist zusammen mit Spannungsaktivierung, seltener mit Spannungsreduktion bestimmt. Bei den Jugendlichen weisen die Herdbefunde neben der Frequenzerniedrigung oft eine deutliche fokale Dysrhythmie auf (Abb. 32).

# B. EEG-Verlaufsuntersuchungen

## Ödemphase

Eine Zunahme pathologischer EEG-Veränderungen gleichzeitig mit den klinischen Symptomen der posttraumatischen Ödemphase wurde bei 7 Verletzten erfaßt (I/17, 19, 32, 33, 55 und II/23, 30). In 2 Fällen verstärkte sich der Herdbefund, einmal trat erstmals am 6. Tag nach dem Unfall ein Herdbefund auf (Abb. 33). Bei den anderen Patienten wurde eine Zunahme der AV registriert. Verschlechterungen des EEG-Befundes in der Ödemphase wurden vor allem bei Verletzten mit Schädelfrakturen bzw. -fissuren beobachtet (5 der 7 Fälle) und bei 2 Verletzten mit primär geordnetem Dämmerzustand. DUMERMUTH und RICHTER beschreiben Befundverschlechterungen nur bei ihren Verletzten mit Hirnkontusionen.

## Rückbildungsphase

Für die Verlaufsbeobachtung nach der akuten Phase ließen sich 73 Fälle verwerten. 20 Pat. (14 Gr. I, 6 Gr. II), die aus äußeren Gründen nur im 1.—3. Monat kontrolliert werden konnten und bis zuletzt pathologische EEG-Befunde behielten, mußten ausgesondert werden, da die Beobachtungszeit für die Beurteilung des Verlaufs zu kurz war.

Bei den Gruppen I und II normalisierten sich die meisten EEG-Befunde innerhalb des ersten Monats, eine geringe Anzahl noch bis zum Ende des ersten Jahres. Eine Übersicht über die Rückbildung der posttraumatischen EEG-Veränderungen (Herdbefunde und AV) in diesem Zeitraum gibt Tabelle 24.

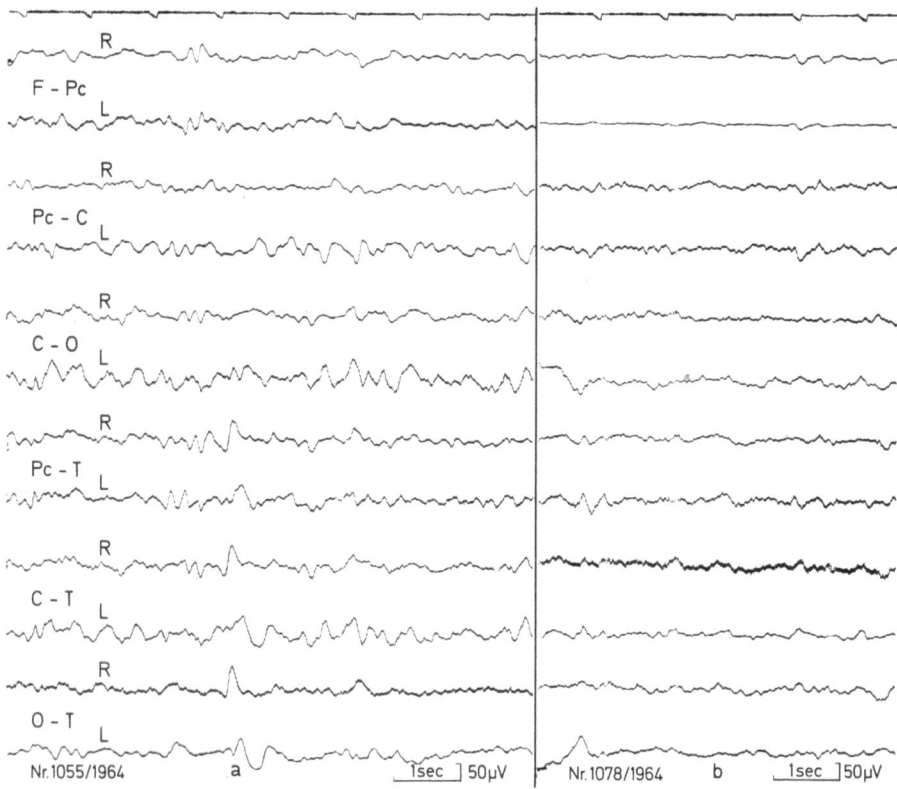

Abb. 31 a und b. Fall I/1: Neugeborener Knabe, 18 Tg. alt. Rutschte von der Waage und fiel
vom Tisch. — Schädelfraktur re. temporal, Kopfschwartenhämatom re. parietal.
EEG-Ableitungen: a Am Unfalltag, 3 Std nach dem Sturz (Augen geschlossen, schläfrig):
Reduktionsherd re. parieto-occipital. b Am 3. Tg. (wach, Augen geöffnet): normales EEG

Erklärung der Abkürzungen auf sämtlichen Abbildungen der EEG-Untersuchungen

| | | | |
|---|---|---|---|
| F | = frontal | T | = temporal |
| Pc | = präcentral | Ra | = retroauriculär |
| C | = central | R | = rechts |
| O | = occipital | L | = links |

Tabelle 24. Rückbildung der pathologischen EEG-Veränderungen der Gruppen I und II
im ersten Jahr (AV und Herdbefunde)

| Gruppe | Zahl der Fälle | Aus-gesonderte Fälle | Normalisierte EEG-Befunde im 1. Jahr | | | | | Rück-bildungs-termin nicht bekannt |
|---|---|---|---|---|---|---|---|---|
| | | | 1.—7. Tg. | 8.—14. Tg. | 15.—30. Tg. | 2.—12. Mon. | ins-gesamt | |
| I | 60 | 14 | 11 | 12 | 11 | 3 | 37 | 2 |
| II | 33 | 6 | 5 | 3 | 4 | 5 | 17 | 4 |
| I/II | 93 100% | 20 21,5% | 16 17.2% | 15 16,1% | 15 16,1% | 8 8,6% | 54 58,0% | 6 6,5% |

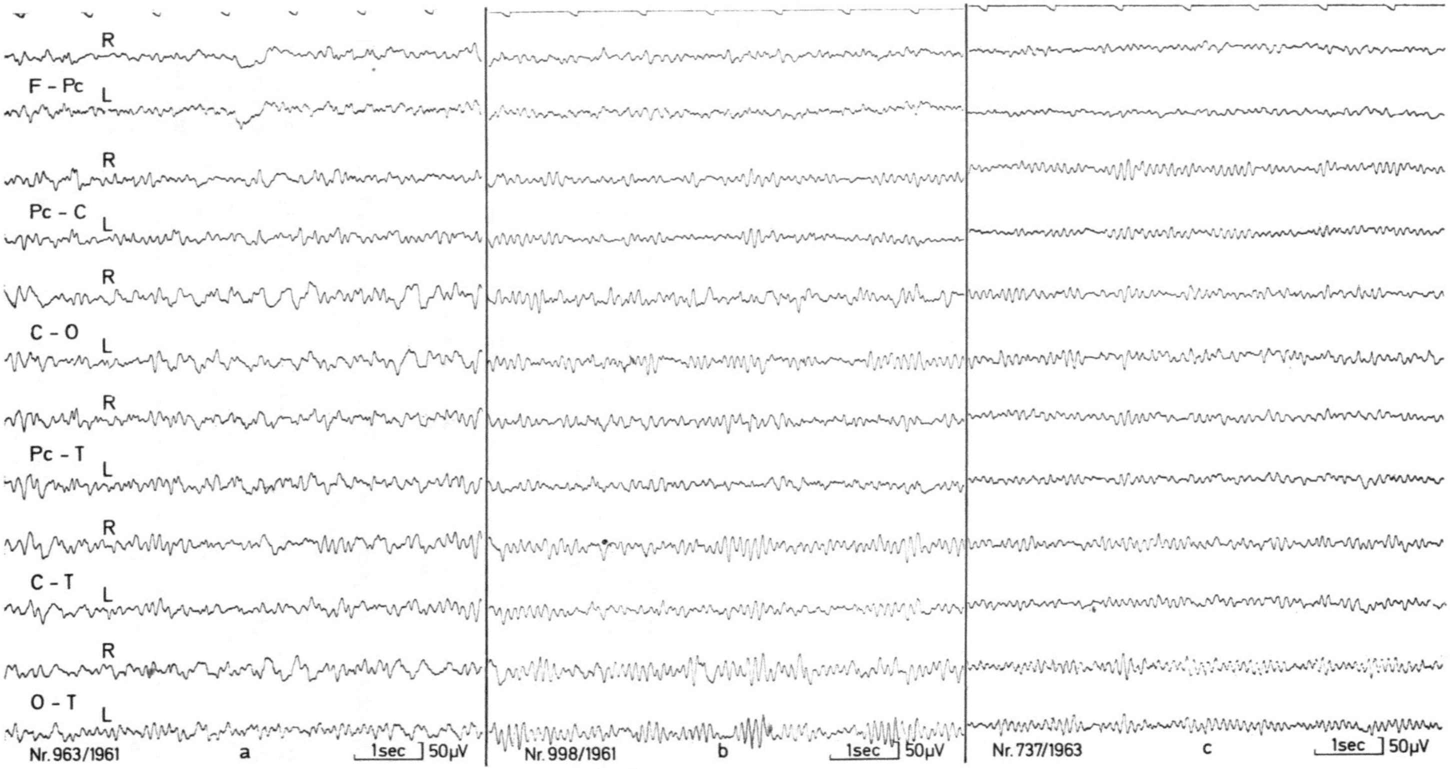

Abb. 32 a–c. Fall II/30: 15;7 J. Prallte im Schwimmbad bei Sprung vom 5-m-Brett mit re. Kopfseite auf die Beine einer Schwimmerin. — Schädel-fraktur re. temporal; primärer geordneter Dämmerzustand. Initial fokale Krampferscheinungen li. Gesichtshälfte. EEG-Ableitungen: a Am 5. Tg. in der Ödemphase: mittelschwere AV, Herdbefund zentral-occipital re. b Am 14. Tg.: leichte AV und leichter Herd temporo-occipital re. c Nach 2;1 J.: normales EEG

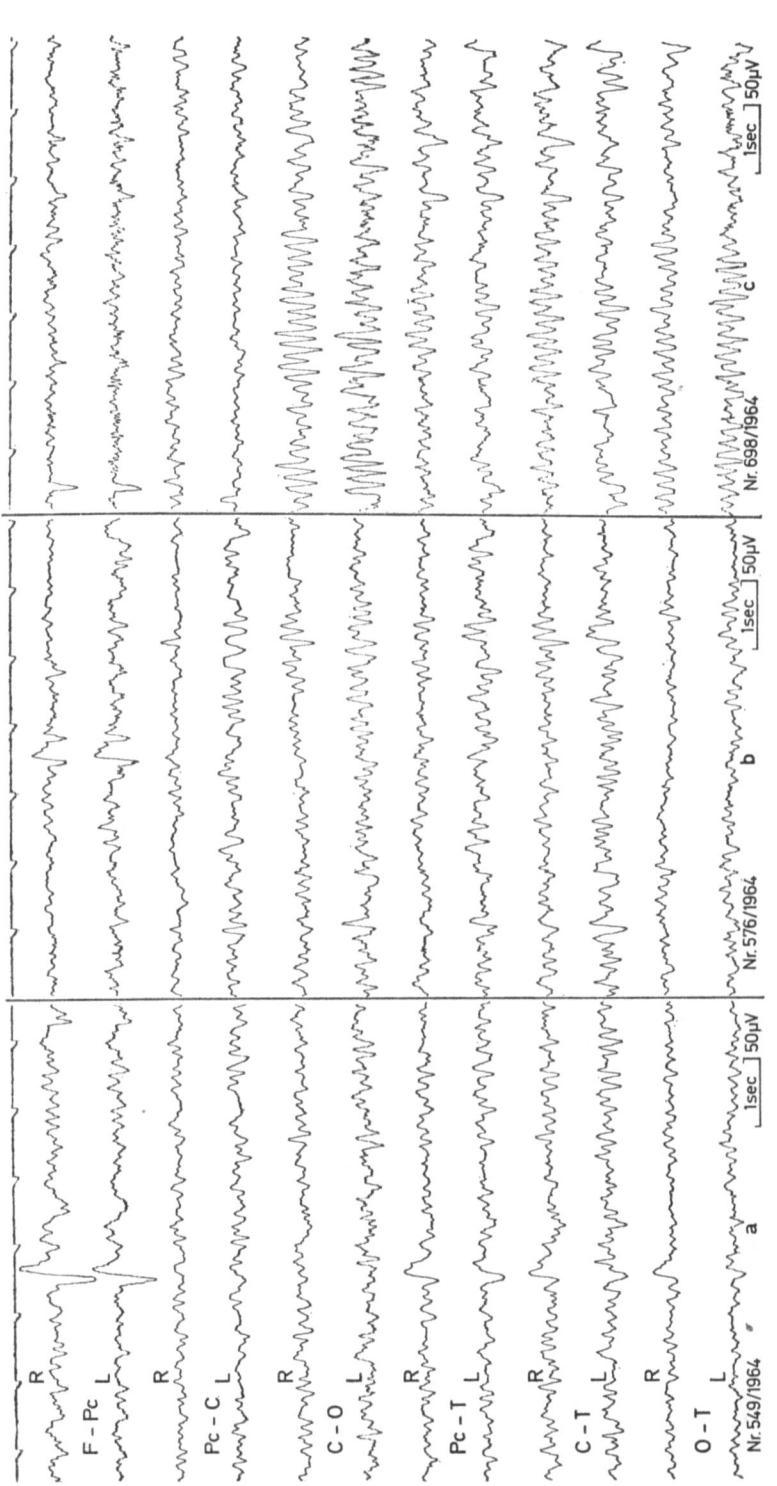

Abb. 33 a—c. Fall I/19: 3;0 J. altes Mädchen. Stürzte 12 Treppenstufen herunter und schlug mit dem Hinterkopf auf. — Schädelfraktur re. parieto-temporal; Kopfschwartenhämatom occipital. Einschlafsyndrom.

EEG-Ableitungen: a Am Unfalltag, 2 Std nach dem Sturz: leichte AV. b Am 6. Tg. in der Ödemphase: leichte AV, Herd parieto-temporal li. (kontralateral). c Am 24. Tg.: normales EEG

Aus der Tabelle 24 läßt sich das etwas langsamere Normalisierungstempo der Gr. II (Verletzte mit Bwtr) ablesen. Bis zum Ende des ersten Jahres waren 37 (61,7%) der pathologischen EEG-Befunde bei der Gr. I und 17 (51,5%) bei der Gr. II zurückgebildet. Bei 6 Kindern, bei denen erst eine spätere Nachuntersuchung regelrechte Befunde ergab, ließ sich der Zeitpunkt der Normalisierung nicht genau feststellen. Sicher pathologische EEG-Befunde bestanden am Jahresende noch bei 7 Pat. der Gr. I (11,7%) und 6 Pat. der Gr. II (18,2%).

Charakteristisch für die Rückbildung der EEG-Veränderungen bei Kindern nach leichten Traumen ist die Normalisierung der Herdbefunde vor der AV. Bei den Gr. I und II verschwanden manchmal Herdbefunde und AV gleichzeitig innerhalb der ersten Woche, z. T. von einem Tag zum anderen. In diesen Fällen, die sich auch klinisch rasch besserten, ist in Übereinstimmung mit RICHTER und LENARD eine funktionelle Störung der elektrischen Hirnaktivität ohne substantielle Hirnschädigung anzunehmen. Bei etwas langsamerem Verlauf ließ sich die schrittweise Frequenzabnahme bis zur völligen Rückbildung der AV verfolgen. Die Herdzeichen gingen nach dem von MEYER-MICKELEIT beschriebenen Schema zurück: nach Einengung des Herdes und Rückgang der fokalen Frequenzerniedrigung waren die Herdbefunde vor dem völligen Verschwinden nur noch unter Provokation mit Hyperventilation zu erkennen.

Aus der Tabelle 25, die einen Überblick über die Dauer der Herdbefunde gibt, ist zu entnehmen, daß die Mehrzahl nicht länger als 7 Tage nachweisbar blieb. Am Ende des 1. Monats hatten sich die EEG-Herde bei 42 Pat. zurückgebildet. Herdbefunde, die sich bis zu diesem Zeitpunkt nicht normalisiert hatten, blieben, mit einer Ausnahme, auch bei späteren Kontrollen sichtbar.

Tabelle 25. Dauer der Herdbefunde bei den Gruppen I und II

| Gruppe | Zahl der Fälle | Zahl der Herdbefunde | Dauer der Herdbefunde | | | |
|--------|------|------|------|------|------|------|
| | | | 1—7 Tg. | 8—30 Tg. | 2—12 Mo. | über 1 J. |
| I | 60 | 29 | 18 | 7 | — | 4 |
| II | 33 | 19 | 11 | 6 | 1 | 1 |
| I/II | 93 | 48 | 29 | 13 | 1 | 5 |
| | | 100% | 60,4% | 27,1% | 2,1% | 10,4% |

Wie schon im klinischen Teil hervorgehoben wurde, überdauern die posttraumatischen EEG-Veränderungen die neurologischen und psychopathologischen Symptome (s. Diagramm der kumulativen Häufigkeitsverteilung bei den Gr. I/II) [13]. Nach einem Monat waren bei rd. 95% der Kinder die neurologischen, bei rd. 94% die psychopathologischen, aber nur bei 68,6% die EEG-Veränderungen vollständig zurückgebildet. Am Jahresende bestanden bei 1,6% der Gr. I und 3% der Gr. II geringe klinische Restsymptome gegenüber 15,9% persistierender hirnelektrischer Veränderungen in der Gr. I und 26,1% in der Gr. II.

_____

13 Für die Berechnung der kumulativen Häufigkeitsverteilung ist $N_{EEG}$ = 67. Zugrunde gelegt wurde die Anzahl der Patienten, deren EEG sich innerhalb des ersten Jahres normalisiert hatte oder die wegen eines anhaltend pathologischen EEG-Befundes länger als 1 Jahr kontrolliert wurden (s. S. 40).

## C. EEG-Befunde bei besonderen klinischen Syndromen

Drei Verletzte mit *primären geordneten Dämmerzuständen* wurden erst nach Abklingen der psychopathologischen Symptome, zwischen dem 1.—4. Tag, abgeleitet. Zwei Pat. hatten Herdbefunde, der eine kombiniert mit einer AV, und 1 Pat. hatte lediglich eine AV. Eine Verschlechterung des EEG in der Ödemphase wurde bei 2 Kindern beobachtet; bei beiden (II/23, 30 s. Abb. 32) kam es, nach anfangs leichter AV, am 2. bzw. 5. Tag zu einer mittelschweren AV. Die von STRAUBE mitgeteilten normalen EEG-Befunde könnten sich durch die relativ späten Ableitetermine bei seinen Patienten erklären.

Die beiden Kinder mit *verlängerter Bwtr*, die den Unfalltag überdauerte, hatten keine auffälligen Erstbefunde. Bei einem Kind (II/2) bildete sich eine leichte AV in 7 Wochen zurück. Ein ungewöhnlicher Verlauf wurde bei dem anderen Kind (II/6) beobachtet; nach rascher Normalisierung von Herd und AV blieb das EEG im ersten Halbjahr normal. Erst bei der Nachuntersuchung nach 3;10 Jahren fanden sich erneut eine AV und ein Herd mit gleicher Lokalisation.

Fünf Kinder im Säuglings- bzw. Kleinkindalter hoben sich im klinischen Verlauf durch ein *verzögert einsetzendes posttraumatisches Syndrom* heraus. Im Erstbefund hatten 4 Kinder einen Herd. Bei allen besserte sich das EEG nur langsam und blieb bei 3 Pat. bis zum Ende der Beobachtungszeit pathologisch. Auch die klinische Normalisierung verlief langsamer als im Gruppendurchschnitt. Klinischer und hirnelektrischer Verlauf wurden als Hinweis auf eine länger als bei den übrigen Patienten der Gr. I/II anhaltende traumatische Störung angesehen.

EEG-Erstbefunde und Verlauf bei den Kindern mit dem *Einschlafsyndrom* boten keinen wesentlichen Unterschied zu den Befunden der Gr. I/II. Alle 11 Kinder (9 Gr. I, 2 Gr. II) konnten erst nach dem Erwachen abgeleitet werden. Zur Interpretation dieses Syndroms kann das EEG deshalb nicht beitragen. Bei den meisten Kindern (7) normalisierte sich das EEG bis zur 5. Woche, in einem Fall erst nach 1 Jahr (s. Abb. 33).

Die Häufigkeit von *Schädelfrakturen* war in beiden Gruppen nahezu gleich (Gr. I 14 Frakturen = 23,3% und Gr. II 8 Frakturen = 24,2%). Der Anteil der Herdbefunde lag bei diesen Kindern mit 63,3% (Gr. I) bzw. 87,5% (Gr. II) deutlich über dem der Gesamtgruppen mit 48,3% bzw. 57,6%. Dasselbe stellten MELIN und kürzlich auch KÜLZ fest. Die EEG-Veränderungen bildeten sich bei Kindern mit Frakturen verzögert zurück. Normalisierungen in der 1.—2. Woche waren selten, häufiger in der 3.—4. Woche. Eine Normalisierung nach dem 1. Monat kam nicht oft vor. Der Anteil anhaltend pathologischer EEG-Befunde lag mit 37,5% nicht wesentlich höher als in der Gesamtgruppe.

## 3. EEG-Befunde der Gruppen III und IV

Die Gruppe III umfaßt 104 Verletzte mit einer Bwl bis zu einer Stunde, davon 91 Pat. mit einer Bwl bis zu 30 min (Gruppe III A) und 13 Pat. mit einer Bwl von 31—60 min (Gruppe III B). Zur Gruppe IV gehören 17 Verletzte mit einer Bwl von mehr als 1 Std bis 24 Std.

Auch bei den Patienten der Gruppen III und IV erfolgte die erste EEG-Ableitung so früh wie möglich: 88 Verletzte (rd. 72%) wurden am Unfalltag und an den folgenden 3 Tagen untersucht. In dieser Zeit ließen sich auch die meisten neurologischen Symptome nachweisen. Eine Übersicht über die Erstableitetermine, die denen der Gruppen I/II weitgehend entsprechen, ist der Tabelle 26 zu entnehmen.

Tabelle 26

| Erst-Ableitetermin | | Zahl der EEG-Ableitungen | | | | |
|---|---|---|---|---|---|---|
| | | Gr. III | Gr. IV | Gr. III/IV | | |
| 1. Wo. | Unfalltag | 18 | 2 | | | |
| | 1. Tg. n. Unf. | 30 | 3 | 53 | | |
| | 2. Tg. n. Unf. | 17 | 2 | | | |
| | 3. Tg. n. Unf. | 13 | 3 | 35 | | |
| | 4.—7. Tg. n. Unf. | 11 | 4 | 15 | 103 | (85%) |
| 2. Wo. | | 8 | 2 | 10 | | |
| 3.—5. Wo. | | 7 | 1 | 8 | 18 | (15%) |
| insgesamt | | 104 | 17 | 121 | | (100%) |

## A. EEG-Befunde im Initialstadium

Bei den Erstableitungen war eine Allgemeinveränderung (AV) der häufigste Befund und wurde bei 110 Pat. (90,9%) nachgewiesen. Herdbefunde kamen bei 63 Pat. (52%) vor, davon bei 11 Pat. ohne gleichzeitige AV.

In der Gruppe III war bei der Erstableitung am Unfalltag und dem 1. Tag danach eine mittelschwere und schwere AV ebenso häufig wie eine leichte AV; bei späteren Untersuchungen innerhalb der 1. Woche war die leichte AV am häufigsten. In der Gruppe IV wurden in der 1. Woche fast ausschließlich Kurven mit mittelschwerer oder schwerer AV registriert.

Tabelle 27. Schweregrad der Allgemeinveränderung bei der Erstableitung

| Gruppe | Zahl der Fälle | Allgemeinveränderung | | | |
|---|---|---|---|---|---|
| | | keine (nur Herd) | leicht | mittel-schwer | schwer |
| I/II | 93 | 11 | 69 | 13 | — |
| III | 104 | 9 | 62 | 29 | 4 |
| IV | 17 | 2 | 3 | 10 | 2 |
| insgesamt | 121 (100%) | 11 (9,1%) | 65 (53,7%) | 39 (32,2%) | 6 (5,0%) |

Der Schweregrad der AV in den verschiedenen Stadien der posttraumatischen Funktionspsychose (WIECK) läßt sich aus der Tabelle 28 ersehen, in der die Befunde der Erstableitungen zusammengestellt sind.

Eine schwere AV kam nur bei deutlich nachweisbaren posttraumatischen psychischen Störungen vor, während der Bewußtlosigkeit (Bwl) (Abb. 34), der Bewußtseinstrübung (Bwtr) (Abb. 35) und im schweren bis mittelschweren Durchgangssyndrom (DS) nach WIECK (Abb. 36). In dieser Zeit war auch die mittelschwere AV häufiger als im Verlauf des leichten DS oder bei bereits normalisiertem psychischen Befund (Abb. 37). EEG-Befunde mit leichter AV oder mit isoliertem Herd ohne AV kamen während der Bwl nicht vor, waren jedoch um so häufiger, je weniger psychopathologische Symptome bestanden.

Tabelle 28

| Psychischer Befund bei Erstableitung | Zahl der Fälle Gr. III/IV | Allgemeinveränderung | | | |
|---|---|---|---|---|---|
| | | keine (nur Herd) | leicht | mittel- schwer | schwer |
| Bewußtlosigkeit | 12 | — | — | 1 | 1 |
| Bewußtseinstrübung | 21 | 1 | 7 | 11 | 2 |
| Durchgangssyndrom schwer und | | | | | |
| mittelschwer | 33 | 2 | 14 | 14 | 3 |
| leicht | 46 | 3 | 33 | 10 | — |
| normaler psychischer Befund | 19 | 5 | 11 | 3 | — |
| | 121 | 11 | 65 | 39 | 6 |

Bei Kindern wird das Auftreten von Deltawellen nach Abklingen der Bwtr als Besonderheit hervorgehoben [227, 348]. Nach den vorliegenden Untersuchungen ergibt sich eine gute Korrelation von mittelschwerer und schwerer AV, bei der Deltawellen registriert wurden, zum mittelschweren und schweren DS; Beziehungen zum leichten DS sind weniger deutlich. Der Nachweis von Deltawellen nach Rückgang der Bwtr deutet also auf noch bestehende psychopathologische Störungen im Verlauf eines DS hin.

*Herdbefunde* wurden bei 74 Kindern (61,2%) der Gruppen III und IV registriert, vor allem occipital und temporo-occipital. In der Regel waren sie schon in den Erstableitungen zu erkennen (63 Pat.), nur ein kleiner Teil (11 Pat.) trat erst während oder nach der Ödemphase in Erscheinung. Bei den meisten Kindern kamen Herdbefunde bei allgemeinverändertem EEG vor. Isolierte Herdbefunde ohne AV wurden vorwiegend bei späteren Ableiteterminen gesehen; es ist anzunehmen, daß in diesen Fällen zu Beginn ebenfalls eine AV bestand, die sich zum Zeitpunkt der Ableitung bereits zurückgebildet hatte. Aus der Tabelle 29, die sich auf sämtliche Herdbefunde der Gr. III/IV bezieht, ist ihre Häufigkeit ersichtlich; die Zahlen der Gr. I/II werden zum Vergleich mit angeführt.

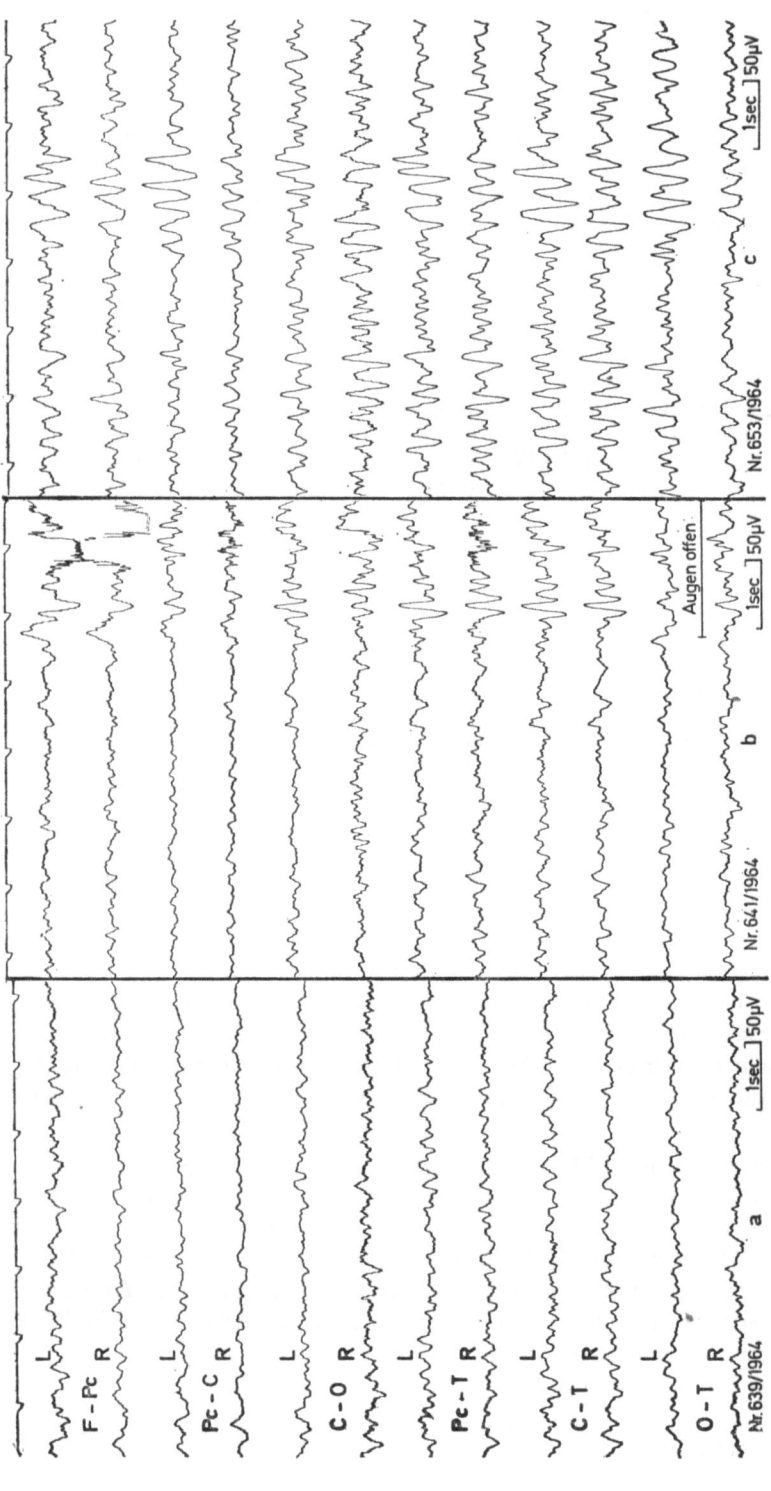

Abb. 34 a—c. Fall IV/11: 9;9 J. altes Mädchen. Lief in ein Auto, wurde vom Kotflügel erfaßt und stürzte. — Hautverletzungen am linken Arm und Bein. EEG-Ableitungen: a Am Unfalltag, 2 Std n. d. Trauma (Bwl): schwere AV, leichter Herd occipito-temporal li. b Am 1. Tg. (Bwtr): mittelschwere AV; beim Augenöffnen paradoxe Reaktion mit Anstieg von Frequenz und Amplitude. c Am 4. Tg. (schweres DS): mittelschwere AV, leichter Herd. li. mit Betonung temporo-occipital. Nach vorübergehender Normalisierung des EEG-Befundes zwischen dem 45. Tg. und 2½ J. n. Unf. erneut leichte AV und Herdbefund li. bei Kontrollen nach 4;8 und 5;5 J.

Tabelle 29

| Gruppe | Dauer der Bwl | Anzahl der Patienten | Anzahl der Herdbefunde | | |
|--------|---------------|---------------------|-------------|------------|-----------|
| | | | Herd mit AV | Herd ohne AV | insgesamt |
| I/II | keine | 93 | 37 | 11 | 48 |
| III A | 1—30 min | 91 | 38 | 9 | 47 |
| III B | 31—60 min | 13 | 12 | — | 12 |
| IV | 1—24 Std | 17 | 13 | 2 | 15 |
| III/IV | insgesamt | 121 (100%) | 63 (52,1%) | 11 (9,1%) | 74 (61,2%) |

Bei den Gruppen I/II und III A hatte etwa die Hälfte der Patienten einen Herdbefund, während nur bei wenigen Patienten der Gruppen III B und IV ein Herdbefund fehlte.

Als *Herdmerkmale* bei den 74 Herdbefunden (100%) der Gr. III/IV ließen sich abgrenzen

| | | | | |
|---|---|---|---|---|
| Frequenzerniedrigung | 65 | (13) Fälle [14] | 87,8% | 77,1% |
| Spannungsreduktion | 23 | (6) Fälle | 31,1% | 52,1% |
| Spannungsaktivierung | 38 | (9) Fälle | 51,4% | 25 % |
| Dysrhythmie | 35 | (9) Fälle | 47,3% | 45,8% |

Herdbefunde mit Frequenzerniedrigung oder mit Dysrhythmie wurden bei den Gruppen I/II und III/IV annähernd gleich häufig registriert. Herde mit Spannungsaktivierung überwogen bei den Gruppen III/IV, während solche mit Spannungsreduktion, wohl bedingt durch die größere Zahl von Säuglingen und Kleinkindern, bei den Gruppen I/II zahlreicher waren. Allgemein hoben sich die Herdbefunde bei den Gruppen III/IV deutlicher von der Grundaktivität ab als bei den Gruppen I/II; insbesondere Deltaherde kamen häufiger vor (s. Abb. 37).

Herdbefunde, die kontralateral zur Verletzungs- oder Frakturseite lokalisiert waren, ebenso wie bilateral nachweisbare, waren in den Gruppen III B und IV wesentlich häufiger als in den Gruppen I/II und III A, bei denen homolaterale Herdbefunde vorherrschten. Die *Seitenlokalisation der Herdbefunde* zeigt Tabelle 30.

Bei einem Herdnachweis über beiden Hemisphären war meist ein Herdbefund dominant mit ausgeprägter fokaler Frequenzerniedrigung, während der andere sich lediglich durch geringe Frequenzänderung oder durch vermehrte Dysrhythmie abgrenzen ließ und manchmal erst unter Hyperventilation manifest wurde. Diese Doppelherde wurden teils gleichzeitig, teils alternierend registriert und fehlten bei einzelnen Ableitungen ganz. Die nicht dominanten Zweitherde traten schon in der 1. Woche, manchmal auch später in Erscheinung. Nach dem Verletzungsmechanismus sind die bilateralen Herdbefunde als Coup- und Contre-coup-Herde zu deuten. Das klinische Bild sprach in solchen Fällen in der Regel für ein schweres Trauma, und es ließen sich dann neurologische und hirnpathologische Herdsymptome nachweisen. So

---

14 Die Zahlen in Klammern beziehen sich auf die Gruppe IV. Sie sind in der Gesamtzahl enthalten.

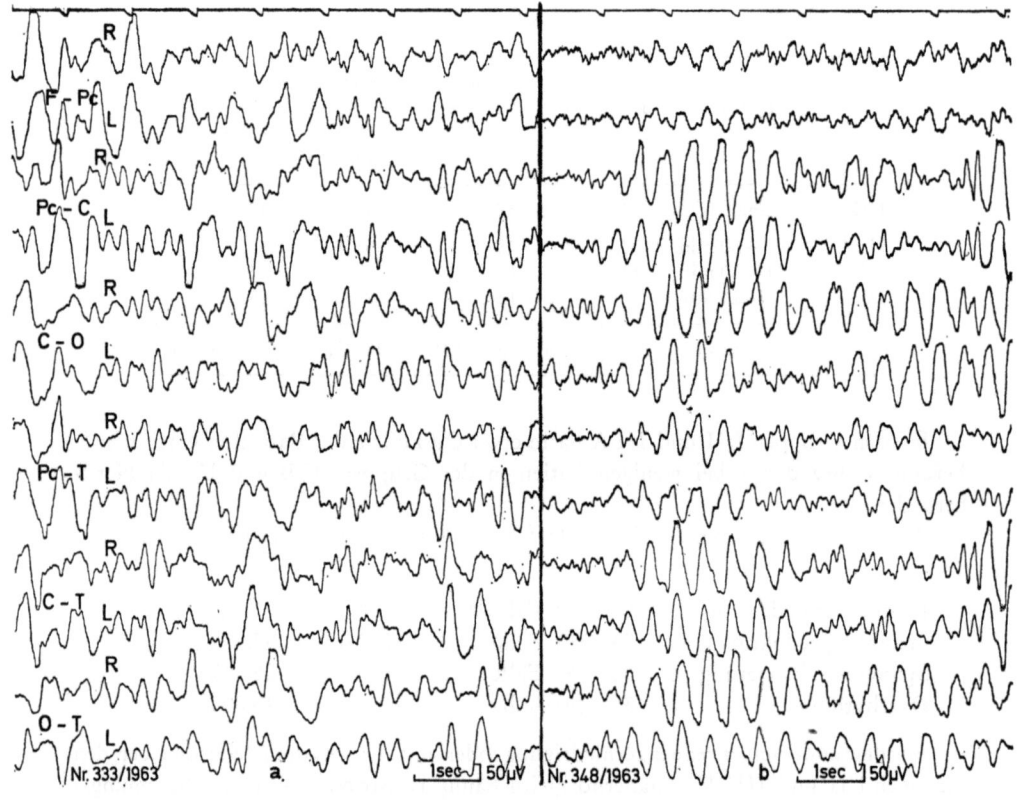

Abb. 35 a—b

Abb. 35 a—d. Fall III/57: 11;7 J. alter Knabe. Im Schwimmbecken sprang ihm ein Mann auf den Kopf. — Sekundäre Bwl für 1 Std (Gr. III B), Schädelfraktur temporo-parietal re. Hemiparese li. Spätepilepsie (s. Abb. 39)

EEG-Ableitungen: a Am 1. Tg. (Bwtr) schwere AV, Herdbefund temporal li. (kontralateral). b 7 Tg. n. Unf. (schweres DS): mittelschwere AV, geringe Herdbetonung occipital re. c 21 Tg. n. Unf. (leichtes DS): leichte AV, Herd central-occipital li., geringe Herdbetonung re. Hemisphäre. d 10 Mon. n. Unf.: leichte AV und leichte Herdbetonung re.

Tabelle 30

| Gruppe | Dauer der Bwl | Anzahl der Patienten | Herdlokalisation | | |
|---|---|---|---|---|---|
| | | | homolateral | kontralateral und bilateral | insgesamt |
| I/II | keine | 93 | 38 | 10 | 48 |
| III A | 1—30 min | 91 | 33 | 14 | 47 |
| III B | 31—60 min | 13 | 7 | 5 | 12 |
| IV | 1—24 Std | 17 | 6 | 9 | 15 |
| III/IV insgesamt | | 121 | 46 (62,2%) | 28 (37,8%) | 74 (100%) |

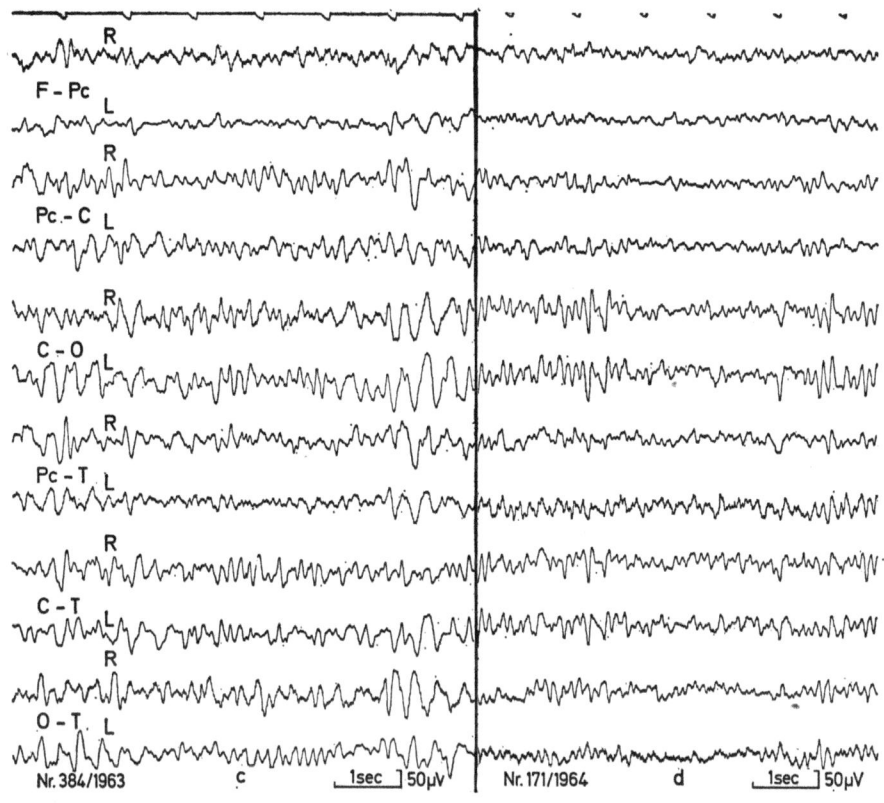

Abb. 35 c—d

hatten 4 der 7 Kinder mit einer Aphasie einen linksseitigen Herd, der von einem rechtsseitigen begleitet oder abgelöst wurde (s. Tabelle 14 und 15 klin. Teil).

Im Initialstadium oder im Beginn der Rückbildungsphase wurden *Krampfpotentiale* bei 15 Pat. registriert (9 Gr. III, 6 Gr. IV). Bei 10 Kindern wurden, nur einmalig, steile Wellen zwischen dem 1.—4. Tag, also in der Ödemphase, registriert; wenn sie erst, wie bei den anderen 5 Kindern, in der 3.—8. Woche auftraten, blieben sie längere Zeit nachweisbar. Die steilen Wellen waren entweder über beiden Hemisphären zu erkennen, wie bei 8 Kindern in den ersten beiden Wochen, oder sie waren, bei 7 Kindern, einseitig lokalisiert. Einseitige Krampfpotentiale traten sowohl in der 1. Woche als auch zu späteren Terminen (5.—8. Woche) auf.

Nur bei 6 der 15 Kinder mit Krampfpotentialen (s. Abb. 38) wurden initiale Krampferscheinungen beobachtet (1 Gr. III A, 2 Gr. III B, 3 Gr. IV). RICHTER und andere Autoren weisen darauf hin, daß beim Nachweis steiler Potentiale bei kindlichen Verletzten klinische Krampferscheinungen nicht obligat seien.

## EEG-Befunde und Unfallalter

Bei den Gruppen III und IV ergeben sich, ebenso wie bei den Gruppen I/II, altersspezifische Besonderheiten der posttraumatischen EEG-Befunde. Einen Überblick gibt Tabelle 31.

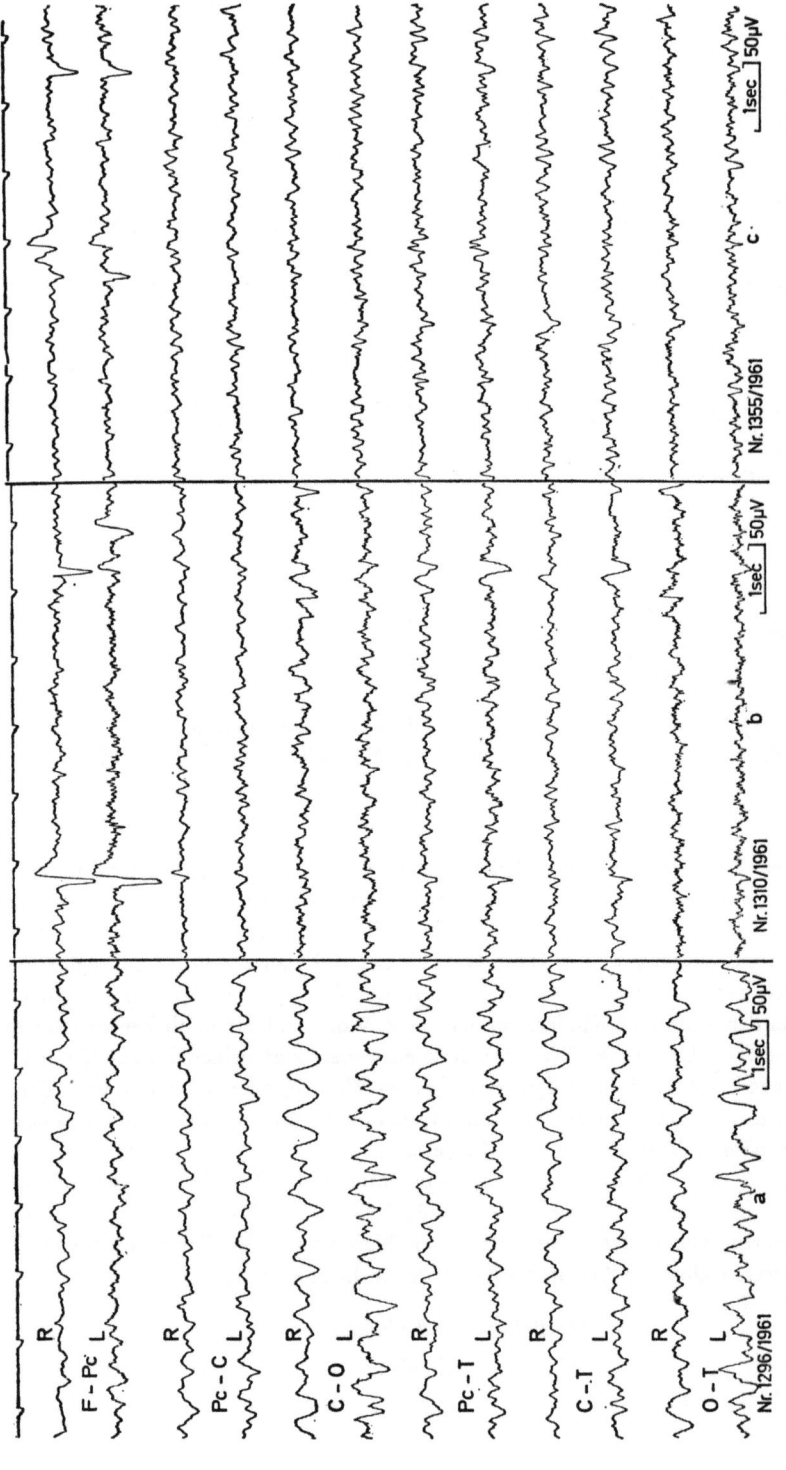

Abb. 36 a—c. Fall IV/4: 4¹/₂ J. altes Mädchen wurde von einem Motorrad angefahren — Kopfplatzwunde re. parietal; Anisokorie, blutiger Liquor. EEG-Ableitungen: a Am 4. Tg. (Übergang von der Bwtr zum schweren DS) schwere AV. b Am 8. Tg. (leichtes DS) leichte AV. c Am 28. Tg. normales EEG

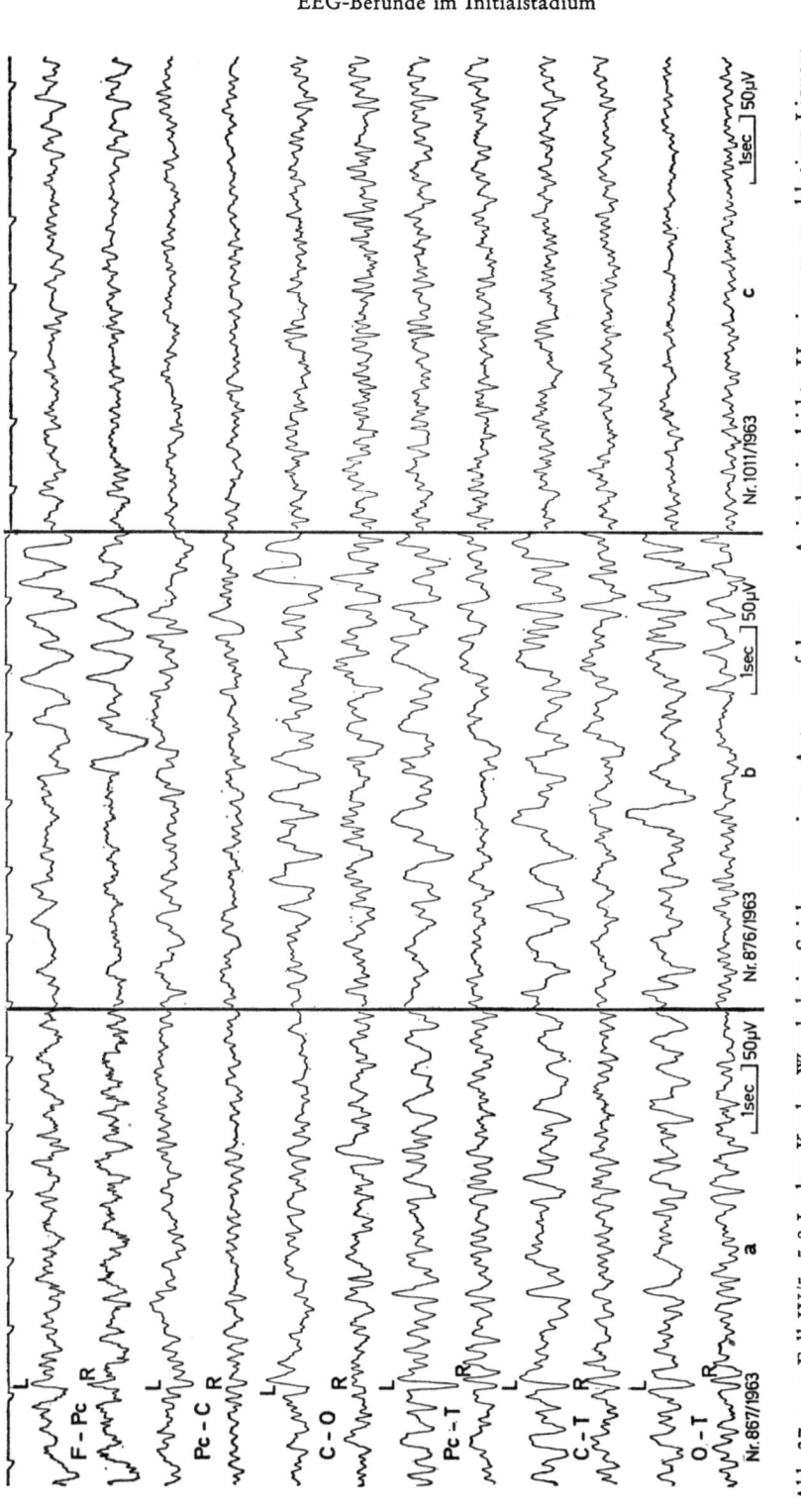

Abb. 37 a—c. Fall IV/5: 5;8 J. alter Knabe. Wurde beim Spielen von einem Auto angefahren. — Anisokorie; leichte Hemiparese re.; blutiger Liquor; äußere Verletzung in der li. Orbitalgegend.

EEG-Ableitungen: a Am 2. Tg. (schweres DS): mittelschwere AV, Herd temporal li. b Am 5. Tg. (noch schweres DS): Mittelschwere AV, Herd li, temporal betont. Herdzeichen sind deutlicher als am 2. Tg. (Ödemphase). c Am 48. Tg. leichte AV; gleicher Befund nach 3;2, 4;2 und 5;5 J.

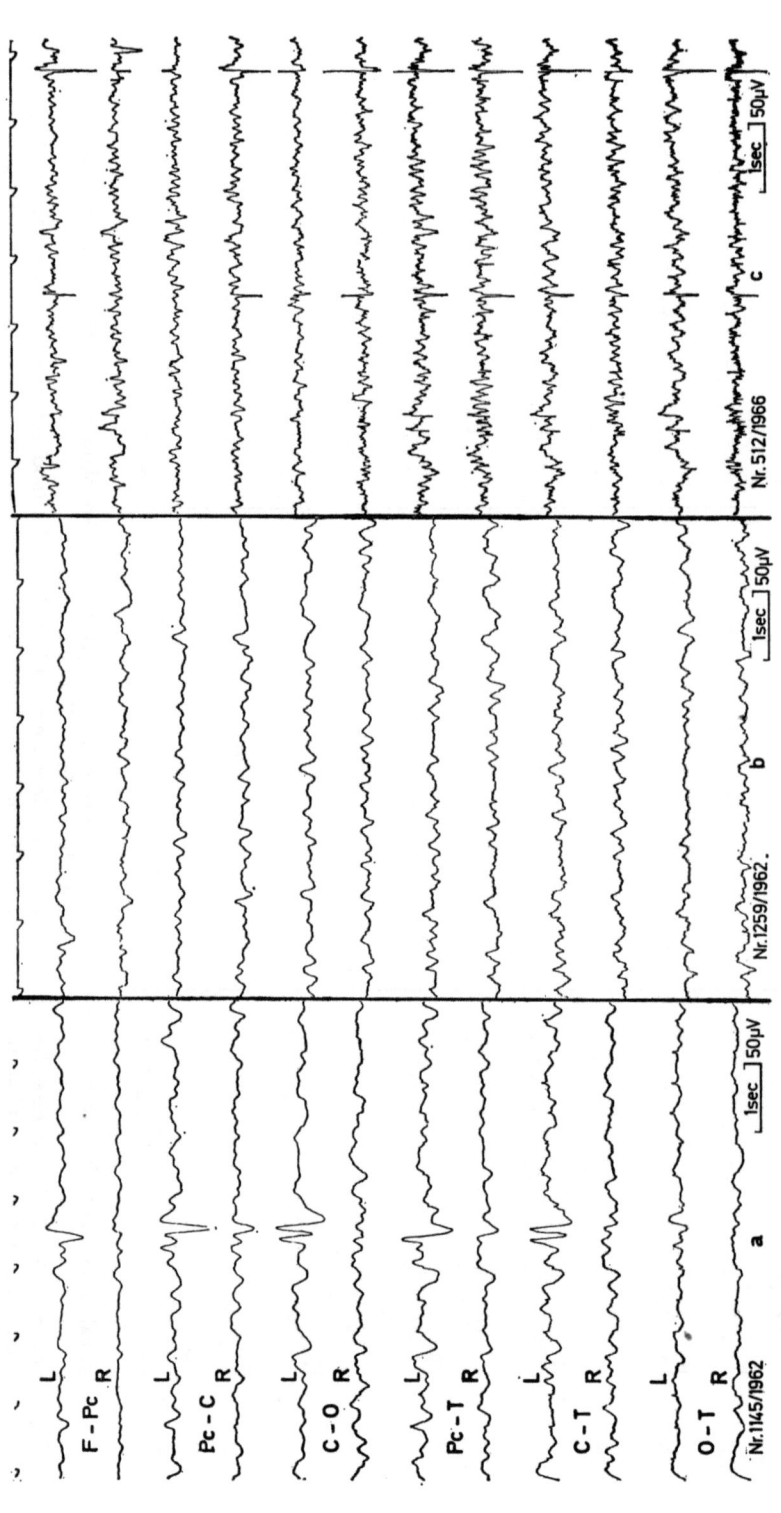

Abb. 38 a—c. Fall IV/1: 4 Mon. altes Mädchen. Mißhandlungsfall. Gesichts- und Brillenhämatom re. Initial re. betonte Krampfanfälle; Hemiparese re. PEG: beidseitige Ausweitung des Ventrikelsystems.

EEG-Ableitungen: a Am 4. Tg. (postparoxysmale Bwl): mittelschwere AV, Herd li. Hemisphäre mit fokalen Krampfpotentialen (steile Wellen). b Am 30. Tg.: altersentsprechendes EEG. c 3;8 J. n. Unf.: unverändert normaler Befund, auch bei späterer Kontrolle nach 5;3 J.

Tabelle 31. EEG-Erstbefunde in verschiedenen Altersstufen der Gruppen III und IV

| Unfall-alter | Gesamt-zahl der Patienten | Patienten mit AV | Schweregrad der Allgemeinveränderung | | | Patienten mit Herd-befund |
|---|---|---|---|---|---|---|
| | | | leicht | mittel-schwer | schwer | |
| 1. Lebensjahr | 4 (1) [15] | 3 (1) | 2 (—) | 1 (1) | — | 4 (1) |
| 2.— 5. Lebensjahr | 14 (3) | 14 (3) | 11 (1) | 2 (1) | 1 (1) | 5 (2) |
| 6.—12. Lebensjahr | 55 (8) | 52 (8) | 17 (1) | 30 (6) | 5 (1) | 36 (8) |
| 13.—20. Lebensjahr | 48 (5) | 41 (3) | 33 (1) | 6 (2) | — | 29 (4) |
| insgesamt | 121 (17) 100% | 110 (15) 90,9% | 65 (3) 53,7% | 39 (10) 32,2% | 6 (2) 5% | 74 (15) 61,2% |

Wie die Tabelle zeigt, steht die AV in allen Altersstufen zahlenmäßig im Vordergrund. Bei den 4 Säuglingen bewegte sich die Grundfrequenz — ebenso wie bei denen der Gr. I/II — entweder im altersentsprechenden Normbereich, oder es kam zu einer leichten AV, die in Zweifelsfällen durch Kontrolluntersuchungen gesichert wurde. Eine mittelschwere AV wurde nur bei einem Säugling der Gr. IV im postparoxysmalen Zustand gefunden (s. Abb. 38). Das 6.—12. Lebensjahr fällt, wie es bei den Gr. I/II bereits angedeutet war, dadurch heraus, daß die allgemeine Frequenzerniedrigung besonders ausgeprägt ist. Sowohl bei den Patienten der Gruppe III als auch denen der Gruppe IV kommt neben einer mittelschweren auch eine schwere AV vor. Von anderen Autoren [319, 326, 355] wurde ebenfalls eine Betonung der Frequenzerniedrigung, vor allem occipital, beobachtet. Es ist zu vermuten, daß in diesem Lebensalter auf akute cerebrale Schäden eine besonders starke Reaktion erfolgt.

Herdbefunde waren bei den 4 Säuglingen ebenso wie in den anderen Altersstufen der Gr. III/IV durch deutliche fokale Frequenzerniedrigung, mit Spannungsaktivierung oder -reduktion, gekennzeichnet; bei den Jugendlichen wurde, wie bei den Gr. I/II, häufig nur eine fokale Dysrhythmie gefunden.

## B. EEG-Verlaufsuntersuchungen

### Ödemphase

Im Verlauf der Kontrolluntersuchungen verstärkten sich die pathologischen EEG-Veränderungen bei 15 Verletzten (13 Gr. III, 2 Gr. IV). Eine Zunahme der AV erfolgte bei 7 Kindern in der 1. Woche; außerdem traten bei 4 von ihnen in der 1. bis 3. Woche erstmals Herdbefunde auf. Bei weiteren 6 Kindern ergaben Kontrollen am 3.—9. Tag Herdbefunde, ohne daß die AV sich verstärkt hatte. Bei einem Kind (IV/5) waren die Herdzeichen am 5. Tag deutlicher ausgeprägt als vorher (s. Abb. 37a und b). Diese EEG-Verschlechterungen korrespondierten zeitlich mit den klinischen Symptomen der posttraumatischen Ödemphase. Mit dem Rückgang der AV nach der Ödemphase wurde das Auftreten von 2 Herdbefunden im 2. und 3. Monat in Zusammenhang gebracht.

---

15 Die Zahlen in Klammern beziehen sich auf die Gruppe IV, sie sind in den Gesamtzahlen enthalten.

*Rückbildungsphase*

Bei den Gruppen III und IV besserten sich die posttraumatischen EEG-Veränderungen langsamer und unvollständiger als bei den Gruppen I und II. Einen Überblick über die Rückbildung der EEG-Befunde (Herdbefunde und AV) bei den Gruppen III A (Bwl bis zu 30 min), III B (Bwl 31—60 min) und IV (Bwl 1—24 Std) bis zum Jahresende gestattet Tabelle 32 (die Ergebnisse der Gruppen I/II s. Tabelle 24, S. 145).

Tabelle 32. Rückbildung der pathologischen EEG-Veränderungen der Gruppen III A, III B und IV im ersten Jahr (AV und Herdbefunde)

| Gruppe | Zahl der Fälle | Ausgesonderte Fälle | Normalisierte EEG-Befunde | | | | | Rückbildungstermin unbekannt |
|---|---|---|---|---|---|---|---|---|
| | | | Termin der Rückbildung im 1. J. | | | | | |
| | | | 1. bis 7. Tg. | 8. bis 12. Tg. | 15. bis 30. Tg. | 2. bis 12. Mon. | insgesamt | |
| III A | 91 | 23 | 12 | 7 | 14 | 17 | 50 | 6 |
| III B | 13 | 1 | — | 1 | 3 | 2 | 6 | 3 |
| IV | 17 | — | — | — | 4 | 6 | 10 | — |
| III/IV | 121 100% | 24 19,8% | 12 9,9% | 8 6,6% | 21 17,3% | 25 20,7% | 66 54,5% | 9 7,4% |

Für die Verlaufsbeobachtung nach der akuten Phase ließen sich, nach Aussonderung von 24 Pat., die nur 1 Monat kontrolliert werden konnten und bis dahin pathologische Befunde, meist eine leichte AV hatten, die Befunde von 80 Pat. der Gr. III und sämtlichen 17 Pat. der Gr. IV verwenden. Über 9 Kinder, bei denen der Zeitpunkt der Normalisierung nicht genau bekannt ist, soll schon hier berichtet werden. Ein normaler Befund wurde erst nach Jahren bei Kontrollen im späteren Verlauf festgestellt (s. S. 163).

Die Rückbildung der pathologischen EEG-Veränderungen fängt in den Gruppen III B und IV später an als in der Gruppe III A. Frühnormalisierungen, wie sie bei den Gr. I/II und III A festgestellt wurden, kamen bei den Gruppen III B und IV nicht vor. Diese Unterschiede im Rückbildungstempo hatten sich bis zum Ende des 1. Jahres weitgehend ausgeglichen; ein wesentlicher Unterschied im Anteil der normalisierten Befunde ergab sich zu diesem Zeitpunkt zwischen den Gruppen I/II und III A und den Gruppen III B und IV nicht. Auch bei den Gruppen III/IV verschwanden die Herdbefunde oft früher als die AV, jedoch war diese für das Kindesalter typische Verlaufsform mit primärer Herdnormalisierung seltener als in den Gruppen I/II.

Pathologische EEG-Befunde zeigten am Ende des 1. Jahres noch 12 Pat. der Gr. III A, 3 Pat. der Gr. III B und 7 Pat. der Gr. IV.

In der Tabelle 33 wird ein Überblick über die Dauer der Herdbefunde bei den Gruppen III A, III B und IV gegeben (Zahlen der Gr. I/II s. Tabelle 25, S. 148).

Die Herdbefunde der Gruppe IV bildeten sich wesentlich langsamer zurück als die der Gr. III A und III B. Nach 1 Jahr sind in der Gr. IV noch fast die Hälfte der Herdbefunde nachweisbar, während bei der Gr. III A nur noch rd. 6% und bei der

Gr. III B 17% Herdbefunde vorhanden sind. Eine rasche Herdsanierung innerhalb 1 Woche, die bei rd. 44% der Gruppen III A und III B beobachtet wurde (26 Pat.), kam nur bei 1 Pat. der Gruppe IV vor.

Tabelle 33

| Gruppe | Zahl der Fälle | Zahl der Herd- befunde | Dauer der Herdbefunde | | | |
|---|---|---|---|---|---|---|
| | | | 1—7 Tg. | 8—30 Tg. | 2—12 Mon. | über 1 J. |
| III A | 91 | 47 | 21 | 13 | 10 | 3 |
| III B | 13 | 12 | 5 | 4 | 1 | 2 |
| IV | 17 | 15 | 1 | 6 | 1 | 7 |
| insgesamt | 121 | 74 100% | 27 36,5% | 23 31,1% | 12 16,2% | 12 16,2% |

Die Rückbildung von AV und Herdbefunden vollzog sich im Prinzip wie bei den Gruppen I/II, benötigte aber längere Zeit. Die Remission wurde in einzelnen Fällen durch den Wechsel zwischen kurzdauernd normalisierten und dann erneut pathologischen Befunden kompliziert.

Rasch normalisierte Herdbefunde wurden vorwiegend bei Kindern mit komplikationslosem klinischem Verlauf beobachtet. Wenn EEG-Herde längere Zeit nachweisbar blieben, bestanden meist auch schwere klinische Syndrome. So wurden bei 4 Verletzten mit passagerer Aphasie über Jahre Herdbefunde registriert (s. Tabelle 14 und 15, S. 120 ff. klin. Teil).

Wie bereits für die Gr. I/II gezeigt wurde, war das Normalisierungstempo der EEG-Veränderungen auch bei den Gr. III/IV langsamer als das der neurologischen und psychopathologischen Symptome. Die zeitliche Divergenz zwischen klinischen und hirnelektrischen Symptomen war bei der Gr. III A am größten und bei der Gr. IV, die für die psychopathologischen Symptome und für das EEG anfangs eine fast parallele Rückbildungskurve zeigt, am geringsten (s. S. 57 klin. Teil, Abb. 11 a—c).

## C. EEG-Befunde bei besonderen klinischen Syndromen

Bei 13 Kindern mit *sekundärer Bwl* (11 Gr. III, 2 Gr. IV) waren die pathologischen EEG-Veränderungen stärker ausgeprägt als in den Gesamtgruppen. Die Patienten hatten mehr Herdbefunde (10 Fälle), die auch häufiger kontra- oder bilateral lokalisiert waren (7 Fälle). Bei 3 Kindern wurden steile Potentiale registriert. Klinisch waren diese Kinder durch einen größeren Anteil von Schädelfrakturen (7 Fälle) und durch Frühepilepsien (5 Fälle) aufgefallen (s. Tabelle 6 und 7, S. 48/49 klin. Teil). Bei Verletzten mit sekundärer Bwl normalisierte sich das EEG entweder langsam oder blieb anhaltend pathologisch (6 Fälle). Besonders bei den 7 Kindern mit sekundärer Bwl nach längerem Zeitintervall stimmten langwieriger klinischer Verlauf und schwere EEG-Befunde überein; zur Normalisierung des EEG kam es bei 2 Säuglingen (III/1, IV/2).

Herdbefunde kamen bei Verletzten mit *Schädelfrakturen* eindeutig häufiger vor als in der Gesamtgruppe. Von 24 Verletzten mit einer Fraktur hatten 22 einen EEG-Herd; auch Herde mit kontralateraler Lokalisation waren zahlreicher. Auf die Zahl der normalisierten EEG hatten Schädelfrakturen offensichtlich keinen Einfluß. Nur das Rückbildungstempo war, wie auch bei den Gr. I/II gezeigt wurde, bei ihnen deutlich langsamer und entsprach damit auch dem klinischen Verlauf (s. S. 45 klin. Teil). Diese Ergebnisse stimmen mit MELIN überein, der Herdbefunde bei Schädelfrakturen ebenfalls häufiger fand, und bestätigen die Beobachtungen von COURJON über das Auftreten von Delta- und Contre-coup-Herden bei Frakturen (Frakturen 19 Gr. III und 5 Gr. IV).

Durch *initiale Krampferscheinungen* wurde der Verlauf bei 13 Kindern kompliziert (s. S. 44 und Tabelle 5 klin. Teil). Diese Kinder hatten bereits im ersten EEG einen Herdbefund (s. Abb. 38). Zur Normalisierung des EEG kam es nur bei 5 Kindern, deren Unfallalter zwischen 1—13 Monaten lag. Damit wurde auch in unserem Krankengut bestätigt, daß bei Säuglingen der Verlauf durch eine Frühepilepsie nicht maßgeblich verschlechtert wird. Bei den anderen 8 Kindern blieben die EEG-Befunde auch nach langjährigen Kontrollen pathologisch. Im EEG wurden nur bei 6 der 13 Kinder Krampfpotentiale als Hinweis auf eine erhöhte Anfallsbereitschaft registriert, die teils während oder kurz nach den initialen Krampferscheinungen (III/1, 26 und IV/1), teils erst in der 2.—4. Woche (III/85 und IV/3, 12) auftraten. Von diesen 6 Kindern hatten im weiteren Verlauf nur 2 Säuglinge mit fokalen, in den ersten Tagen registrierten Krampfpotentialen ein normales EEG. Bei den 4 älteren Kindern, von denen 3 beiderseits steile Potentiale oder Krampfstromvarianten zeigten, blieb das EEG pathologisch. Krampfpotentiale traten später bei ihnen nicht mehr auf.

Über die EEG-Befunde der Patienten mit *Aphasien* geben die Tabellen 14 und 15 (klin. Teil S. 120 ff.) Auskunft. Eine Normalisierung des EEG wurde nur bei einem Jugendlichen (III/92) im 2. Monat erreicht und fehlte bei den übrigen, die — mit einer Ausnahme — mehrjährig hirnelektrisch überwacht wurden.

# 4. Spätstadium
# (EEG-Nachuntersuchungen bei den Gruppen I—IV)

Hirnelektrische Nachuntersuchungen nach einem Zeitraum, der bei den Gr. I—III A mindestens 1 Jahr, bei den Gr. III B und IV mindestens 2 Jahre betrug, erfolgten bei 81 Verletzten (3 Pat. weniger als bei den klinischen Nachuntersuchungen); sie verteilten sich folgendermaßen auf die einzelnen Verletztengruppen:

| | | |
|---|---|---|
| Gruppe I/II | 93 Verletzte, davon 25 nachuntersucht | (26,9%) |
| Gruppe III A | 91 Verletzte, davon 29 nachuntersucht | (31,9%) |
| Gruppe III B | 13 Verletzte, davon 11 nachuntersucht | (84,6%) |
| Gruppe IV | 17 Verletzte, davon 16 nachuntersucht | (94,1%) |

Der Zeitabstand vom Unfall ist für die letzten EEG-Kontrollen aus der folgenden Zusammenstellung ersichtlich:

| Zeitabstand vom Unfall | Nachuntersuchungen in den Gruppen | | | | |
|---|---|---|---|---|---|
| | I/II | III A | III B | IV | I—IV insgesamt |
| 1 — unter  2 J. | 4 | 13 | — | — | 17 |
| 2 — unter  5 J. | 14 | 12 | 3 | 9 | 38 |
| 6 — unter 10 J. und darüber | 7 | 4 | 8 | 7 | 26 |
| | 25 | 29 | 11 | 16 | 81 |

Die Ergebnisse der letzten EEG-Untersuchungen sind der folgenden Übersicht zu entnehmen:

Tabelle 34

| EEG-Befunde bei der Nachuntersuchung | Gruppen | | | I—IV insgesamt |
|---|---|---|---|---|
| | I/II Keine Bwl | III Bwl bis zu 1 Std | IV Bwl 1—24 Std | |
| Normal | 11  (44%) [16] | 24  (60%) | 7  (43,8%) | 42  (51,9%) |
| AV und/oder Herd | | | | |
|   keine AV, nur Herd | 3 | 4 | 3 | 10 |
|   leichte AV | 4 | 7 | — | 11 |
|   leichte AV und Herd | 6 | — | 4 | 10 |
| | 13  (52%) | 11  (27,5%) | 7  (43,8%) | 31  (38,3%) |
| Krampfpotentiale mit AV und/oder Herd | | | | |
|   mit Herd | 1 | — | — | 1 |
|   mit leichter AV | — | 1 | — | 1 |
|   mit leichter AV und Herd | — | 4 | 2 | 6 |
| | 1  (4%) | 5  (12,5%) | 2  (12,4%) | 8  (9,8%) |
| | 25  (100%) | 40  (100%) | 16  (100%) | 81  (100%) |

*EEG-Normalbefunde am Ende der Beobachtungszeit* wurden bei 42 Pat. (51,9%) erhoben. Die Rückbildung der pathologischen EEG-Veränderungen erfolgte bei 25 Pat. bereits im 1. Jahr, bei einem Kind (III B/37), das mit 8 Jahren verletzt wurde, nach 2;6 Jahren. Bei diesem Kind hielten die pathologischen EEG-Veränderungen (anfangs AV und Herd, später nur AV) bis 2;4 Jahre nach dem Unfall an. Der EEG-Befund blieb auch bei weiteren Verlaufsuntersuchungen zwischen 2;6 Jahren und 7;0 Jahren unverändert normal. Bei 16 Pat. ließ sich der Normalisierungstermin nicht exakt bestimmen, da die Abstände zwischen den einzelnen Untersuchungen zu groß waren. Von 7 Pat. ist bekannt, daß die EEG-Veränderungen länger als einen Monat andauerten. Bei den Nachuntersuchungen zwischen 2—6 Jahren nach dem Trauma waren auch bei diesen Patienten alle Befunde normal.

---

16 Trotz der kleinen Zahlen wurden Prozentzahlen angegeben, um den Vergleich zwischen den Gruppen zu ermöglichen.

In den Gruppen III B und IV wurden fast alle Patienten (84—94%) mehrere Jahre hindurch hirnelektrisch kontrolliert, so daß die am Ende der Beobachtungszeit ermittelten Ergebnisse für diese Gruppen repräsentativ sind. Die Quote der am Ende der Beobachtungszeit normalisierten EEG-Befunde in den Gr. I/II und III A läßt sich nur bedingt mit denen der Gr. III B und IV vergleichen, da nur ein Viertel bis ein Drittel der Patienten nachuntersucht wurden, unter denen sich besonders Verletzte mit klinischen Auffälligkeiten und längere Zeit anhaltenden EEG-Veränderungen befanden.

Rechnet man zu den im Spätstadium nachuntersuchten Verletzten mit Normalbefunden diejenigen hinzu, die bereits im 1. Jahr normalisierte EEG-Befunde hatten, später aber nicht mehr kontrolliert wurden, so ergeben sich die in der Tabelle 35 zusammengestellten Zahlen:

Tabelle 35

| Gruppe | Zahl der Fälle | Anzahl der Verletzten mit normalisiertem EEG | | |
|---|---|---|---|---|
| | | Nur im 1. J. untersuchte Patienten | Später nach-untersuchte Patienten | Insgesamt |
| I/II | 93 (100%) | 48 | 11 | 59 (63,4%) |
| III | 104 (100%) | 40 | 24 | 64 (61,5%) |
| IV | 17 (100%) | 1 | 7 | 8 (47,0%) |
| I—IV | 214 (100%) | 89 (41,6%) | 42 (19,6%) | 132 (61,2%) |

Wenn man voraussetzt, daß die nur im 1. Jahr kontrollierten Befunde weiterhin normal geblieben sind, so erlaubt die Übersicht einen Vergleich zwischen den einzelnen Gruppen. Sie zeigt, daß der Prozentsatz der Normalbefunde in den Gruppen I/II und III mit 63 bzw. 61% annähernd gleich hoch ist, in der Gruppe IV mit 47% aber deutlich niedriger liegt.

*Pathologische EEG-Befunde am Ende der Beobachtungszeit* wurden bei 39 Pat. (48,1% der Nachuntersuchten) registriert. Verlaufs- und Abschlußbefunde waren bei diesen Kindern nicht einheitlich.

Bei 6 Kindern hatte sich das EEG in den ersten Wochen nach dem Unfall bereits normalisiert und war über kürzere oder längere Zeit, bei 3 Pat. sogar über Jahre, normal geblieben. Am Ende der Beobachtungszeit, die bei ihnen 1;10 Jahre bis 9;0 Jahre betrug, wurden erneut pathologische EEG-Befunde erhoben: bei 5 Kindern rezidivierte der Herdbefund, und bei einem Kleinkind (III A/10), bei dem der Verdacht auf eine cerebrale Vorschädigung bestand, kam es erneut zur AV; im 2. Jahr zeigten sich außerdem generalisiert Krampfstromvarianten ohne klinische Anfallsmanifestation. Auch KELLAWAY hat derartige Verläufe mit wechselnden Befunden beschrieben. In der Beziehung zur Klinik ist hervorzuheben, daß zu diesen 6 Pat. 1 Kind gehörte, das aus dem 3. Stockwerk stürzte (I/17), und sich außerdem 2 Kinder der Gr. IV mit einer Frühepilepsie, die in einem Fall in eine Spätepilepsie überging (IV/17), darunter befanden.

Das EEG besserte sich im Verlauf der Jahre bei 20 Pat. mehr oder weniger deutlich, ohne sich jedoch völlig zu normalisieren. Entweder nahm die AV ab (16 Fälle), oder der Herd bildete sich teilweise oder völlig zurück (4 Fälle). Als Restbefunde blieben bei Verletzten der Gr. I—III überwiegend eine leichte AV, bei 4 Kindern der Gr. IV Herd und AV bestehen. Dieser Abschlußbefund bei den Gr. I—III entspricht dem bei den Leichtverletzten beschriebenen Rückbildungsverlauf, nach dem sich der Herd vor der AV normalisiert. Die Restbefunde in der Gr. IV stimmen mit dem Normalisierungsmodus bei schwereren Verletzungen überein, bei denen der Herd die AV überdauert oder mit ihr gemeinsam bestehen bleibt.

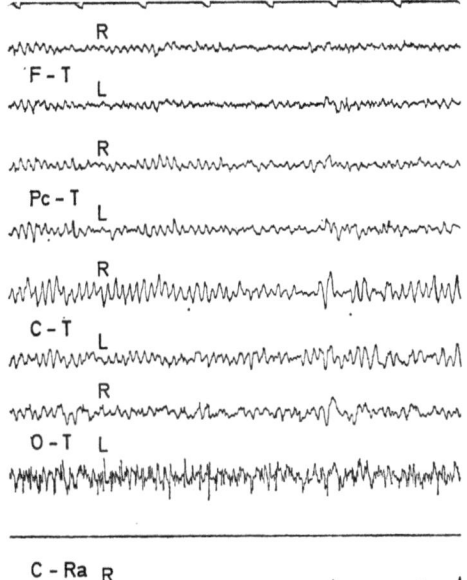

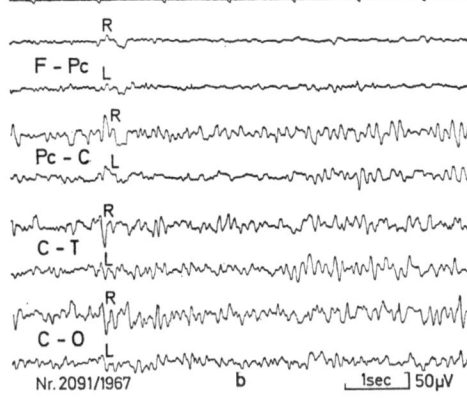

Abb. 39 a und b. Fall III/57: Über das Initial- und Rückbildungsstadium s. Abb. 35 a—d. *Spätstadium*: 5;5 J. n. Unf. treten erstmals psychomotorische Anfälle auf. EEG-Ableitungen: a Nach 4;8 J. leichte AV und steile Potentiale re. zentral-occipital bis temporal. b Nach 5;6 J. unverändert leichte AV und steile Potentiale parieto-occipital re.

Ungünstiger war der Verlauf bei den restlichen 13 Kindern. Im Vergleich mit den Vorbefunden hatten die pathologischen Veränderungen bis zum Ende der Beobachtungszeit zugenommen. Entweder wurden Herdbefunde erstmalig oder nach vorübergehender Rückbildung erneut registriert (6 Fälle), oder es traten zusätzlich Krampfpotentiale auf, bei 2 Kindern außerdem erneut ein Herdbefund. Im klinischen Verlauf entwickelte sich bei 3 Kindern (III A/25, 50 und III B/57) eine Spätepilepsie (Abb. 39), während die übrigen zunächst anfallsfrei blieben [17]. Bei 2 Kindern bestanden klinisch bereits Bedenken gegen eine rein traumatische Genese der Epilepsie, die durch den EEG-Befund, der in beiden Fällen generalisierte Krampfstromvarianten zeigte, unterstützt wurde (s. S. 60/61).

---

[17] Nach späteren Informationen bekam ein weiteres Kind (III/27), das im EEG Krampfpotentiale zeigte, 8 Jahre nach dem Unfall Krampfanfälle.

Bereits im Initialstadium fielen die 39 Pat., die bei der Nachuntersuchung ein pathologisches EEG hatten, durch stärker ausgeprägte hirnelektrische und klinische Befunde auf. Im EEG wurden mehr Herdbefunde und häufiger eine mittelschwere bis schwere AV registriert als im Durchschnitt der Gruppen I—IV. Auch klinisch bestanden schwerere Initialsymptome: so behielten 8 der 13 Kinder mit Initialkrämpfen bis zur Nachuntersuchung pathologische EEG-Veränderungen (s. S. 162). Korrespondierend mit den anhaltend pathologischen EEG-Befunden kamen bei den 39 Kindern auch vermehrt klinische Restsymptome vor: bei 5 Kindern zentrale Restparesen, bei 4 Kindern eine Epilepsie, bei 3 Kindern ein psychoorganisches Syndrom.

Neben den Traumafolgen kommen als Ursache für die fehlende Rückbildung pathologischer EEG-Veränderungen auch prätraumatische Hirnschäden in Frage. Dafür spricht, daß prätraumatische Belastungsfaktoren bei den Kindern der Gr. I—IV mit anhaltend pathologischem EEG fast doppelt so häufig nachweisbar waren als bei denen mit normalisiertem EEG (53,8% gegenüber 28,5%). Dabei läßt sich im Einzelfall nicht entscheiden, welche Schädigung den größeren Einfluß auf das EEG hat. Auch KÜLZ fand anhaltend pathologische EEG-Befunde bei Kindern mit prätraumatischen Anomalien signifikant häufiger als bei den nicht belasteten.

# 5. EEG-Befunde der Gruppen V und VI

Gruppe V:   12 Verletzte mit Bwl von mehr als 1 Tag—7 Tagen
Gruppe VI: 14 Verletzte mit Bwl von mehr als 7 Tagen (bis zu 40 Tagen), davon
            8 Pat. mit apallischem Syndrom.

Da EEG-Initial- und Verlaufsbefunde bei *langdauernd bewußtlosen Patienten ohne apallisches Syndrom* sich erheblich von denen *mit apallischem Syndrom* unterscheiden, werden diese beiden Verletzten-Gruppen getrennt beschrieben.

## EEG-Befunde bei Verletzten mit langdauernder Bwl unter Ausschluß des apallischen Syndroms

Es wurden 12 Verletzte der Gr. V mit einer Bwl von 1—7 Tagen und 6 nicht apallische Verletzte der Gr. VI mit einer Bwl von 8—35 Tagen untersucht. Drei Pat. hatten offene, die übrigen gedeckte Verletzungen.

Altersverteilung: Von den 18 Pat. standen 4 im 3.—4. Lebensjahr und 6 im 6. bis 10. Lebensjahr; der Altersgruppe vom 11.—15. Lebensjahr und vom 16.—20. Lebensjahr gehörten jeweils 4 Verletzte an.

Bei den Schwerverletzten wurde besonderer Wert auf häufige EEG-Kontrollen gelegt; insgesamt wurden bei den 18 Pat. 294 EEG-Ableitungen durchgeführt, davon 20 während der Bwl und der Bwtr, 35 während des schweren bis mittelschweren DS.

### A. EEG-Befunde im Initialstadium

*EEG-Erstableitungen* erfolgten bei 6 Pat. am 1.—3. Tag während der Bwl, bei 2 Pat. am 2. und 6. Tag während der Bwtr und im schweren bis mittelschweren DS bei 10 Pat. zwischen dem 20. und 90. Tag.

Über den Schweregrad der AV bei den Erstableitungen orientierte die Tabelle 36. Wie zu ersehen ist, wurde bei Erstableitung bei Verletzten aller Altersstufen in der

Tabelle 36. Schweregrad der AV in Abhängigkeit vom Termin der Erstableitung bei 18 Pat.
(12 Gr. V, 6 nicht apallische Gr. VI)

| Schweregrad der AV | Erstableitetermin | | | | | |
|---|---|---|---|---|---|---|
| | 1. Mon. | | | | 2. Mo. 5.—8. Wo. | 3. Mo. 9.—12. Wo. |
| | 1. Tg. | 2. und 3. Tg. | 4.—7. Tg. | 2.—4. Wo. | | |
| schwer | — | 5 | 1 | — | — | — |
| mittelschwer | 1 | 1 | — | 2 | 1 | — |
| leicht | — | — | — | 3 | 2 | — |
| keine (nur Herd) | — | — | — | — | — | 2 |
| Zahl der Patienten | 1 | 6 | 1 | 5 | 3 | 2 |

1. Woche eine schwere oder mittelschwere AV, in der 2.—8. Woche entweder eine mittelschwere oder bereits eine leichte AV registriert. Ableitungen nach 3 Monaten ließen nur noch Herdbefunde ohne AV erkennen.

Die Tabelle 37 zeigt den Schweregrad der AV während der verschiedenen Phasen der posttraumatischen psychischen Funktionsminderung im Initialstadium. Die 11 Ableitungen *während der Bwl* ließen eine schwere oder mittelschwere AV erkennen; in allen Fällen war eine Reaktion auf Sinnesreize vorhanden. Dabei kam es vorwiegend zur Spannungsminderung und zum Auftreten von Thetafrequenzen, also zu einer Zunahme der weniger langsamen Frequenzen.

*Während der Bwtr* wurde unverändert eine schwere oder mittelschwere AV registriert. In dieser Zeit stellte sich der off-Effekt wieder ein, jedoch kam es noch zu einer paradoxen Reaktion mit allgemeiner Frequenzzunahme. Im anschließenden *schweren bis mittelschweren DS*, das bei den Patienten der Gr. V 1—4 Wochen, bei den Patienten der Gr. VI bis zu 3 Monaten anhielt, fand sich eine AV aller Schweregrade (s. Abb. 40 a—b). Die Verlaufsuntersuchungen zeigten bei Ableitungen, die

Tabelle 37. Schweregrad der AV in den verschiedenen Phasen der posttraumatischen Funktionspsychose

| Grad der Funktionspsychose | Schweregrad der AV | | | | Zahl der EEG-Ableitungen |
|---|---|---|---|---|---|
| | schwer | mittel- schwer | leicht | keine (nur Herdbefund) | |
| Bwl | 7 | 4 | — | — | 11 |
| Bwtr | 5 | 4 | — | — | 9 |
| Schweres bis mittelschweres S | 2 | 9 | 16 | 8 | 35 |
| Gesamtzahl der EEG-Ableitungen im Initialstadium | 14 | 17 | 16 | 8 | 55 |

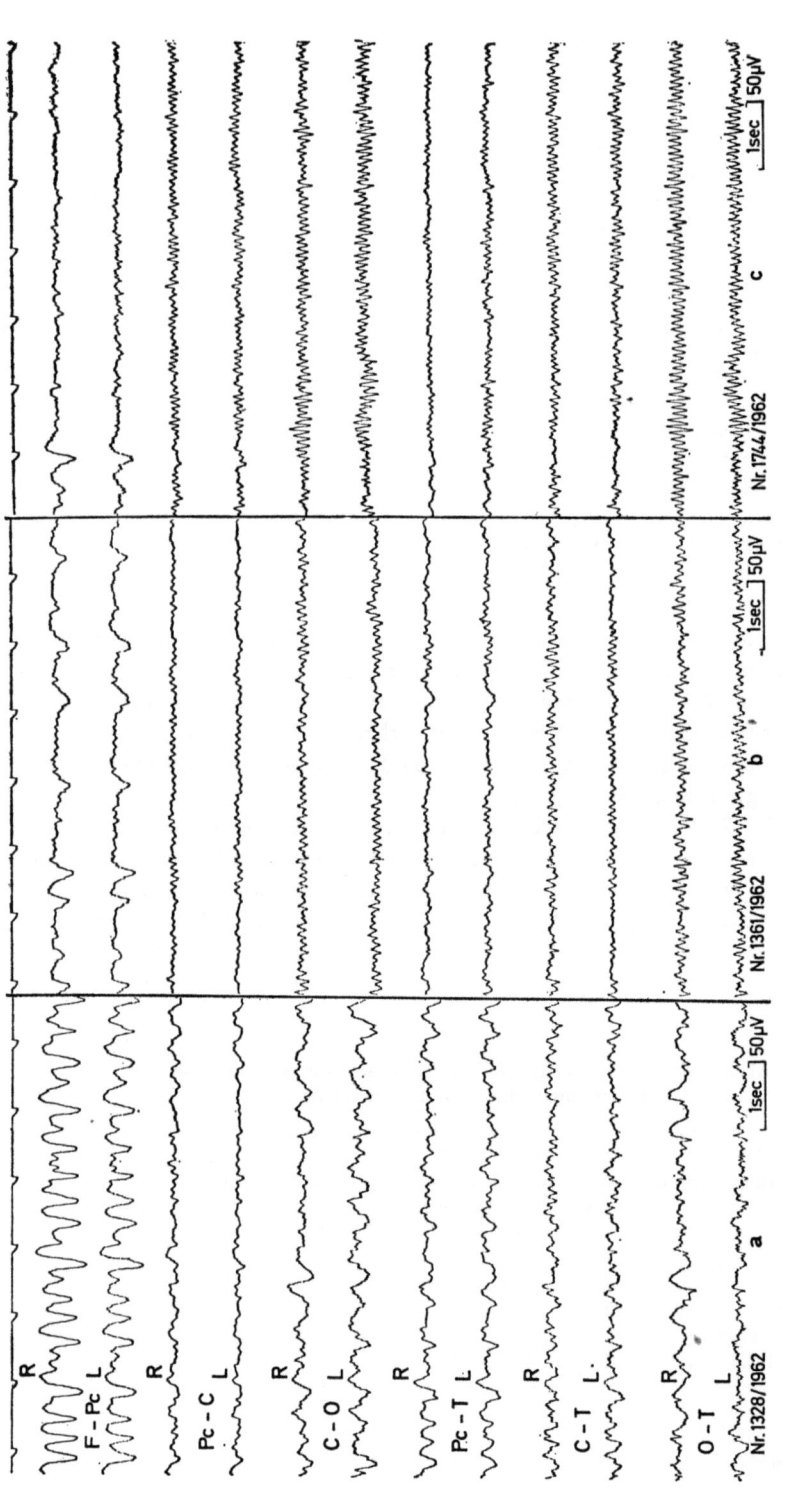

Abb. 40 a—d. Fall V/11: Jugendlicher von 18;11 J. wurde als Radfahrer von einem Auto angefahren. — Schädelfraktur re. parietal; Hemiparese li.; posttraumatische Psychose. Spätepilepsie

EEG-Ableitungen: a Am 33. Tg. (bei abklingender Psychose im Verlauf des schweren DS): mittelschwere AV und Herd re. occipital. b Am 40. Tg. (schweres bis mittelschweres DS): Herd re. occipital mit Alpha-Aktivierung. c Nach 4 Mon.: Grenzbefund mit leichter occipitaler Spannungsdifferenz. d Nach 7;8 J. (im Einschlafen): frontal re. steile Wellen

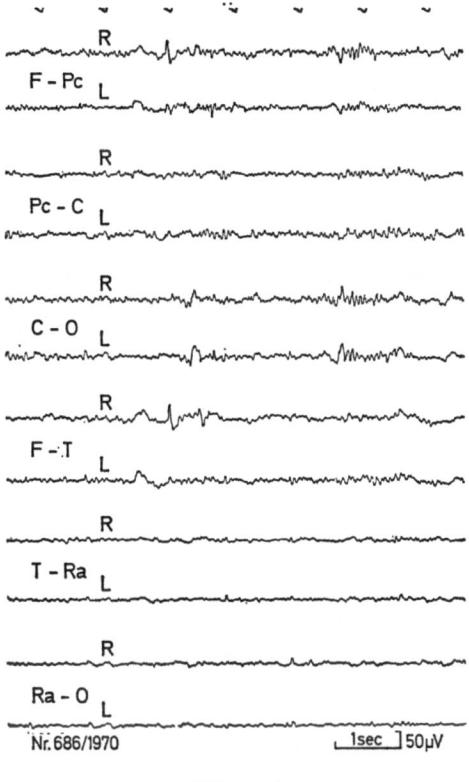

Abb. 40 d

direkt nach dem Abklingen der Bwtr registriert wurden, mittelschwere oder schwere Frequenzerniedrigung, während Ableitungen gegen Ende des mittelschweren DS im allgemeinen nur noch eine leichte AV aufwiesen. Vereinzelt kamen in dieser Zeit aber noch Kurven mit Deltawellen, die vorwiegend occipital auftraten, zur Beobachtung. Auch COURJON beobachtete nach Rückgang der Bwtr occipitale Deltawellen, die er auf das Hirnödem zurückführte und prognostisch nicht ungünstig bewertete.

Unsere Befunde bei bewußtseinsgestörten Verletzten stimmen weitgehend mit den Ergebnissen von DUMERMUTH und RICHTER überein; beide Autoren beschreiben ein schwer verändertes EEG mit Deltawellen. DUMERMUTH weist besonders auf die schwere AV mit Spannungsaktivierung hin, während RICHTER bei schwerverletzten Kindern auch eine Spannungsreduktion bei generalisierter Delta-Aktivität (Lähmungstyp) beobachtete. In unserem Krankengut kamen Kurven mit Spannungsaktivierung häufiger vor als die anderen.

Bei allen 18 Verletzten mit langdauernder Bwl traten im Verlauf der Beobachtung *Herdbefunde im EEG* auf. Die Herdzeichen wurden bei 14 Pat. bereits im ersten EEG festgestellt. Bei 4 Verletzten, die bei der Erstableitung in der 1. Woche eine hochgradige AV hatten, bildeten sich Herdbefunde erst nach 3—4 Wochen aus, d. h. nach weitgehender Rückbildung der AV. Auf die späte Manifestation von Herdbefunden nach schweren Hirnverletzungen weist auch DUMERMUTH hin.

Bei der Erstregistrierung der 18 Herdbefunde ließen sich die folgenden *Herdmerk-male* aus dem Grundrhythmus differenzieren:

Frequenzerniedrigung   bei  15 Herdbefunden
Spannungsreduktion     bei   5 Herdbefunden
Spannungsaktivierung   bei  10 Herdbefunden
Dysrhythmie            bei  11 Herdbefunden
steile Potentiale      bei   1 Herdbefund.

Die Frequenzerniedrigung war bei den Kindern mit langdauernder Bwl besonders ausgeprägt. In 13 Fällen handelte es sich um Herdbefunde mit Deltawellen, in 2 Fäl-len um solche mit Thetawellen. Herde mit Spannungsreduktion ohne Frequenz-erniedrigung, wie sie besonders bei den Kleinkindern der Gr. I (keine Bewußtseins-störung) beobachtet wurden, kamen in den Gr. V und VI nicht vor.

Die Erstableitung ergab bei 14 Pat. (darunter die 3 mit offenen Verletzungen) ein-seitige Herdbefunde im Verletzungsbereich bzw. unter einer Fraktur und bei 2 Pat. kontralaterale Herde. Doppelherde in beiden Hemisphären mit dem dominierenden Herd am Ort der Gewalteinwirkung wurden bei 2 Kindern gefunden.

*Krampfpotentiale:* Von den 10 Kindern, die eine Frühepilepsie hatten, liegen aus der Krampfphase keine EEG-Befunde vor. Bei späteren Ableitungen fehlten Krampf-potentiale bei 9 Kindern. Nur bei einem Kind (V/6), bei dem sich nach ca. 4 Jahren eine Spätepilepsie entwickelte, wurden nach Sistieren der Initialkrämpfe in der 4. Woche nach dem Trauma Krampfpotentiale registriert (s. Tabelle 40, S. 175).

## B. EEG-Verlaufsuntersuchungen im Remissionsstadium

Die posttraumatischen EEG-Veränderungen gingen bei den Verletzten der Grup-pen V/VI sehr viel langsamer zurück als bei denen der Gruppen I—IV. Da im zeit-lichen Ablauf und in der Art der Rückbildung zwischen den Patienten der Gruppe V und den nicht apallischen Patienten der Gruppe VI keine wesentlichen Unterschiede bestehen, kann das Remissionsstadium ebenfalls gemeinsam abgehandelt werden.

Eine Besserung der EEG-Veränderungen deutet sich bei einem Teil der Schwerver-letzten bereits im 1. Monat, bei den anderen im Laufe des 2. Monats an. Der Über-gang zur leichten AV, bei einzelnen auch der völlige Rückgang der AV, fallen in der Regel mit dem Beginn des leichten DS im 2.—4. Monat zusammen. Der Normalisie-rungsmodus zeigt die von den schwereren Verläufen der Gruppen III/IV (Bwl bis 24 Std) bekannten typischen Merkmale, jedoch in ausgeprägterer Form: während die AV sich besserte oder im Laufe des ersten Jahres verschwand, blieben die Herdbefunde mit einer Ausnahme bis zum Ende der Beobachtungszeit nachweisbar. Ebenso wie im klinischen Verlauf nach 2 bis spätestens 3 Jahren entweder der Normalzustand oder ein etwa gleichbleibendes psychisches Funktionsniveau erreicht wurden, ließen auch die hirnelektrischen Längsschnittuntersuchungen nach 2—3 Jahren eine gewisse Stabi-lisierung der Befunde erkennen. Nur Krampfpotentiale erschienen teilweise später.

*Rückbildung der AV:* Innerhalb von 2—3 Monaten wurde bei 8 der 18 Verletzten eine anhaltende Normalisierung der AV erreicht. Wechselnde Befunde mit und ohne AV hatten 4 Pat. Über 1 Jahr blieb bei 6 Pat. eine leichte, vereinzelt auch eine mittel-schwere AV bestehen. In der Rückbildung ergaben sich zwischen gedeckten und offe-nen Verletzungen keine Unterschiede.

*Rückbildung der Herdbefunde:* Bereits im 1. und 2. Monat nach dem Trauma war eine geringe Besserung zu erkennen. Die Ausdehnung der Herde nahm ab. Bei Doppelherden bildete sich der eine meist völlig zurück. Die fokale Frequenzerniedrigung besserte sich, Delta-Herde wurden nicht mehr registriert. Spannungsdifferenzen und Dysrhythmien traten stärker in den Vordergrund. Bei einem Patienten mit frontobasaler Verletzung (V/5) entstand ein Beta-Wellen-Herd. Auffallend war die Labilität der Herdlokalisation im Verlaufe der Remission. Im Initialstadium wurden überwiegend einseitige Herdbefunde registriert. In der Remissionsphase ließen sich bei 11 Pat. Herdbefunde entweder alternierend über beiden Hemisphären nachweisen, oder es trat neben einem konstanten Herd ein 2. Herd auf der Gegenseite auf. Diese Zweitherde waren weniger deutlich und waren nicht bei allen Untersuchungen erfaßbar. Es gab auch Doppelherde, die über längere Zeit nebeneinander registriert wurden. Einseitige Herdbefunde mit konstanter Lokalisation hatten 7 Pat., darunter 2 mit offener Verletzung (V/4, VI/1). *Diese labile Phase der Herdrückbildung,* die auch Dawson et al. und Özek und Meyer-Mickeleit bei Kindern mit schweren Hirnverletzungen beobachteten, kann bis zum 3. Jahr nach dem Trauma anhalten.

*Fokale Krampfpotentiale* wurden im Verlauf der Remission bei 3 Pat. (V/4, VI/12, 14) zwischen dem 4. und 9. Monat erstmals registriert. Bei einem 8jährigen Patienten mit offener Verletzung und cerebraler Vorschädigung (V/4) waren gleichzeitig generalisierte Krampfpotentiale nachweisbar.

## C. EEG-Befunde bei besonderen klinischen Syndromen

*Posttraumatische Psychosen:* Bei 4 der 5 Verletzten, die im Verlauf der Bwtr und des schweren DS produktiv-psychotische Bilder boten, wurden während der Psychose hirnelektrische Verlaufskontrollen durchgeführt (V/6, 9, 11, 12). Ein Kind (V/10) wurde nur in der Zeit davor und danach untersucht.

Allen EEG-Befunden gemeinsam war eine anfangs schwere oder mittelschwere Allgemeinveränderung mit deutlicher Besserungstendenz parallel zum Rückgang der psychopathologischen Symptome in der 4.—6. Woche (Abb. 40 a—d). Nach Abklingen der Psychose bestand noch eine leichte AV, die sich bei 4 Pat. bis zum 3. Monat, bei einem erst nach 1½ Jahren zurückbildete. Alle 5 hatten, ebenso wie die nicht-psychotischen Verletzten der Gruppen V und VI, Herdbefunde. Diese blieben bei 3 Pat. über Jahre bestehen und traten in einem Fall (V/11), nach vorübergehender Normalisierung, erneut in Erscheinung. Bei 3 Pat. wurden im späteren Verlauf (nach 2, 4 und 8 Jahren) fokal steile Wellen registriert; 2 von ihnen bekamen eine Spätepilepsie (V/6, 11). Bei dem 5. Pat. (V/12) war der Verlauf am günstigsten: Herdbefund und Allgemeinveränderung waren nach 1½ Jahren geschwunden; Krampfpotentiale wurden bei ihm nie erfaßt (s. S. 174).

Ein größeres Krankengut von 90 Pat. im Alter von 7—75 Jahren mit traumatischen Psychosen wurde von Schneider und Hubach hirnelektrisch untersucht. In Übereinstimmung mit unseren Befunden beobachteten sie ebenfalls während der Psychose regelmäßig eine AV, die die psychotische Phase häufig überdauerte. Die Rückbildung der AV erfolgte bei ihren Patienten bis zum 6. Monat, während sie in einem unserer Fälle erst nach 1½ Jahren beendet war. Wie in unserem Krankengut überwog während der Bwtr die schwere und mittelschwere AV, später die leichte AV. Herdbefunde wurden von den Autoren bei 77% der Verletzten mit traumatischen

Psychosen festgestellt, während sie in Statistiken von Hirnkontusionen ohne Psychose nur mit 20—50% angegeben werden. In unserem Krankengut der Gruppen V und VI wurde ohne Unterschied bei Patienten mit und ohne Psychose ein Herdnachweis erbracht. Die von SCHNEIDER und HUBACH hervorgehobene Häufigkeit bleibender Herdbefunde (40%), die noch 2—8 Jahre nach dem Trauma nachgewiesen wurden, entspricht auch unseren Beobachtungen über die fehlende Rückbildung der Herdbefunde nach traumatischen Psychosen.

*Schädelfrakturen:* 8 Kinder hatten Frakturen (6 Kalottenfrakturen, davon eine mit Übergang auf die Basis, und 2 Basisfrakturen). Bei den 6 Pat. mit *Kalottenfrakturen* (V/1, 6, 7, 11, 12 und VI/12) wurden 3 einseitige EEG-Herde und 3 doppelseitige Herde gefunden (s. Abb. 40). Bei den einseitigen Herden stimmten Fraktur- und Herdlokalisation überein, bei einem Doppelherd lag der dominierende Herd im Frakturbereich. Bei den beiden letzten Kindern, die anfangs mehrtägige Hirnstammsymptome geboten hatten (V/1, 7), wurden im EEG über Jahre Herdbefunde mit wechselnder Seitenlokalisation registriert.

*Basisfrakturen:* Bei einem Kind (V/2) mit einer Felsenbeinfraktur wurden doppelseitige Herde mit Dominanz des kontralateralen Herdes gefunden. Der Herd ließ sich durch Spannungsaktivierung und Frequenzerniedrigung abgrenzen. Im anderen Fall (V/5) mit frontobasaler Impressionsfraktur, die operativ versorgt wurde, fand sich postoperativ im Läsions- bzw. Operationsbereich ein Beta-Wellen-Herd, der jahrelang unverändert bestehen blieb.

Die Herdbefunde bildeten sich bei Kindern mit und ohne Frakturen in gleicher Weise zurück. Hinsichtlich ihrer Lokalisation entsprechen unsere Ergebnisse denen von COURJON, der Herdbefunde meist auf der Frakturseite, seltener kontralateral registrierte.

Fokale steile Potentiale kamen bei 4 der 8 Pat. vor und waren damit nicht häufiger als bei den anderen. Die Lokalisation stimmte mit dem Sitz der Fraktur überein; nur bei einem Kind (V/6) waren vorübergehend auch auf der kontralateralen Seite steile Wellen nachweisbar.

*Offene Verletzungen:* Die offenen Verletzungen, die bei 3 Kindern vorkamen, waren frontal (V/4) und fronto-lateral (VI/1, 14) gelegen. Herdbefunde wurden bei allen während des gesamten Verlaufs im Verletzungsbereich registriert, bei einem Patienten (VI/14) im 1. Jahr vorübergehend ein kontralateraler Zweitherd. Außerdem wurden bei den 3 Pat. frühzeitig (1.—3. Jahr) fokale Krampfpotentiale an der Verletzungsstelle, bei einem Patienten mit cerebraler Vorschädigung (V/4) gleichzeitig generalisierte Krampfpotentiale nachgewiesen.

Die Häufigkeit der fokalen Frequenzerniedrigung mit Spannungsaktivierung, seltener mit Spannungsreduktion, und das Auftreten fokaler steiler oder irregulärer Wellen nach offenen Verletzungen wurde bereits von GÖTZE hervorgehoben. Seine Untersuchungen an Erwachsenen stimmen auch hinsichtlich der geringen Rückbildungstendenz der EEG-Veränderungen mit unseren Beobachtungen an Kindern mit offenen Hirntraumen überein. STEINMANN weist ebenfalls auf die eindrucksvollen Herdbefunde in der Umgebung offener corticaler Verletzungen hin. Die von ihm im akuten Stadium nach ausgedehnten offenen Verletzungen festgestellte mittel- bis hochgradige Allgemeinveränderung zeigten unsere 3 Pat., die erstmals zwischen dem 20. und 75. Tag abgeleitet wurden, nicht bzw. nicht mehr. Die Allgemeinveränderung ging meist bis zur 8. Woche zurück, während die Herdbefunde — ebenso wie bei den von uns jahrelang beobachteten Kindern — andauerten.

*Akutes Hirnstammsyndrom:* 8 Kinder mit gedeckten Verletzungen (6 Gr. V, 2 Gr. VI) hatten vorübergehend im Initialstadium Mittelhirnsymptome. 1—5 Tage nach Sistieren der Streckkrämpfe wurde bei 4 Kindern eine mittelschwere oder schwere AV, bei 2 bereits mit Herdbefund, registriert. Im Verlauf machten 6 Kinder eine 2—3 Jahre anhaltende Phase einer labilen Herdlokalisation durch. Dabei spielte es keine Rolle, ob Hirnstammsymptome nur am Unfalltag bestanden oder länger andauerten. Die wechselnde Seitenlokalisation der Herdbefunde läßt sich bei diesen Patienten durch die Hirnstammschädigung erklären. Vigouroux et al., die bereits während des traumatischen Mittelhirnsyndroms EEG-Ableitungen schreiben konnten, fielen in diesem Stadium die starke Verlangsamung der Grundaktivität und die allgemeine Spannungsarmut auf. Diese Veränderungen bildeten sich mit den klinischen Zeichen der Mittelhirnsymptomatik zurück.

## D. EEG-Nachuntersuchungen im Spätstadium

Die 12 Verletzten der Gruppe V (Bwl 1—7 Tage) und die 6 nichtapallischen Verletzten der Gruppe VI (Bwl über 7 Tage) wurden sämtlich nach einer Beobachtungszeit von mindestens 2 Jahren hirnelektrisch kontrolliert. Der Zeitabstand zwischen Unfall und letzter Befunderhebung betrug:

|  | Anzahl der Patienten | Gr. V | Gr. VI |
|---|---|---|---|
| 2 — unter 3 J. | 5 | 5 | — |
| 3 — unter 5 J. | 3 | 3 | — |
| 5 — 11 J. | 10 | 4 | 6 |
| Insgesamt | 18 | 12 | 6 |

Eine Übersicht über die letzten EEG-Kontrollen gibt Tabelle 38, der zum Vergleich die Zahlen der Gr. IV vorangestellt werden.

Tabelle 38. EEG-Abschlußbefunde bei 12 Pat. der Gr. V und 6 nichtapallischen Patienten der Gr. VI

| Gruppe | Dauer der Bwl | EEG-Befund | | Anzahl der Patienten |
|---|---|---|---|---|
|  |  | normal | pathologisch |  |
| IV | 1—24 Std | 7 | 9 | 16 |
| V VI ohne apallisches Syndrom | 1— 7 Tg. über 7 Tg. | 1 — | 11 6 | 12 6 |
| V/VI ohne apallisches Syndrom |  | 1 | 17 | 18 |

Wie die Übersicht zeigt, hatte nur 1 Pat. (V/12) am Ende der Beobachtungszeit ein normales EEG, während bei 17 Pat. bis zu einer Beobachtungszeit von 11 Jahren pathologische EEG-Befunde nachweisbar blieben. Dabei ergibt sich ein deutlicher Unterschied gegenüber den Patienten der Gr. IV, von denen knapp die Hälfte normale EEG-Nachuntersuchungsbefunde aufwies. Auch WOLTER, GÖTZE und LANGE-COSACK fanden bei katamnestischen Untersuchungen von Kindern mit schweren Hirnverletzungen, die etwa unseren Gruppen IV—VI entsprechen, 2—12 Jahre nach dem Trauma noch zwei Drittel pathologische EEG-Befunde.

Bei dem einzigen Patienten (V/12) mit einem *normalen Abschluß-EEG* nach einer Beobachtungszeit von 2;2 Jahren verschwand die AV bereits nach 3 Monaten, der auf der Frakturseite lokalisierte Herdbefund nach 1¹/₂ Jahren. Krampfpotentiale wurden niemals registriert; auch klinisch wurden keine Anfälle beobachtet. Dieser Patient hatte eine mehrwöchige traumatische Psychose, behielt später aber nur unbedeutende neurologische und psychische Restsymptome zurück.

Die Art der *pathologischen EEG-Befunde* bei den übrigen 17 Verletzten ist aus der Tabelle 39 zu ersehen.

Tabelle 39. Pathologische EEG-Abschlußbefunde der Gruppen V/VI ohne apallisches Syndrom

| EEG-Befund bei der Nachuntersuchung | Gr. V (Bwl 1—7 Tg.) | Gr. VI ohne apallisches Syndrom (Bwl 8—35 Tg.) | Gr. V/VI ohne apallisches Syndrom | |
|---|---|---|---|---|
| *AV und/oder Herd* | | | | |
| nur Herd | 4 | 2 | 6 | |
| leichte AV | — | — | — | |
| leichte AV und Herd | 4 | 2 | 6 | 12 |
| *Krampfpotentiale* | | | | |
| mit Herd | 1 | 1 | 2 | |
| leichte AV und Herd | 2 | 1 | 3 | 5 |
| Zahl der Patienten | 11 | 6 | 17 | |

Am häufigsten wurden Herdbefunde, mit oder ohne leichte AV, registriert. Diese Herdbefunde waren, wie es bereits für das Remissionsstadium beschrieben wurde, weniger deutlich als im Initialstadium und wurden manchmal erst nach Provokation mit Hyperventilation sichtbar. Die Herdlokalisation war bei 6 Pat. während der ganzen Beobachtungszeit konstant einseitig. Ein Pat. (V/7) mit vorher wechselnden Herdbefunden über beiden Hemisphären zeigte bei der letzten Kontrolle nach 3¹/₂ Jahren lediglich eine leichte AV. Bei 7 Pat. mit anfangs wechselnder Herdlokalisation bildete sich manchmal schon im 1. Jahr, spätestens im 3. Jahr nach dem Trauma ein einseitiger Herd aus, der für den Rest der Beobachtungszeit bestehen blieb. Doppelherde über beiden Hemisphären wurden bei der Nachuntersuchung nur noch bei 3 Kindern (V/1, 2, 3) mit einer Nachbeobachtungszeit bis zu 3 Jahren gefunden. Nach dem Verlauf ist anzunehmen, daß bei ihnen die Phase der wechselnden Herdlokalisation zur Zeit der Abschlußuntersuchung noch nicht beendet war.

Bis zur Nachuntersuchung hatte sich die Allgemeinveränderung (AV) bei 5 Pat. völlig zurückgebildet. Eine leichte AV bestand noch bei 12 Pat.; 7 von ihnen (3 Gr. V, 4 Gr. VI) zeigten im 1. Jahr einen normalen Grundrhythmus ohne AV, jedoch kam es später — meist im 2. oder 3. Jahr — erneut zu einer pathologischen Frequenzerniedrigung, die bis zur letzten EEG-Kontrolle 2—11 Jahre nach dem Trauma anhielt. *Ebenso wie bei der Herdlokalisation ließ sich auch bei der Rückbildung der AV in den ersten 3 Jahren eine labile Phase mit wechselnden Befunden abgrenzen.*

Im Verlauf der gesamten Beobachtungszeit wurden bei insgesamt 11 Pat. *Krampfpotentiale* gefunden.

Der Zeitpunkt der Erstregistrierung der Krampfpotentiale ist der Tabelle 40 zu entnehmen.

Tabelle 40. Erstregistrierung von Krampfpotentialen nach dem Trauma

| Gruppe | 1. J. | | | | 2. | 3. | 4. | 5. | 6. | 7. | 8. | insgesamt |
| | | | | | | | | J. | | | | Patienten |
| | 1.—3. Mon. | 4.—6. Mon. | 7.—9. Mon. | 10.—12. | | | | | | | | |
| --- | --- | --- | --- | --- | --- | --- | --- | --- | --- | --- | --- | --- |
| V Bwl 1—7 Tg. | 1 [a] | — | 1 | — | 2 | — | 1 [a] | — | — | 1 | 1 | 6 |
| VI ohne apallisches Syndrom Bwl über 7 Tg. | — | 2 | — | — | 1 | 1 | — | — | 1 | — | — | 5 |
| V/VI ohne apallisches Syndrom | 1 [a] | 2 | 1 | — | 3 | 1 | 1 [a] | — | 1 | 1 | 1 | 11 |

[a] In einem Fall (V/6) wurden vorübergehend Krampfpotentiale im Initialstadium registriert und später erneut im 4. J. nach dem Trauma.

Bei 6 Pat. verschwanden die Krampfpotentiale wieder, bei 2 mit einer Spätepilepsie unter dem Einfluß antiepileptischer Therapie (V/6, VI/1), bei den anderen ohne ärztliche Maßnahmen. Die letzte Kontrolle ergab nur noch bei 5 Pat. fokale Krampfpotentiale.

*Zwischen hirnelektrischem Befund und klinischer Anfallsmanifestation ergaben sich folgende Beziehungen:*

a) 6 Verletzte bekamen eine *Spätepilepsie*, die bei 4 von ihnen auch hirnelektrisch gesichert war. Bei einem Kleinkind (V/1) mit psychomotorischen Anfällen ließen sich dagegen während der 3jährigen Beobachtungszeit niemals Krampfpotentiale nachweisen. Daß gerade bei dieser Anfallsform im Kindesalter Zeichen erhöhter Krampfbereitschaft im EEG häufig vermißt werden, wird besonders von MATTHES hervorgehoben. Bei den anderen Verletzten mit einer Spätepilepsie (V/6, 11, VI/11, 12) traten fokale Krampfpotentiale erstmals im 1., 3., 4. und 8. Jahr nach dem Trauma auf, teils gleichzeitig mit den Anfällen, teils 1—10 Monate [18] davor. WOLTER, GÖTZE

---

[18] In einem Fall (VI/11) sogar 5 Jahre davor.

und Lange-Cosack sowie Müller und Rommelspacher fanden bei Kindern mit traumatischer Epilepsie stets ein pathologisches EEG, aber nur bei einem Teil Krampfpotentiale.

b) Ein Kind mit einer offenen Verletzung (V/4), das im 2. Jahr einen fraglichen Anfall hatte, zeigte 3 Monate zuvor im Hirnstrombild eine erhöhte Anfallsbereitschaft mit fokalen steilen Wellen und generalisierten Krampfstromvarianten.

Zwei Pat., die während der ganzen Beobachtungszeit anfallsfrei blieben, wiesen im EEG Zeichen fokal erhöhter Krampfbereitschaft auf: bei 1 Pat. mit offener Verletzung (VI/14) wurden vom 1.—5. Jahr regelmäßig Krampfpotentiale nachgewiesen, bei dem anderen (V/8) nur in der letzten Ableitung 6;7 Jahre nach dem Unfall. Derartige Verläufe müssen hirnelektrisch weiter verfolgt werden, weil die Möglichkeit späterer Anfallsmanifestationen nicht ausgeschlossen ist. Auf die Wichtigkeit präepileptischer Zeichen im EEG nach schweren Hirntraumen haben sowohl Steinmann als auch Lerique-Koechlin et al. hingewiesen.

*Neurologische und hirnpathologische Symptome:* Unter den bleibenden neurologischen Symptomen waren zentrale Paresen am häufigsten (17 Pat.).

EEG-Herdbefunde

|  |  | kontralateral | homolateral | doppelseitig |
|---|---|---|---|---|
| Hemiparesen | 15 | 5 | 1 | 9 |
| Tetraparesen | 2 | — | — | 2 |
|  | 17 | 5 | 1 | 11 |

Wie die Übersicht zeigt, waren bei den Hemiparesen mit einer Ausnahme kontralaterale oder doppelseitige Herde, bei den Tetraparesen EEG-Herde mit wechselnder Seitenlokalisation nachweisbar.

Bei allen Patienten mit Restaphasien wurden Links-Herde gefunden (s. Aphasie-Kapitel S. 120 ff., Tabellen 14 und 15).

*Cerebrale Vorschäden:* 6 der 18 Kinder, von denen cerebrale Vorschäden bekannt sind, hatten im Verlauf für kürzere oder längere Zeit Krampfpotentiale. Klinisch trat nur bei einem Kind mit offener Verletzung (V/4) ein anfallsverdächtiger Zustand auf. Ob eine cerebrale Vorschädigung die Entstehung von Krampfpotentialen nach schweren Verletzungen begünstigt, läßt sich anhand dieser 6 Verläufe nicht entscheiden. In diesem Zusammenhang ist darauf hinzuweisen, daß auch Külz bei vorgeschädigten Kindern unter Photostimulation häufiger Krampfpotentiale registrierte als bei Kindern ohne Belastungsfaktoren.

## EEG-Befunde bei Verletzten mit langdauernder Bwl und apallischem Syndrom

Acht Pat. der Gruppe VI (Bwl über 1 Woche) machten nach einem posttraumatischen Koma von wenigstens 13, längstens 40 Tagen ein apallisches Syndrom durch. Es handelt sich um 7 gedeckte Hirnverletzungen und 1 offene Verletzung.

Altersverteilung: Bei dem Unfall standen die 8 Kinder im Alter von 5—9 Jahren.

## A. EEG-Befunde im Initialstadium

Die *EEG-Erstableitungen* konnten, bedingt durch die Schwere des akuten posttraumatischen Zustandes, erst später durchgeführt werden als bei den anderen Verletzten. Immerhin gelang es, 4 Kinder (VI/2, 6, 9, 10) sowohl im Koma als auch im Vollstadium des apallischen Syndroms zu untersuchen, während die übrigen im Remissionsstadium des apallischen Syndroms zur Erstableitung gelangten.

Im *posttraumatischen Koma* ergab sich ein uniformes Hirnstrombild mit spannungsaktiven Delta- und Subdelta-Wellen sowie einzelnen Thetafrequenzen (Abb. 41 a und 42 a/b). Die Frequenzerniedrigung war stärker ausgeprägt als bei allen anderen Verletzten. Eine hirnelektrische Reaktion auf Außenreize (Schmerz, taktile oder starke akustische Reize) fehlte. In einem Fall (VI/6) wurde das Koma durch einen kurzen parasomnischen Zustand unterbrochen; als Reizantwort traten im EEG K-Komplexähnliche Potentiale auf.

Bei 3 Kindern, zu denen das einzige apallische Kind mit offener Verletzung (VI/2) gehört, wurden einseitige Deltawellenherde mit fokaler Spannungsaktivierung oder -reduktion festgestellt. Sie dehnten sich über eine ganze Hemisphäre aus, manchmal mit temporo-occipitalem Maximum. In einem Fall (VI/10) wurden während eines Krampfanfalls generalisierte, fokal-betonte Krampfpotentiale registriert.

Schwere und globale EEG-Veränderungen im Koma wurden auch von COURJON; FISCHGOLD und MATTHIS; GÖTZE; KUBICKI sowie VIGOUROUX et al. bei Kindern und Erwachsenen beschrieben. DUMERMUTH, der nur Kinder untersuchte, hob hervor, daß die schwere allgemeine Frequenzerniedrigung häufig Herdbefunde überdeckt.

Unverändert blieb zu *Beginn des Vollstadiums des apallischen Syndroms* eine schwere AV bestehen. Reaktionen auf Sinnesreize fehlten weiterhin. Parallel zur Entwicklung des apallischen Bildes kam es zu allgemeiner Spannungsreduktion (Abb. 41 b und 42 c). Alle 4 Kinder hatten einseitige Herdbefunde mit fokaler Frequenzerniedrigung bei einzelnen Ableitungen. Die frühe Manifestation von Herden bei der schweren Verlangsamung der Grundaktivität läßt sich vielleicht durch die besonders ausgedehnten primär-traumatischen Läsionen und die in allen Fällen erforderlichen neurochirurgischen Eingriffe erklären. Andere Untersucher wie GERSTENBRAND konnten in diesem Stadium noch keine ausgeprägten fokalen EEG-Veränderungen abgrenzen; nur bei einigen Apallikern mit völliger klinischer Restitution fand er während des Vollstadiums frontale Herdzeichen.

Bei *Fortdauer des Vollstadiums über mehrere Wochen* zeigten sich bereits in der 5. und 6. Woche erste Rückbildungstendenzen von der schweren zur mittelschweren AV, wie es auch von GERSTENBRAND angegeben wird. Die Herdbefunde ließen dagegen noch keine Besserung erkennen. Allmählich kehrte die Reaktion auf Außenreize zurück. Zuerst wurden Schmerzreize und stärkere akustische Reize beantwortet, später auch taktile Reize. Dabei wurden aktivierte Delta-Gruppen oder eine allgemeine Frequenzbeschleunigung, vereinzelt mit Beta-Spindeln, sowie K-komplexähnliche Potentiale registriert. Dieselben Befunde wurden von COURJON, FISCHGOLD und MATTHIS, CHATRIAN sowie VIGOUROUX und ihren Mitarbeitern erhoben.

## B. EEG-Befunde im Remissionsstadium des apallischen Syndroms

*In einem Fall (VI/7) fehlte die klinische Remission fast völlig.* In Übereinstimmung damit blieben im EEG die charakteristischen Merkmale des Vollstadiums, die

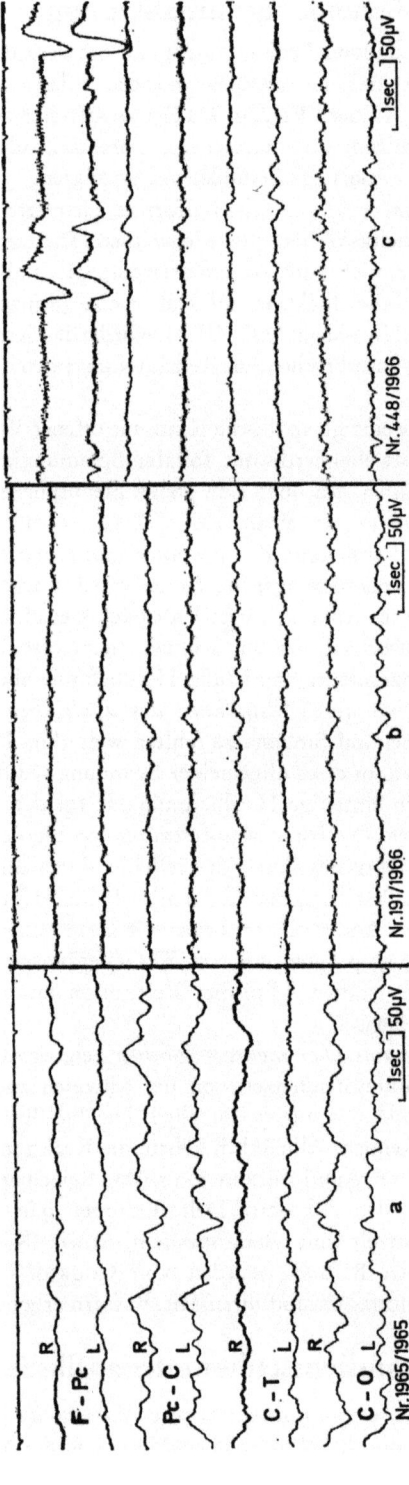

Abb. 41 a—d. Fall VI/6: 5;7 J. altes Mädchen. Hochsturz aus dem 3. Stock mit erheblichem Blutverlust am Unfallort. Impressionsfraktur re. parietal. Apallisches Syndrom (Vollstadium 50 Tg.). Tetraparese mit schwerer Rigido-Spastizität. Später psychischer Defekt bei erhaltener Kontaktfähigkeit. EEG-Ableitungen: a Am 14. Tg. (im Koma): schwere AV, Herdbetonung re. b Am 58. Tg. (apallisches Syndrom, Vollstadium seit 18 Tg.): mittelschwere AV, z. T. re.-betont. c Nach 3½ Mon. (schweres DS): mittelschwere AV, temporo-occipital angedeutet re.-betont. d Nach 2;4 J. (schweres Defektsyndrom): leichte AV, leichter Herd re., zentral-occipital betont. EEG-Befund seit 7 Mon. konstant. — 2;5 J. nach dem Unfall verstorben

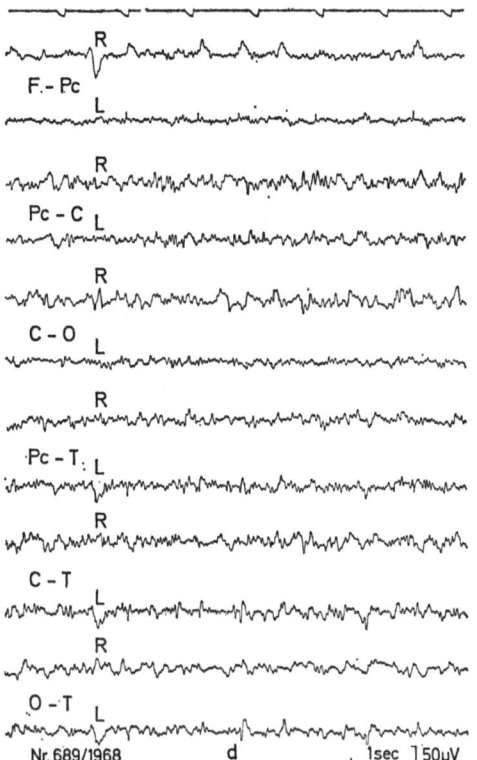

Abb. 41 d

Nr. 689/1968     d       1sec  50μV

Spannungsarmut und die erhebliche Frequenzerniedrigung, neben beidseitigen Herdbefunden über 1 Jahr bestehen. Durch wiederholte akustische Reizung ließen sich fokal steile Wellen aktivieren. Verläufe mit fehlender EEG-Normalisierung bei Ausbleiben der klinischen Remission werden auch von GERSTENBRAND beschrieben.

In der *Remission nach kurzdauerndem Vollstadium des apallischen Syndroms* (5—11 Tage), das bei 3 Kindern vorkam, nahm die Spannungsproduktion allmählich zu. Die Reaktion auf Augenöffnen stellte sich zwischen dem 21. und 44. Tag wieder ein. Bei 2 Kindern war nach 4 Monaten, bei dem 3. nach 12 Monaten nur noch eine leichte AV nachweisbar. Die Herdlokalisation blieb in einem Fall (VI/10) konstant einseitig und wechselte in den anderen (VI/8, 9) über Jahre mehrfach (s. Abb. 42 d, e).

Zwischen dem 4.—7. Monat bildeten sich bei den 3 Kindern fokale Krampfpotentiale aus und blieben bis zu Verlaufskontrollen im 4.—6. Jahr unverändert. Eine psychomotorische Epilepsie trat bei einem Kind (VI/10) nach 3 Jahren auf, also wesentlich später als die Krampfpotentiale.

Im Beginn der *Remission nach längere Zeit anhaltendem Vollstadium des apallischen Syndroms* von 16—50 Tagen (4 Kinder) besserte sich die schwere AV nur geringfügig; bei 3 Kindern blieb während der mehrjährigen Beobachtungszeit eine mittelschwere AV bestehen (VI/2, 3, 4). Die Reaktion auf Sinnesreize war bei den langdauernd apallischen Kindern wegen der starken Abwehr zunächst nicht zu prüfen. Auf Schmerzreize und akustische Signale, selbst auf Berührung reagierten die Kinder mit Erschrecken und Weinen. Später tolerierten sie das Zuhalten der Augenlider. Eine

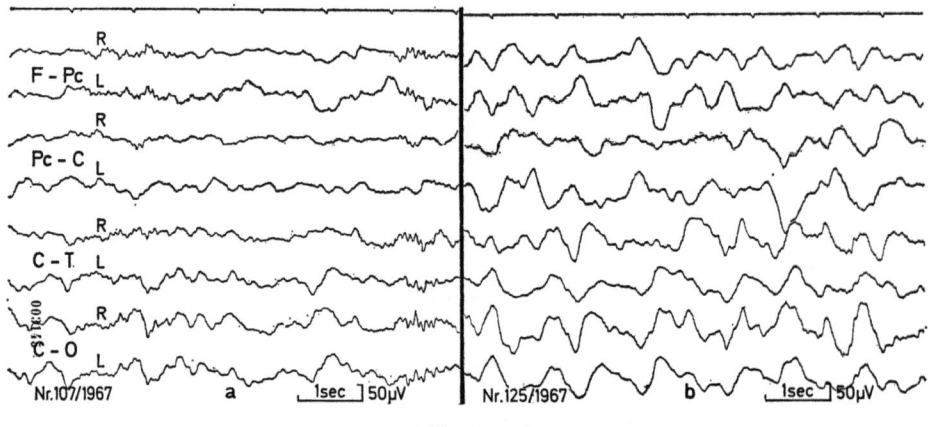

Abb. 42 a—b

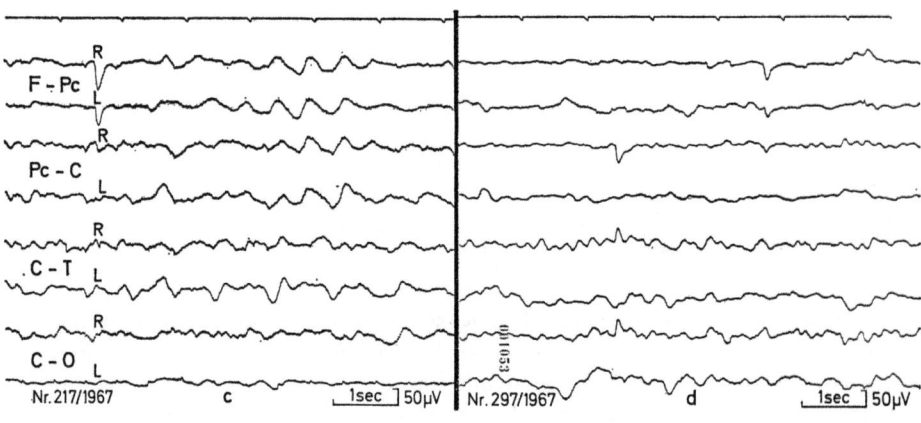

Abb. 42 c—d

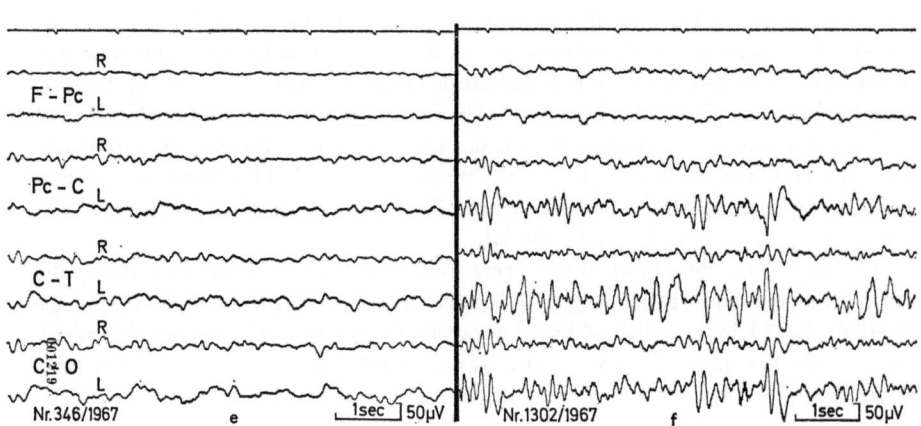

Abb. 42 e—f

Abb. 42 a—g. Fall VI/10: 9;2 J. alter Knabe wurde von einem Auto angefahren. Schädel- und Extremitätenfrakturen; li. betonte Tetraparese. Kurzdauerndes apallisches Syndrom (Vollstadium 11 Tg.). Später mittelschwerer Defektzustand und Spätepilepsie.

EEG-Ableitungen: a Am 1. Tg. (Bwl, Hirnstammsymptomatik): schwere AV und Herd li. mit Betonung occipito-temporal. b Am 4. Tg. (Bwl): Zunahme der schweren AV; Herdbefund li. unverändert. c Am 18. Tg. (Apallisches Syndrom, Vollstadium seit 7 Tg.): sehr schwere AV, jetzt mit Spannungsreduktion; Herdbefund li. nur angedeutet. d Am 28. Tg. (Beginnende Remissionsphase des apallischen Syndroms): noch schwere AV mit Spannungsreduktion; Herdbefund li. parieto-temporal wieder deutlicher. e Am 35. Tg. (Remissionsphase des apallischen Syndroms): mittelschwere AV; Herd li. deutlicher, besonders occipito-temporal. f Nach 6 Mon. (Leichtes DS): nur noch leichte AV; ausgeprägter Herd parieto-temporal li. mit steilen Potentialen. Fokal erhöhte Anfallsbereitschaft. g Nach 3;3 J. (Mittelschweres Defektsyndrom): noch leichte AV und deutlicher Herd li. occipital-temporal mit steilen Wellen; fokal erhöhte Anfallsbereitschaft

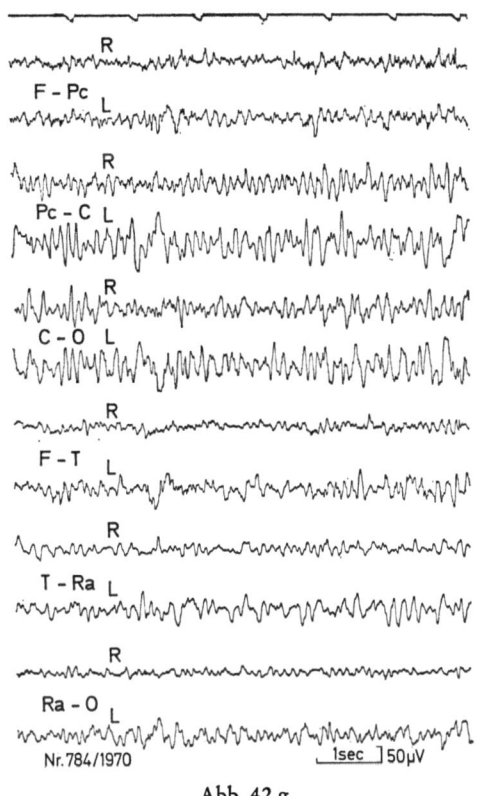

Abb. 42 g

Reaktion auf optische Reize war frühestens nach 6 Wochen, oft erst nach 2—3 Monaten eindeutig nachzuweisen. Herdbefunde wurden entweder beidseitig oder längere Zeit mit wechselnder Seitenlokalisation registriert.

Bei 3 Kindern zeigten sich nach 3—7 Monaten Krampfzeichen im EEG, die bei mehrjährigen Kontrollen unverändert blieben. Alle bekamen Krampfanfälle, die gleichzeitig oder kurz nach der Erstregistrierung der Krampfpotentiale auftraten.

Das 4. Kind (VI/6), das eine Tetraparese mit hochgradiger Rigido-Spastizität hatte und nach 2½ Jahren an einer Bronchopneumonie verstarb, hatte niemals Anfälle und auch im EEG niemals Krampfpotentiale. Bei diesem psychisch relativ gut kontaktfähigen Kind bildeten sich die anfänglich schweren EEG-Veränderungen verhältnismäßig rasch zurück (Abb. 41 a—d).

## C. EEG-Nachuntersuchungen im Spätstadium nach apallischem Syndrom

Die 8 Kinder der Gr. VI mit einem apallischen Syndrom wurden über Jahre fortlaufend hirnelektrisch kontrolliert. Der Zeitabstand zwischen Unfall und letzter EEG-Kontrolle umfaßte

2 — unter 3 Jahre  bei 2 Pat.,
3 — unter 5 Jahre  bei 4 Pat.,
7 Jahre       bei 2 Pat.

Die Kinder, die ein apallisches Syndrom durchgemacht hatten, behielten bis zum Ende der Beobachtungszeit *ausnahmslos pathologische Hirnstrombilder.*

Tabelle 41. Art und Häufigkeit pathologischer EEG-Befunde bei der Nachuntersuchung von 8 Pat. der Gr. VI (Bwl 13—40 Tage) mit apallischem Syndrom

| EEG-Befund bei der Nachuntersuchung | Zahl der Patienten | Pat.-Nr. |
|---|---|---|
| *Herd und AV* | | |
| Herd und leichte AV | 2 | VI/4; VI/6 (+ nach 2;5 J.) |
| Herd und mittelschwere AV | — | — |
| *Krampfpotentiale mit Herd und AV* | | |
| Herd ohne AV | 1 | VI/8 |
| Herd mit leichter AV | 2 | VI/9, 10 |
| Herd mit mittelschwerer AV | 3 | VI/2, 3, 7 |
| | 8 | |

Wie die Übersicht zeigt, behielten alle Kinder Herdzeichen, die teils einseitig (3 Fälle), teils doppelseitig oder bis zu einer 7jährigen Beobachtungszeit mit wechselnder Seitenlokalisation registriert wurden. Delta-Herde waren nach mehrjähriger Beobachtungszeit auch bei den Apallikern nicht mehr nachzuweisen (Abb. 41 d und 42 g). Bemerkenswert ist die Häufigkeit von Krampfpotentialen, die nur in einem Fall (VI/6) während der ganzen Beobachtungszeit und in einem anderen (VI/4) unter antiepileptischer Medikation bei der letzten Kontrolle fehlten (Abb. 42 f, g).

Die bereits im Remissionsstadium beobachteten Unterschiede zwischen den Verletzten mit kürzer oder länger dauerndem Vollstadium des apallischen Syndroms blieben bis zum Ende der Beobachtungszeit deutlich. 4 der *5 langdauernd apallischen Kinder* hatten 2—7 Jahre nach dem Unfall noch eine mittelschwere AV als Ausdruck einer diffusen cerebralen Schädigung; bei allen bestanden schwerste psychische Defektsyndrome. Bei den *3 kurzdauernd apallischen Kindern,* die sich psychisch wesentlich besser restituierten, waren entweder ein normaler Grundrhythmus oder nur noch eine leichte AV nachzuweisen.

Hinsichtlich der Herdbefunde und der Krampfpotentiale bestanden keine Unterschiede. Nur traten bei den langdauernd apallischen Kindern klinisch häufiger Anfälle auf: insgesamt 5 Kinder, davon 4 mit langdauerndem Vollstadium, bekamen eine *Spätepilepsie;* bei allen wurden, beginnend in den ersten Monaten nach dem Trauma, kontinuierlich fokale, in einem Falle auch generalisierte Krampfpotentiale registriert. Die 3 Kinder mit kurzdauerndem Vollstadium hatten im EEG ebenfalls Krampfpotentiale; nur 1 Kind bekam nach 3 Jahren eine psychomotorische Epilepsie, während die beiden anderen bei einer Nachbeobachtung von 4—6 Jahren anfallsfrei blieben.

Unter den neurologischen Symptomen standen wie bei den anderen Schwerverletzten Hemi- und Tetra-Paresen im Vordergrund. Im EEG entsprachen den Hemiparesen kontralaterale oder doppelseitige Herde. Bei allen Aphasien wurden Linksherde nachgewiesen (s. Tabellen 15 und 16, Aphasie-Kapitel klin. Teil).

GERSTENBRAND, der eine größere Zahl apallischer Patienten, darunter auch Kinder und Jugendliche, hirnelektrisch untersuchte, fand ebenso wie wir gewisse Parallelen zwischen klinischer Restitution und EEG-Befund. Bei Patienten ohne klinische Residuen war das EEG am Schluß entweder normalisiert oder ließ nur Herdzeichen erkennen. Bei Patienten mit psychischen Defektzuständen wurden bis zur Abschlußuntersuchung diffus abnorme EEG-Befunde registriert.

Über ein Kind mit einem schweren langdauernd apallischen Syndrom, das nach 9 Monaten verstarb, berichtete NYSTRÖM. Bei wiederholten EEG-Kontrollen registrierte er stets ein schwer pathologisches EEG mit einer Störung des Grundrhythmus, zeitweilig auch mit Herdzeichen. Die Delta-Aktivität wurde nach mehrmonatigem Verlauf von Theta-Frequenzen abgelöst. Einen entsprechenden Verlauf verfolgten wir bei dem einzigen Kind mit chronischem apallischem Syndrom (VI/7) in unserer Serie.

Die von ULE, DÖHNER und BUES beschriebene 19jährige Verletzte (Fall 3), die klinisch ein schweres Defektsyndrom bot, im EEG aber lediglich einen Herdbefund bei normalem Alpharhythmus zeigte, ähnelt dem Kind VI/6 unserer Serie, das nach langdauerndem apallischem Syndrom ein schweres parkinsonartiges Bild hatte und nach 2½ Jahren verstarb; das psychische Defektsyndrom war bei ihm weniger ausgeprägt als bei den übrigen langdauernd apallischen Kindern. Die Diskrepanz zwischen dem schweren klinischen Restzustand und dem weitgehend wiederhergestellten Grundrhythmus im EEG neben einem leichten Herdbefund läßt sich vielleicht dadurch erklären, daß hier das Hirnstammsyndrom stärker im Vordergrund stand als die Großhirnsymptomatik.

# VII. Zusammenfassung der Ergebnisse

## 1. Klinische Ergebnisse

Die vorliegenden klinischen und hirnelektrischen Verlaufsuntersuchungen sollen einen Beitrag zur Symptomatologie und Prognose der Hirntraumen im Kindes- und Jugendalter liefern. Sie wurden an 240 Pat. im 1.—20. Lebensjahr mit frischen Hirntraumen aller Schweregrade durchgeführt. Sie erstrecken sich auf das Initialstadium, das Remissionsstadium und etwa bei der Hälfte der Patienten auch auf das Spätstadium (2—11 Jahre nach dem Trauma).

Die *Geschlechtsverteilung* von zwei Drittel Knaben und einem Drittel Mädchen entspricht der anderer Unfallstatistiken.

Die *Altersverteilung* ergab 25,8% für das 1.—5. Lebensjahr, 37,5% für das 6. bis 10. Lebensjahr, 20% für das 11.—15. Lebensjahr und 16,7% für das 16.—20. Lebensjahr.

*Unfallarten:* 129 Pat. (53,7%) wurden im Verkehr, die übrigen bei Flach- und Hochstürzen beim Sport u. a. m. verletzt. Bei Verkehrsunfällen wurden Kinder um das Einschulungsalter, vorwiegend als Fußgänger, ältere Schulkinder häufig als Radfahrer und die 19jährigen als Lenker von Kraftfahrzeugen verletzt.

### Prätraumatische Belastungsfaktoren

Bei 78 Pat. (32,5%) wurden auf cerebrale Vorschäden hinweisende Belastungsfaktoren, u. a. Intelligenzmängel, Krampfanfälle und Cerebralparesen, gefunden. Der Faktor Schwachsinn bzw. Retardation kam bei 26 Kindern (10,8%) vor und war meist mit anderen Faktoren kombiniert. Während der Anteil Minderbegabter im Gesamtkrankengut etwa dem der Normpopulation entspricht, ist bei den im Verkehr verunfallten Patienten ein relativ höherer Anteil von 15,5%, außerdem auch die häufige Kombination mit Hypermotilität, zu verzeichnen. Diese Ergebnisse bestätigen die Aussage anderer Autoren, daß debile und gleichzeitig hypermotile Kinder im Straßenverkehr, insbesondere um das Einschulungsalter, erhöht gefährdet sind.

### Auswahl und Gruppierung des Krankengutes

In dem 5-Jahres-Zeitraum von 1959—1964 wurden alle Patienten dieser Altersgruppe erfaßt, die mit einem frischen Schädelhirntrauma eingewiesen wurden und das akute Stadium überlebten. Aus der Gesamtzahl der Verletzten wurden diejenigen ausgewählt, die EEG-Veränderungen zeigten, die nach den Verlaufskontrollen als traumatisch bedingt anzusehen waren. Nach Aussonderung aller unklaren Fälle umfaßte die Untersuchungsserie 220 Kinder und Jugendliche mit klinisch und hirnelektrisch gesicherten Schädelhirntraumen. Da die Schwerverletzten in einer solchen Serie, die dem Anfall an Einweisungen in ein Unfallkrankenhaus entspricht, unterrepräsentiert sind, wurden wegen der zunehmenden Bedeutung dieser Verletztengruppe noch

20 Pat. mit längerer posttraumatischer Bwl bis zu 40 Tagen, die nach dem Stichtag aufgenommen wurden, in die Untersuchung einbezogen.

Nur 4 der 240 Pat. hatten offene, die übrigen gedeckte Verletzungen. In Übereinstimmung mit TÖNNIS, FROWEIN und französischen Autoren wurde die Einteilung nach Art und Dauer der posttraumatischen Bewußtseinsstörung vorgenommen.

Es wurden 6 Gruppen unterschieden:

Gr.   I:   keine Bewußtseinsstörung  =   60 Pat.
Gr.  II:   Bwtr                      =   33 Pat.
Gr. III:   Bwl bis 1 Std             = 104 Pat.
Gr.  IV:   Bwl über 1 Std—24 Std     =   17 Pat.
Gr.   V:   Bwl über 1 Tag—1 Woche    =   12 Pat.
Gr.  VI:   Bwl über 1 Woche          =   14 Pat.

                                        240 Pat.

Daß die Dauer der posttraumatischen Bwl ein wichtiger Maßstab für die Beurteilung frischer gedeckter Hirnverletzungen ist, ergibt sich aus unseren statistischen Berechnungen: mit der Dauer der initialen Bwl nehmen auch die durchschnittliche Dauer der übrigen Phasen der psychischen Funktionsstörung sowie Häufigkeit und Schweregrad psychischer Defektsymptome zu. Außerdem steigt mit der Dauer der Bwl der prozentuale Anteil neurologischer Initial- und Restsymptome und der Früh- und Spätepilepsie an (s. Tabelle 42).

### Klinische Verläufe

Die insgesamt 240 Kinder und Jugendlichen wurden von der Einlieferung an neurologisch, psychiatrisch, hirnelektrisch und möglichst auch testpsychologisch untersucht und bis zum Abklingen der akuten Symptome fortlaufend beobachtet. Bei 110 Verletzten (45,8%) erfolgten 2—11 Jahre später Nachuntersuchungen, deren Ergebnisse ausgewertet und mit den Initialbefunden verglichen wurden. Sämtliche Patienten der Gr. V und VI, auf deren Spätbefunde besonderer Wert gelegt wurde, 16 Pat. der Gr. IV (94,1%), 43 Pat. der Gr. III (41,3%) und 25 Pat. der Gr. I/II (26,9%) wurden katamnestisch erfaßt.

*Gruppe I/II:* Bei der überraschend großen Zahl von 93 Kindern (davon 43% im 1.—5. Lebensjahr) fehlte die posttraumatische Bwl, während andere Zeichen einer cerebralen Irritation (EEG-Veränderungen, neurologische, psychische und vegetative Störungen) nachweisbar waren. 60 Kinder hatten keine Bewußtseinsstörung (Gr. I), 33 hatten eine Bwtr oder einen primären geordneten Dämmerzustand. Sofern neurologische Symptome bestanden, waren sie meist flüchtig, nur 2 Kinder behielten Restsymptome (Horner, einseitige Opticusatrophie). Zwei Kinder der Gr. II hatten Initialkrämpfe, in keinem Falle wurde eine Spätepilepsie bekannt. Nur 6 Kinder waren im akuten Stadium psychisch unauffällig, alle anderen zeigten passagere Veränderungen, die als leichtes traumatisches DS im Sinne von WIECK klassifiziert wurden. Sie besserten sich etwas langsamer als die neurologischen Symptome (bis zur 5. Woche). Am längsten hielten die EEG-Veränderungen an.

Bei mehreren Kindern stellten sich kurze Zeit nach dem Trauma Schlafzustände und nach dem Erwachen Kopfschmerzen, Erbrechen oder andere vegetative Symptome ein. Die Pathogenese dieser Zustände wird diskutiert.

Tabelle 42. Überblick über die Häufigkeit der neurologischen und psychopathologischen Initialsymptome sowie der Initialkrämpfe und über die Häufigkeit der Restsymptome am Ende der Beobachtungszeit bei den Gruppen I—VI

| Dauer der Bwl | Gruppe | Gesamtzahl der Patienten | Neurologische Symptome | | | | Psychische Symptome | | | | Initiale Krampferscheinungen | | Spätepilepsie | |
|---|---|---|---|---|---|---|---|---|---|---|---|---|---|---|
| | | | Pat.-Zahl | % vom Gesamt | Restsymptome Pat.-Zahl | % vom Gesamt | Pat.-Zahl | % vom Gesamt | Restsymptome Pat.-Zahl | % vom Gesamt | Pat.-Zahl | % vom Gesamt | Pat.-Zahl | % vom Gesamt |
| keine | I/II | 93 | 34 | 36,5 | 2 | 2,2 | 86 | 92,5 | — | — | 2 | 2,2 | — | — |
| bis 1 Std | III | 104 | 52 | 50 | 7 | 6,7 | 104 | 100 | — | — | 7 | 6,7 | 3 | 2,9 (6,9%) [*] |
| 1—24 Std | IV | 17 | 15 | 88,2 | 4 | 23,5 | 17 | 100 | 4 | 23,5 | 6 | 35,3 | 1 | 5,3 (6,2%) [*] |
| 1—7 Tg. | V | 12 | 12 | 100 | 11 | 91,7 | 12 | 100 | 5 | 41,6 | 5 | 41,6 | 3 | 25 |
| länger als 7 Tg. | VI | 14 | 14 | 100 | 14 | 100 | 14 | 100 | 13 | 93 | 11 | 78,6 | 8 | 57 |

[*] Die Zahlen in Klammern geben den Prozentsatz der Spätepilepsie bei den Verletzten der Gruppen III und IV mit wenigstens 2jähriger Nachbeobachtungsdauer wieder; in Gruppe V und VI wurden sämtliche Patienten über 2 J. beobachtet.

*Gruppe III:* In derselben Reihenfolge, nur etwas langsamer, normalisierten sich die klinischen und hirnelektrischen Befunde bei den 104 Verletzten mit einer Bwl bis zu 1 Std. Die neurologischen Restsymptome waren geringfügig, psychische Restsymptome blieben nicht zurück. Innerhalb der Gr. III ergab sich ein deutlicher Unterschied zwischen den 93 Verletzten mit einer Bwl bis zu 30 min (III A), deren Verläufe sich denen der Gr. I/II annäherten, und den 11 Verletzten mit einer Bwl von 31—60 min (III B). Die psychische Funktionsminderung (Bwl + Bwtr + DS) war bei den meisten Patienten der Gr. III nach 5 Wochen behoben und dauerte nur vereinzelt länger. Die Quote der Spätepilepsie beträgt bei der Gr. III 2,9% von der Gesamtzahl und 6,9% (in der Tabelle in Klammern gesetzt) von den katamnestisch erfaßten Patienten.

Die 17 Pat. der *Gruppe IV* erholten sich wesentlich langsamer. Vier Pat. behielten psychoorganische Restsymptome, die in 3 Fällen geringfügig waren; ein im Säuglingsalter verletztes Kind bot das Bild eines erethischen Schwachsinns. Die neurologischen Restsymptome bei Gr. IV waren bei 3 Kindern unerheblich und stellten bei einem (Tetraparese) eine mäßige Behinderung dar.

Die 12 Verletzten der *Gruppe V* und die 14 Verletzten der *Gruppe VI* machen die Schwerverletzten im eigentlichen Sinne aus. Neben primär-traumatischen Substanzschäden spielen Sekundärschäden, insbesondere sekundäre Hirnstammschäden, für die Initialsymptomatik eine ausschlaggebende Rolle.

Die Verläufe von 2 Kindern mit sekundärer Bwl bei Epiduralhämatomen (V/1, VI/7), die erst zur Operation kamen, als sich bereits ein bedrohliches Hirnstammsyndrom entwickelt hatte, werden wegen der schweren Folgen besonders herausgehoben.

Die Patienten der *Gruppe V* (darunter ein Kind mit offener Verletzung) boten anfangs bedrohliche Symptome (Streckkrämpfe, vegetative Dysregulationen, Paresen usw.), die sich meist rasch besserten. 9 Pat. behielten geringe, 2 schwere neurologische Restsymptome. Die psychische Funktionsstörung bildete sich zwar langsam, bei 7 Pat. aber nach wenigstens 3 Monaten, längstens 2 Jahren völlig zurück. Die Quote der Spätepilepsie betrug 25%. In dem Diagramm Abb. 43 sind Initialstadium und Traumafolgen, unterteilt nach vegetativen Beschwerden, neurologischen, psychiatrischen und EEG-Befunden, gegenübergestellt.

Die 14 Verletzten der *Gruppe VI* (darunter 3 offene Verletzungen) hatten ein protrahiertes Koma von wenigstens 8, längstens 40 Tagen. Bei 8 Kindern entwickelte sich ein apallisches Syndrom. Die Quote der Spätepilepsie lag in der Gr. VI bei 57%.

Die Gegenüberstellung von Initialsymptomatik und Spätfolgen bei den *nichtapallischen Patienten der Gr. VI* in dem Diagramm Abb. 44 zeigt, daß Kinder mit kürzerer Bwl, fehlenden oder kurzdauernden Streckkrämpfen und rasch abklingenden vegetativen Störungen verhältnismäßig gut abschneiden. Eine völlige psychische Restitution mit geringer neurologischer Restsymptomatik kam nur bei einem Patienten mit initialer Bwl von 8 Tagen zur Beobachtung. Teilremissionen mit körperlichen und psychischen Restschäden, die eine Beschulung und eine beschränkte berufliche Tätigkeit erlaubten, wurden bei einer Dauer der Bwl bis zu 2 Wochen gefunden. Zwei Kinder mit längerer Bwl bis zu 35 Tagen zeigten bei relativ guter Restitution der Intelligenzfunktionen eine schwere organische Wesensveränderung.

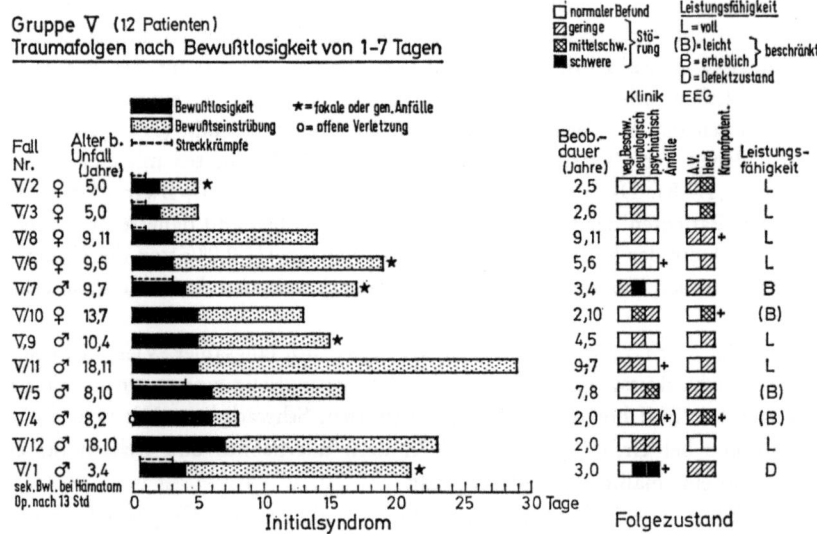

Abb. 43. In dem Balkendiagramm sind die Zeiträume der initialen Bwl (schwarz) und der Bwtr (grau) für jeden Patienten eingetragen; außerdem sind die Dauer der Streckkrämpfe und die Initialkrämpfe angegeben. Die Fälle sind nach der Dauer der Bwl angeordnet, so daß oben die mit kürzerer Bwl (2 Tg.), unten die mit der längeren Bwl (bis zu 7 Tg.) erscheinen. Das sekundär bewußtlose Kind mit dem epiduralen Hämatom ist am Schluß eingetragen. Re. sind die klinischen Traumafolgen und die EEG-Spätbefunde dargestellt. Der Schweregrad der psychischen Restschäden wurde nach Intelligenzminderung und Wesensänderung, die Leistungsfähigkeit auch nach dem körperlichen Zustand beurteilt

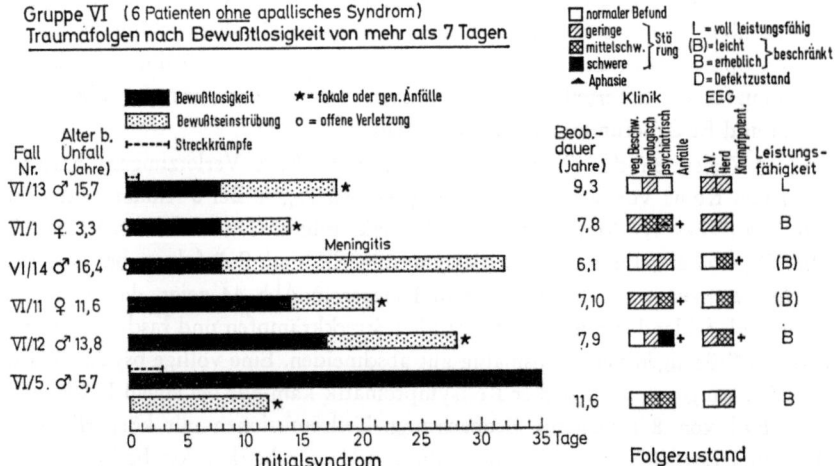

Abb. 44. In dem Balkendiagramm sind für die 6 Pat. der Gr. VI *ohne apallisches Syndrom* die Zeiten der initialen Bwl (schwarz) und der Bwtr (grau) auf der li. Seite, die klinischen Traumafolgen und die EEG-Spätbefunde auf der re. Seite dargestellt (s. im übrigen Abb. 43)

Wesentlich ungünstiger sind die Katamnesen bei den 8 Kindern *mit apallischem Syndrom*, die im Diagramm Abb. 45 dargestellt sind. Die Kinder mit kurzdauernden apallischen Zuständen (3 Fälle) behielten sowohl eine Intelligenzminderung als auch mehr oder weniger grobe Auffälligkeiten im Verhalten. Nach langdauernden apallischen Syndromen blieben ausnahmslos schwere körperliche und psychische Defektzustände bestehen.

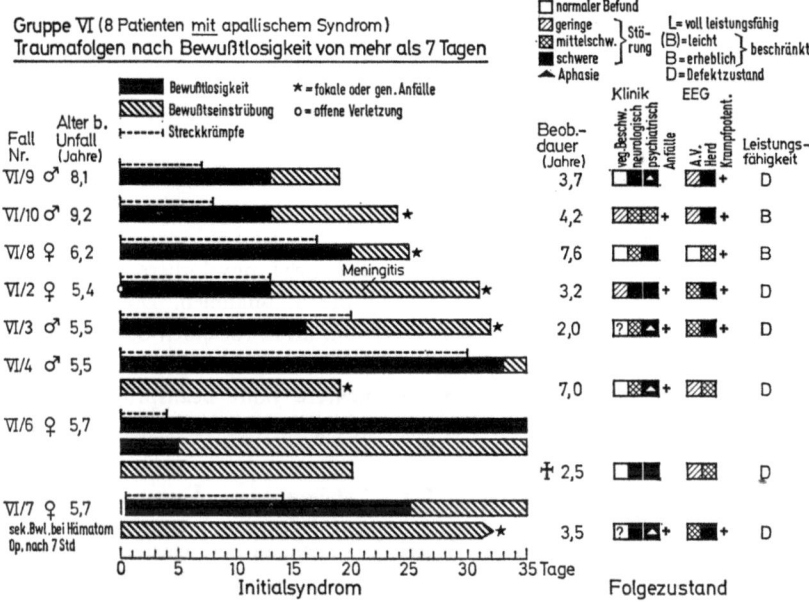

Abb. 45. In dem Balkendiagramm sind für die 8 Pat. der Gr. VI *mit apallischem Syndrom* die Zeiten der initialen Bwl (schwarz) und des apallischen Syndroms (schraffiert) auf der li. Seite, die klinischen Traumafolgen und die EEG-Spätbefunde auf der re. Seite eingetragen (s. im übrigen Erklärung zur Abb. 43)

Die testpsychologischen Verlaufsuntersuchungen und Nachuntersuchungsbefunde, die bei 36 der insgesamt 43 Pat. der Gr. IV—VI durchgeführt wurden, ergänzten und bestätigten die klinischen Beobachtungen. Die Patienten der Gr. V brauchten zwar längere Erholungszeiten, unterschieden sich aber im Spätstadium in den Testleistungen nicht von denen der Gr. IV. Dagegen hatte kein Kind der Gr. VI einen höheren IQ als 97; bei 5 apallischen Patienten der Gr. VI war die Intelligenz nicht meßbar (IQ unter 50 geschätzt).

Die *traumatischen Aphasien*, die bei Patienten der Gr. III—VI gefunden wurden, lassen sich in 3 Gruppen einteilen: 1. transitorische Aphasien in der Ödemphase: 5 Fälle; 2. längerdauernde Aphasien mit guter Rückbildungstendenz: 10 Fälle (der Verlauf bei einem 3jährigen Kind mit anfangs kompletter motorischer Aphasie bei Zerstörung der linken Broca-Region und allmählich fortschreitendem Wiedererwerb der Sprache innerhalb von 7 Jahren wird wegen seiner grundsätzlichen Bedeutung eingehend geschildert); 3. wenig oder gar nicht rückbildungsfähige Aphasien bei 3 Kindern mit schwerem Defektzustand nach apallischem Syndrom.

Über den *Zusammenhang zwischen Unfallalter und Spätfolgen* erlauben unsere Beobachtungen keine eindeutige Aussage. Es besteht der Eindruck, daß schwere Verletzungen im Säuglings- und Kleinkindalter hinsichtlich der psychischen Weiterentwicklung eine ungünstigere Prognose haben als im Schulkind- und Jugendalter. Die Mehrzahl der Säuglinge und Kleinkinder hatten nur leichte Verletzungen ohne bleibende Folgen. Die wenigen schwerverletzten Kleinkinder der Gruppen IV—VI behielten schwere Restschäden, die den psychoorganischen Syndromen nach Perinatalschäden ähneln. Die Bedeutung des Unfallalters für Art und Schwere der Verletzungsfolgen müßte an einer größeren Zahl von Schwerverletzten, evtl. durch Zusammenarbeit mehrerer Kliniken, geklärt werden.

*Abnorme Erlebnisreaktionen* wurden in unserem Krankengut nur vorübergehend beobachtet. Insbesondere fehlten langdauernde Angstreaktionen, die von anderen Autoren herausgestellt wurden. Es wird vermutet, daß die rechtzeitig einsetzende kinderpsychiatrische Behandlung mit gleichzeitiger Beratung der Eltern der Entstehung abnormer Reaktionen vorbeugt.

Die *Wiederherstellungstherapie* umfaßt pflegerische, physiotherapeutische, kinderpsychiatrische sowie heil- und schulpädagogische Maßnahmen. Die Bedeutung der bereits im Krankenhaus einsetzenden Frührehabilitation für einen optimalen Behandlungserfolg wird hervorgehoben. Für die Weiterführung der Rehabilitation nach der Entlassung, die bei schweren Verletzungen mehrere Jahre beansprucht, sind in den Großstädten ambulante Rehabilitationszentren für hirnverletzte Kinder zu fordern.

## 2. Ergebnisse der EEG-Untersuchungen

Von 240 neurologisch und psychiatrisch eingehend untersuchten Kindern und Jugendlichen mit frischen Schädelhirntraumen werden EEG-Verlaufsuntersuchungen vorgelegt, die das akute Stadium und das Rückbildungsstadium einschließen. Die Längsschnittbeobachtungen wurden bei 107 Verletzten durch Nachuntersuchungen im Spätstadium vervollständigt. Dabei ergaben sich Übereinstimmung, seltener auch Abweichungen zwischen hirnelektrischen und klinischen Befunden. In Anlehnung an die klinische Einteilung nach der Dauer der posttraumatischen Bwl wurden die EEG-Befunde den entsprechenden Gruppen I—VI zugeordnet.

Nach *leichten Hirntraumen*, die ohne Bewußtseinsstörung (Gr. I) oder mit Bewußtseinstrübung (Gr. II) einhergehen, wurde das EEG zum Nachweis der cerebralen Mitbeteiligung eingesetzt. Bei den 60 Verletzten der Gr. I und den 33 Verletzten der Gr. II wurden im EEG vorwiegend leichte pathologische Abweichungen gefunden, insbesondere ein leichte Allgemeinveränderung und flüchtige Herdzeichen. Säuglinge und Kleinkinder, die in diesen Gruppen besonders zahlreich vertreten waren, wiesen häufig (60%) Herdbefunde auf, die isoliert oder von einer leichten AV begleitet waren. Die 5—11jährigen hatten weniger Herdbefunde (39,4%), dafür aber häufiger eine ausgeprägte Störung des Grundrhythmus. Diese Befunde entsprechen denen von SILVERMAN und KELLAWAY und berechtigen zu der Annahme, daß Kinder dieses Alters hirnelektrisch auf traumatische Schäden besonders stark reagieren. Die Normalisierung erfolgte sowohl bei den leichten als auch den gelegentlich schwereren EEG-Befunden (14% mittelschwere AV) z. T. in wenigen Tagen und war bei der Mehrzahl nach einem Monat abgeschlossen. Rascher als die AV bildeten sich in der Regel die Herdbefunde zurück, die wegen ihrer Flüchtigkeit als Zeichen einer funktionellen cerebralen

Schädigung nach Traumen gedeutet werden. Krampfpotentiale wurden nach leichten Hirntraumen nicht registriert. Insgesamt normalisierten sich 63,4% der EEG-Befunde in den Gruppen I—II. Die Rückbildung der EEG-Veränderungen vollzog sich, im Vergleich mit der klinischen Normalisierung, langsamer und unvollständiger. Pathologische EEG-Befunde, die länger als ein Jahr nachzuweisen waren, konnten bei einigen Verletzten mit der hirntraumatischen Schädigung in Zusammenhang gebracht werden; bei anderen ließ sich eine cerebrale Vorschädigung aufdecken, durch die der pathologische EEG-Befund zu erklären war.

Nach *mittelschweren Hirntraumen,* die den Gruppen III (104 Pat. mit Bwl bis 60 min) und Gruppe IV (17 Pat. mit Bwl 1—24 Std) zuzuordnen sind, traten während der Bwl und der Bwtr EEG-Befunde mit mittelschwerer (32,2%) und schwerer (5%) AV auf, die dem klinischen Bild gut entsprachen. Ebenso wie bei den leichten Traumen war die AV bei den 5—11jährigen besonders stark ausgeprägt; Herdbefunde, oft mit deutlicher Frequenzerniedrigung, kamen bei mehr als der Hälfte (65,4%) vor. Contre-coup-Herde und bilaterale Herde (37,8%) wurden vorwiegend bei Verletzten mit einer Bwl von mehr als 30 min (Gr. III B und IV) gefunden. Auch Krampfpotentiale waren häufiger bei Patienten mit längerer Bwl und traten mit und ohne klinische Anfallszeichen auf. Die in der Literatur (RICHTER, COURJON) hervorgehobene Diskrepanz zwischen dem Abklingen der Bewußtseinsstörung und Persistieren von Delta-Wellen im EEG bis in das mittelschwere DS hinein, konnte von uns bestätigt werden. Die Rückbildung der EEG-Veränderungen erfolgte langsamer als bei den Gr. I/II. Innerhalb eines Monats normalisierte sich etwa ein Drittel der Befunde, innerhalb eines Jahres etwa die Hälfte (54,5%); danach kam es nur noch in einzelnen Fällen zur völligen Rückbildung. Nachuntersuchungen im Spätstadium ergaben für die Gr. III bis zu 60%, für die Gr. IV nur rd. 43% normaler EEG-Befunde. Bei der Rückbildung verschwand der Herd mitunter vor der AV wie bei den Gr. I/II, mitunter die AV vor dem Herdbefund. Unter den Verletzten, deren EEG am Ende der Beobachtungszeit noch pathologisch war, gab es solche mit ständig wechselnden Befunden, andere mit pathologischem, aber deutlich gebessertem EEG und schließlich solche mit einer Zunahme der pathologischen Veränderungen; mehrere dieser zuletzt erwähnten Patienten bekamen eine Spätepilepsie. Krampfpotentiale wurden häufiger beobachtet als klinische Anfallsmanifestationen; mitunter gingen sie diesen voraus. Der Anteil cerebral vorgeschädigter Kinder war unter denen mit anhaltend pathologischem EEG größer als in den Gesamtgruppen III/IV.

Nach *schweren Hirntraumen* mit posttraumatischer Bwl von 1—7 Tagen (Gr. V = 12 Pat.) und mehr als 7 Tagen (Gr. VI = 6 Pat. ohne apallisches Syndrom) standen schwere und mittelschwere AV sowie ausgeprägte Herdbefunde, meist Delta-Herde, in der Initialphase im Vordergrund. Die Herde waren teils einseitig, teils doppelseitig oder wechselnd über beiden Hemisphären lokalisiert. Das Unfallalter spielte — anders als bei den Gr. I—IV — hinsichtlich der Schwere der AV keine erkennbare Rolle. Bei einem Teil der Patienten bildete sich die AV im 1. Jahr zurück, während die Herdbefunde andauerten. Nur bei einem Verletzten wurde das EEG im 2. Jahr normal. Bei allen anderen blieb es bis zum Ende der Beobachtungszeit von 2—11 Jahren pathologisch. Im Laufe der gesamten Beobachtungszeit traten bei 11 der 18 Pat. Krampfpotentiale auf, denen bei 6 Pat. nach einem längeren oder kürzeren Intervall Krampfanfälle folgten (s. Abb. 43 und 44).

Die EEG-Befunde *der 8 Pat. der Gruppe VI mit apallischem Syndrom* unterscheiden sich von denen aller anderen Verletzten durch ihren Schweregrad. Während des Komas und des Vollstadiums des apallischen Syndroms wurde eine hochgradige allgemeine Frequenzerniedrigung mit fehlender Reaktion auf Außenreize registriert, im Vollstadium auch eine extreme Spannungsarmut; bereits zu diesem Zeitpunkt waren Herdbefunde nachzuweisen. In den folgenden Monaten traten fast bei allen Apallikern Krampfpotentiale auf. Die schweren hirnelektrischen Veränderungen besserten sich — ebenso wie das klinische Bild — nur langsam. In einem Fall mit fehlender klinischer Remission des apallischen Syndroms blieb auch die hirnelektrische Besserung fast völlig aus (s. Abb. 45).

Ein deutlicher Unterschied ergab sich zwischen den Patienten mit kurzdauerndem und denen mit langdauerndem Vollstadium des apallischen Syndroms: Bei den kurzdauernd apallischen Kindern gingen die schweren hirnelektrischen Veränderungen etwas rascher zurück, im Spätstadium war die AV weniger ausgeprägt als bei den anderen, während Herdbefunde und — mit einer Ausnahme — Krampfpotentiale bei allen Kindern nachweisbar blieben, auch wenn klinisch keine Anfälle beobachtet wurden. Die hirnelektrischen Befunde im Spätstadium entsprachen weitgehend dem Schweregrad der psychischen Defektzustände. Da alle Kinder mit einem traumatischen apallischen Syndrom im Alter von 5—9 Jahren standen, läßt sich zur Frage altersspezifischer EEG-Befunde aufgrund unseres Krankengutes nicht Stellung nehmen.

*Zwischen den klinischen und hirnelektrischen Längsschnittbeobachtungen der 240 verletzten Kinder und Jugendlichen ergeben sich hinsichtlich des Schweregrades der posttraumatischen Veränderungen und hinsichtlich des Tempos und der Vollständigkeit ihrer Rückbildung deutliche Parallelen. Dabei ist zu beachten, daß die hirnelektrischen Veränderungen sich langsamer und oft auch unvollständiger zurückbilden und daß sie noch nachweisbar bleiben können, wenn klinisch bereits eine Sanierung eingetreten ist.* Das EEG ist deshalb als ein besonders sensibler Indikator zum Nachweis posttraumatischer Restschäden und zur rechtzeitigen Erkennung von Komplikationen, insbesondere des subklinischen Stadiums einer Spätepilepsie, zu bewerten.

# Literatur

## 1. Klinische Literatur

1. ABELS, D.: Konzentrations-Verlaufs-Test. Stuttgart 1954.
2. AEBLI, H.: Über die geistige Entwicklung des Kindes. Stuttgart: Klett 1963.
3. ADAMS, A., HUBACH, H.: Orale Automatie als Symptom meso-diencephaler motorischer Desintegration. Nervenarzt 31, 302 (1960).
4. ADEBAHR, G.: Zur Genese traumatischer Pallidum-, Balken- und Marknekrosen. Dtsch. med. Wschr. 88, 2097 (1963).
5. AKERT, K., HUMMEL, P.: Anatomie und Physiologie des limbischen Systems. Basel: Hoffmann-La Roche 1963.
6. ALAJOUANINE, TH., LHERMITE, F.: Acquired aphasia in children. Brain 88, Part 4, 653 (1965).
7. ANDRÉ-THOMAS, MM., SORREL, E., SORREL-DEJERINE, Mme.: Un cas d'aphasie motrice par traumatisme cranio-cérébral chez l'enfant. Rev. neur. 63, 893—896 (1935).
8. AUERBACH, A. H., SCHEFLEN, A. E., REINHART, R. B., SCHOLZ, C. K.: The psychophysiologic sequelae of head injuries. Amer. J. Psychiat. 117, 499 (1960).
9. BAMBERGER, PH., MATTHES, A.: Anfälle im Kindesalter. Basel: Karger 1959.
10. BAY, E.: Zur Methodik der Aphasie-Untersuchung. Nervenarzt 31, 145 (1960).
11. BELMONT, L., BIRCH, H. G.: The relation of time of life to behavioral consequence in brain damage. I. The performance of brain-injured adults on the marble board test. J. nerv. ment. Dis. 130, 91 (1960).
12. BENDER, L.: A visual motor Gestalt Test and its clinical use. New York: The American Orthopsychiatr. Ass. 1938.
13. BENTE, D., WIESER, ST.: Stufen der motorischen Reintegration. Dargestellt an einem posthypoglykämischen Koma. Arch. Psychiat. Neur. 188, 301 (1952).
14. BENTON, A. L.: Der Benton-Test. Bern-Stuttgart: Hans Huber 1961. Deutsch v. Spreen.
15. BIEMOND, A.: Penetrierende Verletzungen des ZNS bei Kindern. Ned. T. Geneesk. 103, 2625 (1959); Zbl. Neur. 157, 300 (1960).
16. BIRCH, H. G., BELMONT, L.: The relation of time of life to behavioral consequence in brain damage. II. The organization of tactual form experience in brain-injured adults. J. nerv. ment. Dis. 131, 489 (1960).
17. BIRKMAYER, W., PILLERI, G.: Die retikuläre Formation des Hirnstammes und ihre Bedeutung für das vegetativ-affektive Verhalten. Basel: Hoffmann-La Roche 1965.
18. BLAU, A.: Mental changes following head trauma in children. Arch. Neurol. 35, 723 (1936).
19. BÖCKER, F.: Zur Abgrenzung der Bewußtseinstrübung vom Durchgangssyndrom. Inaug. Diss. Univ. Köln 1959.
20. BÖCKER, F., WIECK, H. H.: Allgemeine Verlaufsformen des Durchgangs-Syndroms. Med. Welt 38, 1967 (1962).
20 a. BÖCKER, F., KINZEL, W.: Durchführung und Auswertung des Syndromtests zur Bestimmung und Schwere von Funktionspsychosen. Tropon-Köln: Das ärztl. Gespräch 11 (1969).
21. BOETERS, U.: Über die Bedeutung initialer Amnesien bei der Beurteilung von Verletzungsfolgen. (Die hirntraumatische Amnesie.) Hefte Unfallheilk. 94, 250 (1968).
22. BOSCH, G.: Psychopathologie der kindlichen Hirnschädigung. Fortschr. Neurol.-Psych. 22, 426 (1954).
23. BRICKENKAMP, R.: Test „d 2" / Aufmerksamkeits-Belastungstest. 2. Aufl. Göttingen: Vlg. f. Psych. Dr. C. J. Hogrefe 1962.

24. Brilmayer, H., Wieck, H. H., Picka, N.: Verlaufsbeobachtungen bei Vergiftungen mit Barbituraten. Dtsch. med. Wschr. **87**, 1572 (1962).
25. Brun, R.: Die Schädel- und Hirnverletzung. Bern: H. Huber 1963.
26. Bues, E.: Längsschnittuntersuchungen und Klassifizierung gedeckter Hirntraumen. Acta neurochir. **12**, 702 (1965).
27. Bues, E.: Verletzungen des Gehirns vom chirurgischen Standpunkt. In: Das ärztliche Gutachten im Versicherungswesen. München: Barth 1968.
28. Bues, E., Schmidt, H.: Neurologisches Bild der frischen gedeckten traumatischen Hirnschäden. Bruns' Beitr. klin. Chir. **203**, 265 (1961).
29. Bühler, Ch., Hetzer, H.: Kleinkindertests. München: J. A. Barth 1966.
30. Bürger-Prinz, H., Fischer, P.-A.: Schlaf, Schlafverhalten, Schlafstörungen. Stuttgart: Ferd. Enke 1967.
31. Bürkle de la Camp, H.: Zur Beobachtung, Beurteilung und Wiedereingliederung Schädel-Hirn-Verletzter. Dtsch. med. J. **11**, 8 (1960).
32. Busemann, A.: Psychologische Untersuchungen an Hirnverletzten. Ein Fall von noetischer Paraphasie. Arch. Psychiat. **187**, 139 (1951/52).
33. Campbell, J. B., Cohen, J.: Epidural hemorrhage and the skull of children. Surg. Gyn. Obstet. **92**, 257 (1951).
34. Catalano, L., Ventra, D.: Zur posttraumatischen Hirnatrophie. Rass. Neuropsichiat. **11**, 97 (1957); Ref.: Zbl. Neurol. **146**, 194 (1958).
35. Corboz, R., Gysling, F.: Zur Pathologie der Hirnschußverletzungen im Kindesalter. Z. Nervenheilk. (Wien) **19**, 123 (1962).
36. Decroix, G., Piquet, J.-J.: Les séquelles centrales des traumatismes crâniens fermés. III. Les surdités centrales. Rev. d'Otol. **30**, 13 (1958).
37. Dahl, G.: Übereinstimmungsvalidität des HAWIE und Entwicklung einer reduzierten Testform. Psychologia Universalis 14. Meisenheim: A. Hain 1968.
38. Denst, J., Richey, T. W., Neubuerger, K. T.: Diffuse traumatic degeneration of the cerebral gray matter. J. Neuropath. **17**, 450 (1958).
39. Dillon, H., Leopold, R. L.: Children and the post-concussion syndrome. J. Amer. med. Ass. **175**, 110 (1961).
40. Doden, W.: Augensymptome bei Schädelhirnverletzten. Med. Klin. **57**, 1216 und **57**, 1246 (1962).
41. Driesen, W., Seitz, R.: Akute Erblindung bei stumpfem Trauma des Gesichtsschädels. Dtsch. med. Wschr. **88**, 1391 (1963).
42. Duensing, Fr.: Pathologische Fremdreflexe bei Erkrankungen des extrapyramidal-motorischen Systems. Sammlg. psych. u. neurol. Einzeldarstellungen. Bd. XV. Leipzig: Thieme 1940.
43. Düker, H., Lienert, G. A.: Konzentrations-Leistungs-Test. Göttingen: Vlg. f. Psych. Dr. C. J. Hogrefe 1959.
44. Ehalt, W.: Verletzungen bei Kindern und Jugendlichen. Stuttgart: Enke 1961.
45. Elvidge, A. P.: In: Injuries of brain and spinal cord. B. Brock (1949).
46. Eydt, Ch., Heinisch, H.-M.: Schädeltrauma und Schädelhirnverletzung im Säuglingsalter. Kinderärztl. Praxis **30**, 355 (1962).
47. Fabian, A. A.: Prognosis in head injuries in children. J. nerv. dis. **123**, 428 (1956).
48. Fabian, A. A., Bender, L.: Head injury in children: predisposing factors. Amer. J. Orthopsychiat. **17**, 68 (1947).
49. Faust, F.: Über Dauerschäden nach Hirntrauma bei Kindern und Jugendlichen. Allg. Z. Psychiat. **108**, 72 (1938).
50. Faust, Cl.: Die psychischen Störungen nach Hirntraumen. In: Psychiatrie der Gegenwart, Bd. II. Berlin-Göttingen-Heidelberg: Springer 1960.
51. Faust, Cl.: Das klinische Bild der Dauerfolgen nach Hirnverletzung. Arbeit u. Gesundheit, Neue Folge H. 60. Stuttgart: Thieme 1956.
52. Flatten, G.: Körperlich begründbare Psychosen infolge schwerer Hirnprellungen. Klinische Zusammenhänge zwischen den rückbildungsfähigen Erscheinungen und den Abbau-Syndromen. Diss. Köln 1965.
53. Flotho, C.-D.: Spätprognose schwerer gedeckter Hirnverletzungen. Diss. Gießen 1962.

54. Flügel, K. A.: Die klinische Stellung der Funktionspsychosen. In: Körperlich begründbare Psychosen, Aktuelle Probleme. Köln: Tropon-Werke 1969.
55. Frankl, L.: Unfallgefährdung bei Kindern. Praxis Kinderpsychol. 15, 161 (1966).
56. Freytag, E.: Autopsy findings in head injuries from blunt forces. Arch. Path. 75, 402 (1963).
57. Frowein, R. A.: Behandlung der Schockfolgen im akuten Stadium schwerer Schädelhirnverletzungen. Mschr. Unfallheilk. 62, 111 (1960).
58. Frowein, R. A.: Beurteilung und Behandlung der Störungen lebenswichtiger Funktionen im akuten Stadium schwerer Schädelhirnverletzungen. Acta neurochir. Suppl. 9, 4 (1961).
59. Frowein, R. A.: Zentrale Atemstörungen bei Schädelhirnverletzungen und bei Hirntumoren. Monographien Gesamtgeb. Neurol. Psych., Heft 101. Berlin-Göttingen-Heidelberg: Springer 1963.
60. Frowein, R. A.: Karimi-Nejad, A., Euler, K. H.: Konsequenzen der Hypoxie nach schweren Schädelverletzungen. Mschr. Unfallheilk. 87, 172 (1966).
61. Frowein, R. A., Karimi-Nejad, A.: Intensivtherapie bei Schädel-Hirnverletzungen. Hefte Unfallheilk. 99, 58 (1969).
61a. Frowein, R. A., a. d. Haar, K., Terhaag, D., Kinzel, W., Wieck, H. H.: Arbeitsfähigkeit und Abbausyndrome nach Hirntraumen mit langdauernder Bewußtlosigkeit. Mschr. Unfallheilk. 71, 233 (1968).
62. Frühauf, K.: Zur Psychodiagnostik der Aphasie im Kindesalter. In: Intelligenzdiagnostik. Von Klix, Gutjahr, Mehl. Berlin: VEB Deutscher Vlg. d. Wissenschaften 1970.
63. Fuchs, A.: Zur Pathologie und Symptomatologie der Commotio cerebri. Wien. med. Wschr. 77, 1229 (1927).
64. Gädeke, R.: Der Unfall im Kindesalter. Schriftenreihe a. d. Geb. d. Öff. Gesundheitswesens, H. 15. Stuttgart: Thieme 1962.
65. Geisler, E., Jensen, H. P.: Neurosen nach Schädelhirnverletzungen von Kindern und ihre Abgrenzung von organischen Folgezuständen. Ärztl. Forschung 18, 582 (1964).
66. Gerlach, J.: Grundriß der Neurochirurgie. Darmstadt: Steinkopf 1967.
67. Gerstenbrand, F.: Das traumatische apallische Syndrom. Wien: Springer 1967.
67a. Gerstenbrand, F., Hoff, H.: Zur Problematik der Rehabilitation des schweren Schädel-Hirn-Traumas. Wien. klin. Wschr. 75, 622 (1963).
67b. Gerstenbrand, F., Jellinger, K., Pateisky, K.: Zur Rehabilitation des apallischen Syndroms nach schwerem gedecktem Schädel-Hirn-Trauma. Wien. Z. Nervenheilk. 21, Heft 1—2 (1963).
68. Girardier, J., Jeannin, J.: Fracture du crâne accompagnée d'aphasie après intervalle libre chez une enfant de 7 ans. Lyon chir. 36, 183 (1939).
69. Gloning, K., Hift, E.: Aphasie im Vorschulalter. Wien. Z. Nervenheilk. 28, 20 (1970).
70. Göllnitz, G.: Das psychopathologische Achsensyndrom nach frühkindlicher Hirnschädigung. Z. Kinderpsychiat. 20, 97 (1953).
71. Grob, M.: Über Schädelfrakturen im Kindesalter. Arch. klin. Chirurg. 202, 207 (1941).
72. Grün, M.: Behandlungsergebnisse und Prognose schwerer Schädelhirnverletzungen bei Kindern und jugendlichen Patienten. Diss. Köln 1966.
73. Gruenagel, H. H., Junkat, H.: Unfälle im Kindesalter. Dtsch. med. Wschr. 92, 141 (1967).
74. Gurdjian, E. S., Webster, J. E., Lissner, H. R.: Observations on the mechanism of brain concussion, contusion and laceration. Surgery 101, 680 (1955).
75. Gurdjian, E. S., Webster, J. E., Lissner, H. R.: Mechanisms of scalp and skull injuries, concussion, contusion and laceration. (Symposium on head injuries.) J. Neurosurg. 15, 125 (1958).
76. Guttmann, E.: Aphasia in children. Brain 65, 205 (1942).
77. Hallervorden, J., Quadbeck, G.: Die Hirnerschütterung und ihre Wirkung auf das Gehirn. Dtsch. med. Wschr. 82, 129 (1957).
78. Happel, W., Ketz, E., Peters, G.: Zur Differentialdiagnose gedeckter Hirndauerschäden. Eine Übersicht über 4031 Fälle. Dtsch. Z. Nervenheilk. 184, 487 (1963).
79. Hardesty, A., Lauber, H.: Hamburg-Wechsler-Intelligenztest für Erwachsene (HAWIE, Dtsch. Fassung). Bern-Stuttgart: H. Huber 1956.

79 a. HARDESTY, F. P., PRIESTER, H. J.: Hamburg-Wechsler-Intelligenztest für Kinder. (HAWIK, Dtsch. Fassung.) Bern: H. Huber 1956; 2. Aufl. Bern-Stuttgart: H. Huber 1963.
80. HARRIS, P.: Head injuries in childhood. Arch. dis. childh. 32, 488 (1957).
81. HERNÁNDEZ-PEÓN, R.: Die neuralen Grundlagen des Schlafes. Arzneimittel-Forsch. 15, 1099 (1965).
82. HESS, W. R.: Hypothalamus und Thalamus. Experimental-Dokumente. Stuttgart: Thieme 1956.
83. HÖRMANN, H.: Bedingungen für das Behalten, Vergessen und Erinnern. In: BERGIUS et al.: Hdbch. d. Psych., Bd. I/2. Halbbd. („Lernen und Denken"), S. 225—283. Göttingen: Hogrefe 1965.
84. HJERN, B., NYLANDER, I.: Late prognosis of severe head injuries in childhood. Arch. Dis. Childh. 37, 192 (1962).
85. HOYOS, C. Graf: Psychologie des Straßenverkehrs. Bern: H. Huber 1965.
86. HUBACH, H., POECK, K.: Erkennung, Behandlung und Prognose der traumatischen Dezerebration. Dtsch. med. Wschr. 89, 556 (1964).
87. HUBER, G.: Zur Frage der pneumencephalographischen Befunde bei traumatischen Hirnschäden. Nervenarzt 33, 248 (1962).
88. INGRAHAM, F. O., MATSON, D.: Neurosurgery of infancy and childhood. Springfield, Ill.: C. C Thomas 1954.
89. INGRAM, T. T. S.: A characteristic form of overactive behaviour in brain damaged children. J. ment. Sci. 122, 550 (1956).
90. JACOBI, G., KAZNER, E., WOLLENSACK, J.: Subdurale Ergüsse und Hämatome bei Säuglingen und Kindern. Z. Kinderheilk. 96, 199 (1966).
91. JACOBSON, S. A.: Protracted unconsciousness due to closed head injury. Neurology (Minneap.) 6, 281 (1956).
92. JACOBSON, S. A.: The posttraumatic syndrome following head injury. Springfield (Ill.): C. C Thomas 1963.
93. JANZ, D.: Die Epilepsien. Spezielle Pathologie und Therapie. Stuttgart: Thieme 1969.
94. JANZEN, R.: Klinische Erfahrungen bei Gehirnverletzungen. III. Die Auswertung der initialen Allgemeinsymptome für die Beurteilung intrakranieller Verletzungsfolgen. Dtsch. Z. Nervenheilk. 161, 290 (1949) u. 163, 354 (1950).
95. JANZEN, R.: Klinische Erfahrungen bei Gehirnverletzungen. IV. Mitteilung. Nervenarzt 21, 257 (1950).
96. JEFFERSON, M.: Altered consciousness associated with brainstem lesions. Brain 75, 55 (1952).
97. JELLINGER, K.: Protrahierte Formen der posttraumatischen Encephalopathie. Beitr. gerichtl. Med. XXIII, 65 (1965).
98. JELLINGER, K.: Läsionen des extrapyramidalen Systems bei akuten und prolongierten Komazuständen. Wien. Z. Nervenheilk. 23, 40 (1966).
99. JELLINGER, K.: Zur Pathogenese und klinischen Bedeutung von Hirnstammschäden nach gedecktem Schädel-Hirntrauma. In: Klinische Erfahrungen bei Hirnstammprozessen. Acta 25. Conv. Neuropsych. Hung. Budapest 303 (1966).
100. JELLINGER, K.: Häufigkeit und Pathogenese zentraler Hirnläsionen nach stumpfer Gewalteinwirkung auf den Schädel. Wien. Z. Nervenheilk. 25, 223 (1967).
101. JELLINGER, K.: Zur Neuropathologie des Komas und postkomatöser Encephalopathien. Wien. klin. Wschr. 80, 505 (1968).
102. JELLINGER, K., GERSTENBRAND, F., PATEISKY, K.: Die protrahierte Form der posttraumatischen Encephalopathie. Klinisch-morphologische Befunde nach schwerem, gedecktem Schädelhirntrauma mit langer Überlebensdauer. Nervenarzt 34, 145 (1963).
102 a. JELLINGER, K., SEITELBERGER, F.: Protracted Post-traumatic Encephalopathy. Pathology, Pathogenesis and Clinical Implications. J. neurol. Sci. 10, 51 (1970).
103. JENNETT, W. B.: Epilepsy after blunt head injuries. London: W. Heinemann Med. Books Ltd. 1962.
104. JENNETT, W. B., LEWIN, W.: Traumatic epilepsy after closed head injuries. J. Neurol. Neurosurg. Psychiat. 23, 295 (1960).

105. Jensen, B. B.: The prognosis in patients with "brain stem attacks" following severe cerebral trauma. Ugeskr. Laeg. 122, 667 (1960).
106. Jensen, H.-P., Geisler, E.: Hirnverletzungen im Kindesalter und deren Folgen. Dtsch. med. Forsch. 2, 82 (1964).
107. Jung, R.: Der Schlaf (M. Monnier). Physiologie und Pathophysiologie des vegetativen Nervensystems. II. Pathophysiologie. Stuttgart: Hippokrates-Vlg. 1963.
107 a. Jung, R.: Physiologie und Pathophysiologie des Schlafes. Verhandl. d. Dtsch. Ges. f. Innere Medizin, 71. Kongreß 1965. Berlin-Heidelberg-New York: Springer 1965.
108. Kasanin, J.: Personality changes in children following cerebral trauma. J. nerv. Dis. 69, 385 (1929).
109. Kennedy, F.: Head injuries: Effects and their appraisal. IV. Evaluation of evidence. Arch. Neurol. 27, 811 (1932).
110. Kessel, K., Guttmann, L., Maurer, G.: Neuro-Traumatologie mit Einschluß der Grenzgebiete. Bd. I. Die frischen Schädel-Hirn-Verletzungen. Wien: Urban & Schwarzenberg 1969.
111. Kiene, S., Külz, J.: Das Schädelhirntrauma im Kindesalter. Leipzig: Joh. Ambr. Barth 1968.
112. Kleinpeter, U.: Störungen der psycho-somatischen Entwicklung nach Schädelhirntraumen im Kindesalter. H. 41 d. Samml. zwangloser Abhandlungen aus d. Gebiet d. Psych. u. Neurol. Jena: VEB Gustav Fischer 1971.
113. Kleitmann, N.: Studies on the physiology of sleep. Amer. J. Physiol. 100, 474 (1932).
114. Klingler, M.: Das Schädelhirntrauma. Leitfaden der Diagnostik und Therapie. 2. Aufl. Stuttgart: Thieme 1968.
115. Koupernik, C.: Quelques considérations sur les séquelles neuropsychiatriques du traumatisme crânien chez l'enfant. Rev. Neuropsychiat. infant 10, 617 (1962).
115 a. Koupernik, C., Houzel, D., Seligmann, F.: Les traumatismes craniens chez l'enfant. In: Concilium Paedopsychiatricum 87. Basel: Karger 1968.
116. Kramer, W.: Progressive posttraumatic encephalopathy during reanimation. Acta neurol. scand. 40, 249 (1964).
117. Krebs, H., Mletzko, J. M.: Schwere Schädeltraumen bei Kindern. Langenbecks Arch. klin. Chir. 300, 588 (1962).
118. Kretschmer, E.: Das apallische Syndrom. Z. ges. Neurol. Psychiat. 169, 576 (1940).
119. Kuhlenbeck, H.: Brain and consciousness. Basel: Karger 1957.
120 a. Kuske, F.-A.: Ist der Fahrradunfall im Kindesalter vermeidbar? Bundesgesundheitsblatt 7, 97 (1961).
120 b. Kuske, F.-A.: Verkehrsunfälle bei Kindern unter besonderer Berücksichtigung des Schädelhirntraumas. Bundesgesundheitsblatt 26, 413 (1961).
121. Lambooy, N., van d. Zwan, A., Fossen, A.: End-results after long-term unconsciousness due to head-injury. Psych. Neurol. Neurochirurg. (Amst.) 68, 431 (1965).
122. Lange-Cosack, H.: Rehabilitationsschritte im Frühstadium nach Schädel-Hirn-Traumen im Kindesalter. Vortr. Dtsch. Ges. f. Psychiatrie, Kongreß-Bd., Nauheim 1964. Zbl. Neurol. Psychiat. 180, 114 (1965).
122 a. Lange-Cosack, H.: Die Prognose der Schädel-Hirn-Traumen im Kindes- und Jugendalter. Jahrb. Jugendpsych. u. ihre Grenzgebiete, Bd. V, 148. Bern: Huber 1967.
123. Lange-Cosack, H., Nevermann, E.: Zur Frage der sozialen Rehabilitation hirnverletzter Kinder und Jugendlicher. Dtsch. Z. Nervenheilk. 178, 199 (1958).
124. Lange-Cosack, H., Tepfer, G.: Vergleich zwischen Initialsyndrom und Spätfolgen nach Schädelhirntraumen im Kindesalter. 8. Internat. Kongreß f. Neurologie, Wien 1965.
124 a. Lange-Cosack, H., Schlesener, H.-J., Tepfer, G.: Die traumatische Amnesie bei Kindern und Jugendlichen und ihre Bedeutung für die Beurteilung der Verletzungsfolgen. Nervenarzt 40, 355 (1969).
125. Laux, W.: Zur Pathogenese und Therapie abnormer Erlebnisreaktionen nach Hirntraumen bei Kindern. Mschr. Kinderheilk. 110, 7 u. 356 (1962).
126. Laux, W.: Zur Genese der Angst nach Hirntraumen bei Kindern. Z. Psychother. med. Psychol. 15, 31 (1965).
127. Laux, W.: Katamnesen von Kindern mit Hirntraumen. Jahrb. f. Jugendpsych. u. ihre Grenzgebiete, Bd. V, 161. Bern: Huber 1967.

128. LAUX, W., BUES, E.: Auslesefreie Längsschnittuntersuchungen nach traumatischen Hirn-schädigungen im Kindesalter. Med. Klin. **51**, 2273 u. **52**, 2309 (1960).

129. LAUX, W., WENDLAND, K. L.: Über psychische Folgen der Hirntraumen im Kindesalter. Med. Sachverständige **57**, 197 (1961).

130. LECHNER, H.: Zur Deutung der Symptomatologie der temporalen Kontusionen. Ein Be-richt über Nachuntersuchungen bei 35 Fällen, 2—4 Jahre nach dem Unfall. Wien. klin. Wschr. **70**, 365 (1958).

131. LEISCHNER, A.: Zur Symptomatologie und Therapie der Aphasien. Nervenarzt **31**, 60 (1960).

132. LEISCHNER, A.: Das Lebensschicksal hirnverletzter Jugendlicher und Kinder. Basel: Karger 1962.

133. LINDENBERG, R.: Gefäßsyndrome bei intrakranieller Drucksteigerung. Acta neurochirurg., Suppl. **VII** (1961). Kreislaufstörungen d. ZNS, v. Tönnis W. u. Marguth, F.

134. LINDENBERG, R.: Die Schädigungsmechanismen der Substantia nigra bei Hirntraumen und das Problem des posttraumatischen Parkinsonismus. Dtsch. Z. Nervenheilk. **185**, 637 (1964).

135. LINDENBERG, R.: Significance of the tentorium in head injuries from blunt forces. Clinic. neurosurg. **12**, 129 (1966).

136. LINDENBERG, R., FISHER, R. S., DURLACHER, S. H., LOVITT JR., W, V., FREYTAG, E.: The pathology of the brain in blunt head injuries of infants and children. Proc. II. Int. Congr. Neuropath. London 1955, p. 477. Excerpta Med. **IX**, 856 (1955), Amsterdam.

137. LINDENBERG, R., FISHER, R. S., DURLACHER, S. H., LOVITT JR., W. V., FREYTAG, E.: Lesions of the corpus callosum following blunt mechanical trauma to the head. Amer. J. Pathol. **31**, 297 (1955).

138. LINDENBERG, R., FREYTAG, E.: The mechanism of cerebral contusions. A. M. A. Arch. of Path. **69**, 440 (1960).

138 a. LINDENBERG, R., FREYTAG, E.: Morphology of brain lesions from blunt Trauma in early infancy. Arch. Path. **87**, 298 (1969).

139. LINDENBERG, W.: Hirnverletzung und Pubertät. Ärztl. Wochenschr. **11**, 1013 (1956).

140. LOEW, F.: Folgen der gedeckten Hirnschädigungen. Ärztl. Praxis V, 48 (1953).

141. LOEW, F.: Wandlungen des Commotionsbegriffes seit Reichardt. Unfallheilk. **56**, 108 (1958).

142. LOEW, F.: WÜSTNER, S.: Diagnose, Behandlung und Prognose der traumatischen Häma-tome des Schädelinneren. Acta neurochirurg. Suppl. **VIII**. Berlin-Göttingen-Heidelberg: Springer 1960.

143. LOMBARD, P.: Sequelles des traumas cranio-cérébraux de l'enfance. Mém. Acad. Chir. **63**, 671 (1937).

144. LÜCKERT, R.: Stanford-Binet-Test, Dtsch. Bearb. Göttingen: Vlg. f. Psych. Dr. C. J. Hogrefe 1965.

145. LURIA, A. R.: Disorders of "simultaneous perception" in a case of bilateral occipito-parietal brain injury. Brain **82**, 437 (1959).

146. LUTZ, J.: Psychische Folgen des Schädelbruchs im Kindesalter. Z. Kinderpsychiat. **4**, 6 (1949) u. 6 (1951).

147. LUTZ, J.: Über komplizierten posttraumatischen Verlauf nach Schädelbruch bei 24 Kin-dern. Z. Kinderpsychiat. **18**, 189 (1951).

147 a. LUTZ, J.: Hirnverletzungen. In: Kinderpsychiatrie. Zürich: Rotapfel 1961.

148. LUXEY, CL., MORON, P., ARBUS, L., LAZORTHES, Y.: Les séquelles neuro-psychiques des traumatismes craniens d'enfant. Presse med. **77**, 579 (1969).

149. MAKOVSKAJA, G.: Neurologische Beobachtungen bei Schädeltraumen bei Kindern. Vopr. Pediatr. **20**, 32 (1952) Russisch. Ref. Zbl. Neur. **122**, 376 (1953).

150. MAUTNER, H.: Some unusual accidents followed by mental retardation. Arch. Pediat. **70**, 40 (1953).

151. MAYER, E. TH.: Zentrale Hirnschäden nach Einwirkung stumpfer Gewalt auf den Schädel. Hirnstammläsionen. Arch. Psych. Z. Neur. **210**, 238 (1967).

151 a. MAYER, E. TH.: Zur Klinik und Pathologie des traumatischen Mittelhirn- und apalli-schen Syndroms. Ärztl. Forsch. **XXII**, 163 (1968).

152. MAYER, K., MAYER, B., HAMSTER, W.: Psychodiagnostische und faktorenanalytische Untersuchungen zur sogenannten traumatischen Hirnleistungsschwäche. Dtsch. Z. Nervenheilk. **196**, 331 (1969).

153. McNEALY, D. E., PLUM, F.: Brainstem Dysfunction with Supratentorial Mass Lesions. Arch. Neurol. **7**, 10 (1962).

154. MEILI, C.: Zur Frage der Erholung hirntraumatisch geschädigter Kinder. Diss. Zürich, 1963. Acta paedopsych. **31**, 31 (1964).

155. MEILI, R.: Durchstreichtest „ohne Modell". Bern-Stuttgart: H. Huber 1955.

156. MEYER-MICKELEIT, R. W., SCHNEIDER: Traumatische Epilepsie bei Kindern und Jugendlichen und ihre Beziehungen zur Residualepilepsie. Zbl. ges. Neurol. u. Psych. **140**, 3 (1957).

157. MICHAELIS, R.: Über cerebellare Syndrome nach gedecktem Schädelhirntrauma. Psychiat. et Neurol. (Basel) **149**, 358 (1965).

158. MICHEL, L.: Allgemeine Grundlagen psychometrischer Tests. In: Handbuch d. Psychol. VI. Göttingen: Vlg. f. Psych. Dr. C. J. Hogrefe 1963.

159. MINKOWSKI, M.: Gutachten über einen Fall von kindlicher Aphasie nach Trauma. Nervenarzt **3**, 411 (1930).

160. MITTENECKER, E.: Planung und statistische Auswertung von Experimenten. Wien: Franz Deuticke 1960.

161. MORUZZI, G., MAGOUN, H. W.: Brain stem reticular formation and activation of the EEG. Electroenceph. clin. Neurophysiol. (Canada) **1**, 455 (1949).

162. MÜLLER, E., KATSCHER, H. J.: Contusio cerebri ohne Commotio. Unfallheilk. **52**, 149 (1956).

163. MÜLLER, N.: Die sekundären morphologischen Veränderungen des Gehirns nach Verletzung durch stumpfe Gewalt. Dtsch. med. Wschr. **91**, 1126 (1966).

164. NEJEDLIK, R.: Psychische Ursachen von Fußgängerunfällen. Wien. Arch. Psychol., Psychiat., Neurol. **2**, 193 (1952).

165. NEUGEBAUER, W.: Behandlung, Prognose und Begutachtung hirngeschädigter Kinder und Jugendlicher. Unfallheilk. **59**, 193 (1956).

166. NEUGEBAUER, W.: Rehabilitation hirngeschädigter Kinder und Jugendlicher. Medizinische **1956**, 1078.

167. NEUGEBAUER, W.: Krampfgeschehen bei Hirnverletzungen im Kindes- und Jugendalter. Medizinische 1957, 210.

168. NEUGEBAUER, W.: Über das Schicksal hirnverletzter Kinder. Z. Kinderheilk. **82**, 93 (1959).

169. NORRMAN, B., SVAHN, K.: A follow-up study of severe brain injuries. Acta psychiat. scand. **37**, 236 (1961).

170. NYSTRÖM, S.: A case of decortication following a severe head injury. Acta psychiat. scand. **35**, 101 (1960).

171. OERTER, R.: Moderne Entwicklungspsychologie. Donauwörth: Ludw. Auer 1968.

172. OLDFIELD, R. C., WILLIAMS, M.: Cerebral trauma in infancy and intellectual defect. J. Neurol. Neurosurg. Psychiat., N. S. **24**, 32 (1961).

173. ORTHNER, H., MEYER, E.: Der posttraumatische Diabetes insipidus. Acta Neuroveg. (Wien) **XXX**, 216 (1967).

174. OTTO, U.: The postconcussion syndrome in children. Acta paedopsychiat. (Basel) **27**, 6 (1960).

175. OTTO, U.: Brain injury syndrome subsequent to a bullet wound in a nine year old boy. Acta paedopsychiat. (Basel) **27**, 161 (1960).

176. PAMPUS, F.: Die Pathologie des Blutes bei Erkrankungen und Verletzungen des Zentralnervensystems. Beitr. z. Neurochirurgie, H. 6, 1963. Leipzig: Barth.

177. PASCAL, G. R., SUTTELL, B. J.: The Bender Gestalt Test. New York: Grune & Stratton 1951.

178. PAUL, J.: Schwere hirntraumatische Unfallfolgen beim Kind. Ein Früh-Rehabilitationsbeispiel. Rehabilitation **5**, 87 (1966).

179. PETERS, G.: Ergebnisse vergleichender anatomisch-pathologischer und klinischer Untersuchungen an Hirngeschädigten. Arbeit u. Gesundheit Sozialmed. Schriftenreihe **74**. Stuttgart: Thieme 1962.

180. PETERS, G.: Klinische Neuropathologie. Stuttgart: Thieme 1970.
181. PETERS, G., MINAUF, N.: Pathologie der tödlich verlaufenen Schädelhirntraumen. Ärztl.
     Praxis XIX, 20, 711 (1967).
182. PHELINE, C.: Les états aigus souffrance du tronc cérébral cez l'enfant. Étude clinique et
     thérapeutique. A propos de 12 cas de traumatismes craniens graves. Pédiatrie 13, 131
     (1958).
183. PIA, H. W.: Hirnverletzungen bei Kindern und ihre akuten Komplikationen. Münch.
     med. Wschr. 108, 760 (1966).
184. PIA, H. W., TÖNNIS, W.: Die wachsende Schädelfraktur des Kindesalters. Zbl. Neurochir.
     13, H. 1 (1953).
185. PIAGET, J.: Das Erwachen der Intelligenz beim Kinde. Stuttgart: Klett 1969.
186. PILLERI, G.: The Klüver-Bucy syndrome in man. Psychiat. Neurol. (Basel) 152, 65 (1966).
187. PILLERI, G.: Schippenzeichen von Darwin ("pursing of the lips") beim Morbus Alzheimer.
     Psychiat. Neurol. (Basel) 152, 301 (1966).
188. PILLERI, G., POECK, K.: Sham rage-like behaviour in a case of traumatic decerebration.
     Confin. neurol. (Basel) 25, 156 (1965).
189. PILLERI, G., POECK, K.: Arterhaltende und soziale Instinktbewegungen als neurologische
     Symptome beim Menschen. Psychiat. Neurol. (Basel) 147, 193 (1964).
190. PIQUET, J., PIQUET, J. J.: Les séquelles centrales des traumatismes crâniens fermés. V. Les
     vertiges postcommotionells et leurs manifestations objectives. Rev. d'Otol. 30, 29 (1958).
191. PITNER, S. E.: Carotid thrombosis due to intraoral trauma. An usual complication of a
     common childhood accident. New Engl. J. Med. 274/14, 764 (1966).
192. PITTRICH: Denkstörungen bei Hirnverletzten. Samml. psych. u. neur. Einzeldarstellungen.
     Leipzig: Thieme 1944.
193. POECK, H., HUBACH, H.: Rhythmische orale Automatismen bei Dezerebrationszuständen.
     Dtsch. Z. Nervenheilk. 185, 37 (1963/64).
194. PROBST, H.: Über psychische Folgen des Schädelbruchs im Kindesalter. Inaug. Diss.
     Zürich, 1949.
195. RAVEN, J. C.: Standard Progressive Matrices. London: Lewis & Co. 1960.
196. RAVEN, J. C.: The coloured progressive Matrices, revised Order. London: Lewis & Co.
     1962.
197. RICKHAM, P. P.: Accidents in childhood. Acta paedopsych. (Basel) 29, 294 (1962).
198. RIGGENBACH, O.: Traumatismes cérébraux et leurs séquelles chez les enfants. Z. Kinder-
     psychiat. 13, 33 (1946/47).
199. RITTER, G.: Beobachtungen zur diagnostischen Verwertbarkeit des Palmomentalreflexes.
     Dtsch. Z. Nervenheilk. 193, 279 (1968).
200. RÖTTGEN, P., SELBACH, H., v. STOCKERT, F. G., TÖNNIS, W.: Untersuchungen und Beob-
     achtungen über die Entstehung vorübergehender postoperativer Herdsymptome und post-
     operativer Liquorveränderungen. Zbl. Neurochir. 3, 12 (1938).
201. ROOS, W.: Ursachen und Häufigkeit des Schädelhirntraumas im Kindesalter. Nervenarzt
     41, 178 (1970).
202. ROWBOTHAM, G. F., MACIVER, I. N., DICKSON, J., BOUSFIELD, M. E.: Analysis of 1400
     cases of acute injury to the head. Brit. med. J. 1954 I, 726.
203. RUMLER, W.: Über Kinderunfälle. I. Allgemeine statistische Gesichtspunkte. II. Die Epi-
     demiologie des Kinderunfalles. Ärztl. Jugendkunde 55, 101 u. 107 (1964).
204. SALFIELD, D. J., FISH, J. R.: John's post-concussional neurosis. Acta paedopsychiat.
     (Basel) 28, 30 (1961).
205. SCARCELLA, G., FIELDS, W. S.: Recovery from coma and decerebrate rigidity of young
     patients following head injury. Acta neurochir. (Wien) 10, 134 (1962).
206. SELIGMANN, F.: Séquelles neurologiques et électroencéphalographiques de 52 traumatismes
     craniens chez l'enfant et indications thérapeutiques. Rev. Neuropsychiat. infant. 13, 439
     (1965).
207. SORREL, E., SORREL-DEJERINE, GIGON: À propos de 109 cas de fractures du crâne chez les
     enfants. Presse méd. I, 761 (1937).
208. SPATZ, H.: Gehirnpathologie im Kriege. Von den Gehirnwunden. Zbl. Neurochir. IV,
     3/6, 162 (1941).

209. SPECHT, F.: Ponstumoren und Bewußtseinszustand. Arch. Psych. Z. ges. Neurol. 206, 323 (1964).
210. SUCS, S.: Adaptation to darkness in subjects with traumatic encephalopathy. Ann. med. Leg. 45/3, 236 (1965).
211. SUTTER, J.-M., BARDENAT, C., PHÉLINE, C., COUDRAY, J. P.: La catatonie posttraumatique, ses rapports avec les «états de décérébration» et les «comas prolongés». Rev. neurol. 101, 524 (1959).
212. SCHEID, W.: Die sogenannten symptomatischen Psychosen, ihre Stellung im System der Psychiatrie und ihre psychopathologischen Erscheinungen. Fortschr. Neurol. Psychiat. 28, 131 (1960).
213. SCHEINER, Z. F.: Clinical course and remote sequelae of acute internal cerebrocranial traumas in children. Vop. Nejrochir. 24, 4, 42 (1960) (Russisch). Ref. Zbl. Neurol. 159, 271 (1961).
214. SCHMIDT, K.: Die Auswirkungen schwerer Schädelverletzungen auf den Gesamtorganismus. Unfallheilk. 87, 159 (1966).
215. SCHMUKLERSKI, E.: Das Schädel-Hirntrauma im Kindesalter. Z. Unfallmed. Berufskrankh. 50, 5 (1957).
216. SCHREIBER, M. S.: Some observations on certain head injuries of infants and children. Med. J. Austral. 1957, II, 930.
217. SCHWARTZ, PH.: Erkrankungen des Zentralnervensystems nach traumatischer Geburtsschädigung. Z. Neur. 90, 263 (1923).
218. SCHWARTZ, PH.: Die traumatischen Schädigungen des ZNS durch die Geburt. Ergebnisse der inneren Medizin und Kinderheilkunde, Bd. 31, S. 165. Berlin-Heidelberg: Springer 1927.
219. STAUB, H., THÖLEN, H.: Bewußtseinsstörungen (Symposion Januar 1961, St. Moritz/Schweiz). Stuttgart: Thieme 1961.
220. STEINDL, H.: Offene Hirnverletzungen bei Kindern und deren Behandlung. Dtsch. Z. Chir. 219, 221 (1929).
221. v. STOCKERT, F. G.: Verhaltensstörungen hirngeschädigter Kinder und Jugendlicher. Therapiewoche 13, 21, 1049 (1963).
222. STRAUBE, W.: Über „primäre geordnete Dämmerzustände" nach Schädelhirntraumen. Nervenarzt 34, 4254 (1963).
223. STRECKER, E., FRANKLIN, G.: Neuropsychiatric sequelae of cerebral trauma in children. Arch. Neurol. Psych. 12, 4, 443 (1924).
224. STRUCK, G.: Das Hirntrauma im Licht neuer pathophysiologischer und morphologischer Untersuchungsergebnisse. Fortschr. Neurol. Psychiat. 28, 509 (1960).
225. STRUCK, G.: Morphologische Befunde bei Dezerebrationszuständen mit rhythmischen oralen Automatismen. Dtsch. Z. Nervenheilk. 185, 53 (1963/64).
226. TARNOW, G., RABE, W.: Zur Frage der zentralen Regulation der Haartrophik. (Hypertrichosen und Alopezien nach schweren Schädelhirntraumen). Nervenarzt 40, 210 (1969).
227. TESTARD, E., HOROSZOWSKI, H.: Facteurs prognostiques des comas prolongés avec décérébration chez les traumatisés jeunes. Neuro-chirurgie 9, 105 (1963).
228. THELEN, D.: Behandlungsergebnisse und Prognose schwerer Schädelhirnverletzungen im Erwachsenenalter. Diss. Köln 1962.
229. TINBERGEN, N.: Instinktlehre. Vergleichende Erforschung angeborenen Verhaltens. Berlin und Hamburg: Parey 1964.
230. TINBERGEN, KUENEN, D. J.: Über die auslösenden und richtunggebenden Reizsituationen der Sperrbewegung von jungen Drosseln. Z. Tierpsychol. 3, 37 (1939).
231. TISCHER, W.: Verletzungen der Kinder nach Sturz aus großer Höhe. 1954—1963: 75 Fälle, 1—12 Jahre. Unfallheilk. 67, 8, 343 (1964).
232. TÖNNIS, W.: Zur Behandlung der frischen, gedeckten, traumatischen Hirnschädigungen. Langenbecks Arch. u. Dtsch. Z. Chir. 270, 374 (1951).
233. TÖNNIS, W.: Die neurochirurgische Seite der Begutachtung von Hirnverletzten. In: Das Hirntrauma v. E. REHWALD. Stuttgart: Thieme 1956.
234. TÖNNIS, W, STEINMANN, H. W.: Die Bedeutung der Anisokorie bei frischen gedeckten Hirnschädigungen. Zbl. Neurochir. 11, 146 (1951).

235. Tönnis, W., Frowein, R. A., Euler, K. H., Krenkel, W., Grün, M.: Hirn- und Nerven-verletzungen bei Kindern und Jugendlichen. Langenbecks Arch. klin. Chir. 304, 563 (1963).

236. Ule, G., Döhner, W., Bues, E.: Ausgedehnte Hemisphärenmarkschädigung nach gedeck-tem Hirntrauma mit apallischem Syndrom und partieller Spätrehabilitation. Arch. Psychiat. Nervenkr. 202, 155 (1961).

237. Unterharnscheidt, Fr.: Die gedeckten Schäden des Gehirns. Monograph. a. d. Ge-samtgeb. d. Neurol. u. Psych., H. 103. Berlin-Göttingen-Heidelberg: Springer 1963.

238. Wakely, C. P. G., Lyle, T. K.: The problem of extradural haemorrhage. Ann. Surg. 100 (39—50) 1934.

239. Ward, A. A., Jr.: Physiological basis of concussion. (Symposium on head injuries). J. Neurosurg. 15, 129 (1958).

240. Weber, E.: Die Beurteilung und Behandlung des Schädeltraumas im Kindesalter. Dtsch. med. Wschr. 87, 2516 (1962).

241. Weinschenk, C.: Das unmittelbare Gedächtnis als selbständige Funktion. Göttingen: Vlg. f. Psych. Dr. C. J. Hogrefe 1955.

242. Wenker, H.: Metatraumatische intrakranielle raumfordernde Hämatome bei Kindern und Jugendlichen. Z. Kinderchir. 1, 47 (1964).

243. Wenker, H.: Verletzungen des Schädels und Gehirns. In: Chirurgie d. Gehirns u. Rücken-marks im Kindes- und Jugendalter. Stuttgart: Hippokrates 1968.

244. Wertheimer, P., Descotes, J.: Traumatologie crânienne. Paris: Masson & Cie. 1961.

245. Westermann, H. H.: Traumatische Hirnnervenschäden und ihre Ursachen. Unfallheilk. 64, 161 (1961).

246. Wewetzer, K. H.: Bender-Gestalt-Test bei Kindern: Auswertungsmethode und differen-tialdiagnostische Möglichkeiten. Z. diagn. Psychol. IV—2, 1956.

247. Wewetzer, K. H.: Das hirngeschädigte Kind. Stuttgart: Thieme 1959.

248. Whorf, B. J.: Sprache, Denken, Wirklichkeit. Rowohlts deutsche Enzyklopädie, 174. Hamburg Rowohlt Taschenbuch Verlag GmbH 1969.

249. Wieck, H. H.: Zur Klinik der sogenannten symptomatischen Psychosen. Dtsch. med. Wschr. 81, 1345 (1956).

250. Wieck, H. H.: Das posttraumatische Durchgangssyndrom. Landarzt 34, 565 (1958).

251. Wieck, H. H.: Übersicht über die körperlich begründbaren Psychosen bei raumbeengen-den intracraniellen Prozessen. Acta neurochirurg. VII, 403 (1959).

252. Wieck, H. H.: Psychiatrische Syndrome als Folge der intrakraniellen Drucksteigerung. Acta neurochirurg. VII, 484 (1961).

253. Wieck, H. H.: Zum Begriff der Syndromgenese. Med. Welt 22, 1183 (1961).

254. Wieck, H. H.: Zur Psychopathologie des traumatischen Hirnschadens. Dtsch. med. Wschr. 87, 1140 )1962).

255. Wieck, H. H.: Exogene Psychosen: Die reversiblen Syndrome der körperlich begründ-baren Psychosen. Alm. Neurol. Psych. 1967, 213.

256. Wieck, H. H.: Lehrbuch der Psychiatrie. Stuttgart: Schattauer 1967.

257. Wieck, H. H., Böcker, F.: Besondere klinische Erscheinungsweisen des Durchgangs-syndroms. Med. Welt 20 (1963).

258. Wieck, H. H., Brilmayer, H., Picka, N.: Durchgangssyndrome infolge von Vergiftun-gen mit Barbituraten. Fortschr. Neurol. Psychiat. 30, 304 (1962).

259. Wieck, H. H., Philipps, K.: Relevanzanalysen bei Kranken in der Bewußtseinstrübung und im schweren Durchgangssyndrom. Arch. Psych. u. Z. ges. Neurol. 207, 221 (1965).

260. Wieck, H. H., Stäcker, K.-H.: Zur Dynamik des „amnestischen" Durchgangssyndroms. Arch. Psych. u. Z. ges. Neurol. 205, 469 (1964).

261. Wiesenhütter, E.: Hirntraumatiker in der Gesellschaft. Z. Psychother. med. Psychol. 11, 230 (1961).

262. Wieser, St.: Pathologie und Physiologie des Greifens. Fortschr. Neurol. 25, 317 (1957).

263. Wieser, St.: Schlüsselreize raumorientierender Zuwendereaktionen. Arch. Psych. u. Z. ges. Neurol. 195, 373 (1957).

264. Wieser, St.: Der Abbau der oralen Leistungen. Ein Beitrag zum Problem der Evolution und Dissolution nervöser Leistungen. Ann. Univ. Saraviensis Med. 5, Fasc. 3 (1957).

265. WIESER ST., ITIL, T.: Die Abbaustufen der primitiven Motorik. Arch. Psychiat. 191, 450 (1954).
266. WIESER, ST., MÜLLER-FAHLBUSCH, H.: Über nociceptive Reflexe des Gesichtes. Dtsch. Z. Nervenheilk. 183, 530 (1962).
267. WILKE, G., GENSEL, H.: Zur Pathogenese der Hirnschwellung. Arch. Psychiat. 187, 424 (1951/52).
268. WINKLER, W.: Lebensalter und Verkehrsverhalten. In: Psychologie des Straßenverkehrs. Von Graf C. HOYOS. Bern: Huber 1965.
269. VON WOWERN, F.: Posttraumatic amnesia and confusion as an index of severity in head injury. Acta neurol. scand. 42/3, 373 (1966).
270. ZAORSKI, J., LAZYŃSKA, W.: Beobachtungen über Spätergebnisse der Behandlung von Kopfverletzungen bei Kindern. Polski Przegl. chir. 16, 567 (1937) (polnisch); Ref. Zbl. Neur. 87, 673 (1938).

# 2. EEG-Literatur

271. BÄRTSCHI-ROCHAIX, F., BÄRTSCHI-ROCHAIX, W.: Das Elektroencephalogramm des Hirntraumatikers. Schwz. Arch. Neurol. 66, 457—459 (1950).
272. BICKFORD, R. G., KLASS, D. W.: The EEG in head injury. Kongreßbericht des Second Advanced Course in Elektroencephalography, Salzburg 1965. Vlg. Wien. Med. Akademie.
273. BÖRNER, H.: Beiträge zur elektroencephalographischen Untersuchung frischer geschlossener Schädeltraumen. Inauguraldissertation Berlin 1957.
274. CHATRIAN, G. E., WHITE, L. E., JR., DALY, D.: Electroencephalographic patterns resembling those of sleep in certain comatose states after injuries of the head. Electroenceph. clin. Neurophysiol. 15, 272—280 (1963).
275. COHN, R.: On the significance of biooccipital wave activity in the electroencephalograms of children. Electroenceph. clin. Neurophysiol. 10, 766—767 (1958).
276. COTTE-RITTAUD, COURJON, J.: Abnormalities of irritative type noticed in children following mild cranial trauma. Interpretation and prognosis. Electroenceph. clin. Neurophysiol. 17, 477 (1964).
277. COURJON, J.: L'Electroencéphalographie dans le controle des traumatismes crâniens récents. In: Traumatologie crânienne. Par P. WERTHEIMER et J. DELCOTES. Paris: Masson & Cie. 1961.
278. DAWSON, R. E., WEBSTER, J. E., GURDJIAN, E. S.: Serial electroencephalography in acute head injuries. J. Neurosurg. 8, 613—630 (1951).
279. DOLCE, G., KAEMMERER, E., NAQUET, R.: Zur Bedeutung der SW-Komplexe während der Photostimulation bei Hirntraumatikern. Nervenarzt 37, 177—179 (1966).
280. DOW, S., ULETT, G., RAAF, J.: Electroencephalographic studies immediately following head injury. Americ. J. Psychiat. 101, 174—183 (1944—1945).
281. DREYFUS-BRISAC, C.: Electroencephalography in Infancy. In: Die physiologische Entwicklung des Kindes. Berlin-Göttingen-Heidelberg: Springer 1959.
282. DREYFUS-BRISAC, C., SAMSON, D., BLANC, C., MONOD, N.: L'Électroencéphalogramme de l'enfant normal de moins de 3 ans. (Aspect fonctionel bio-électrique de la maturation nerveuse.) Études Néo-Natales, Vol. VII, Nr. 4, 143—175.
283. DUENSING, F.: Die Elektroenzephalographie, insbesondere in ihrer Bedeutung für den Nachweis des traumatischen Hirnschadens. In: Das Hirntrauma. Stuttgart: Thieme 1965.
284. DUMERMUTH, G.: Elektroencephalographie im Kindesalter. Stuttgart: Thieme 1965.
285. FERRIER, SIMONE, MÉGEVAND, A.: L'hématome sous-dural chez l'enfant (Valeur diagnostique de l'EEG). Rev. méd. Suisse rom. 75, 77 (1955).
286. FISCHGOLD, H., MATHIS, P.: Obnubilations, Comas et Stupeurs. Études Électroencéphalographiques. Electroenceph. clin. Neurophysiol. Suppl. Nr. 11 (1959).
287. FRANTZEN, E., HARVALD, B., HAUGSTED, H.: Fresh head injuries. Acta psychiat. neurol. scand. 33, 4, 417—428 (1958).
288. FRÜHMANN, E., HAUB, G.: Correlation statistical research on frequency and type of coincidence of clinical symptoms, psychological findings and EEG signs in brain injuried children. Electroenceph. clin. Neurophysiol. 19, 317 (1965).

289. FÜNFGELD, E. W., RABACHE, R., RABACHE, C., GASTAUT, H.: Vergleichende hirnelektrische Untersuchungen bei Schädeltraumen. Erhebungen an einem größeren, unausgelesenen Krankengut (Marburg/L.—Marseille). Zbl. Neurochir. 17, 326 (1957).

290. GARSCHE, R.: Elektroencephalographie. In: J. BROCK: Biologische Daten für den Kinderarzt, Bd. II. Berlin-Göttingen-Heidelberg: Springer 1954.

291. GARSCHE, R.: Die Beta-Aktivität im EEG des Kindes. I. Mitteilung: Erscheinungsformen bei gesunden Kindern. II. Mitteilung Erscheinungsformen bei cerebralen Erkrankungen. Z. Kinderheilk. 78, 441—457 u. 458—479 (1956).

292. GARSCHE, R.: Das Elektroencephalogramm bei den psychomotorischen Anfällen im Kindesalter. Arch. Kinderheilk. 153, 27 (1956).

293. GIANNELLI, A., BORGNA, E.: Das EEG beim alten geschlossenen Schädel-Hirntrauma. Riv. Oto-neurooftalm. 32, 539 (1957); Ref.: Zbl. Neurol. u. Psychiat. 146, 140 (1958).

294. GIBBS, F. A., GIBBS, E. L.: Clinical and pharmacological correlates of fast activity in electroencephalography. J. Neuropsychiat. 3, 73—78 (1962).

294 a. GIBBS, F., WEGNER, A., GIBBS, E. L.: The electroencephalogram in post-traumatic epilepsy. Amer. J. Psychiat. 100, 738—749 (1944).

295. GÖTZE, W.: Über Beziehungen zwischen hirnelektrischen und encephalographischen Befunden bei Hirnverletzten. Zbl. Neurochir. 3, Nr. 1—5, 155—160 (1943).

296. GÖTZE, W.: Über Beziehungen von psychischen Störungen und geistiger Leistungsfähigkeit bei Hirnverletzten zu ihrem Hirnstrombild. Zbl. Neurochir. 9, 84—93 (1949).

297. GÖTZE, W.: Das Hirnstrombild bei offenen Hirnverletzungen. Mschr. Unfallheilk. 56, 297—305 (1953).

298. GÖTZE, W.: Das EEG nach offenen Schädel-Hirnverletzungen. Bericht über 2. Tagung der Dtsch. EEG-Gesellschaft 27/28. IX. 1952, Hamburg. Nervenarzt 24, 477 (1953).

299. GÖTZE, W.: Über Hirnstrombefunde bei Stirnhirnverletzungen. In: Das Hirntrauma. Stuttgart: Thieme 1956.

300. GÖTZE, W., SCHULZE, A., KUBICKI, ST.: Concerning the diagnosis of epidural hematoma in the EEG. Electroenceph. clin. Neurophysiol. 13, 111—113 (1961).

301. GÖTZE, W., WOLTER, M.: Grenzen der Hirnstromuntersuchung bei der Begutachtung von Hirntraumafolgen. Med. Sachverständ., L III, 104—109 (1957).

302. GRÜTZNER, A., KOCH, F.: Elektroencephalographische Befunde bei subduralen Ergüssen im Säuglings- und Kleinkindesalter. (Diagnostische und epikritische Untersuchungen.) Z. Kinderheilk. 76, 148—166 (1955).

303. HELLSTRÖM, B., KARLSSON, B., MÜSSBICHLER, H.: Electrod placement in EEG of infants and its anatomical relationship studies radiographically. Electroenceph. clin. Neurophysiol. 15, 115—117 (1963).

304. HESS, R.: Zur Differentialdiagnose der Epilepsien. Dtsch. med. Wschr. 80, 1567—1571 (1955).

305. HESS, R.: Posttraumatische Epilepsie. Schwz. med. Wschr. 29, 828—830 (1956).

305 a. HESS, R.: The Electroencephalogram in children with cerebral lesions. Kongreßband des Second Advanced Course in Electroencephalography, Salzburg 1965.

306. HIRT, H. R.: Zur diagnostischen Bedeutung der pathologischen Beta-Aktivität im EEG des Kindes und des Jugendlichen. Fortsch. Neurol. Psych. 36, 412—433 (1968).

307. JACOBSON, SHERWOOD A.: Protracted unconsciousness due to closed head injury. Neurology (Minneap.) 6, 281 (1956).

308. JANZ, D.: Conditions and Causes of Status Epilepticus. Epilepsia (Amst.) 2, 170—177 (1961).

309. JANZ, D.: Status Epilepticus and Frontal Lobe Lesions. J. neurol. Scienc. 1, 446—457 (1964).

310. JANZEN, R., MÜLLER, E.: Über Indikation, Möglichkeiten und Grenzen der hirnelektrischen Untersuchung beim gedeckten Schädel-Hirn-Trauma. Mschr. Unfallheilk. 58, 225—237 (1955).

311. JANZEN, R.: Grenzen und Möglichkeiten der hirnelektrischen Untersuchung bei der Beurteilung Kopfverletzter. Hefte Unfallheilk. 52, 135 (1956).

312. JANZEN, R.: Klinische Elektroencephalographie. Berlin-Göttingen-Heidelberg: Springer 1961.

313. JASPER, H. H., KERSHMAN, J., ELVIDGE, A. R.: Electroencephalographic studies of injury to the head. Arch. Neurol. Psychiat. 44, 328—350 (1940).
314. JENNETT, W. B.: Experimental brain compression. Electroencephalographic consequences. Arch. Neurol. (Chicago) 4, 599—607 (1961).
314a. JENNETT, W. B., STERN, W. E.: Tentorial herniation, the midbrain and the pupil. Experimental studies in brain compression (Los Angeles). J. Neurosurg. 17, 598—609 (1960).
315. JOUVET, M.: Les comas prolongés ou troubles des conscience prolongés post-traumatiques. In: P. WERTHEIMER et J. DESCOTES, Traumatologie crânienne. S. 125—135. Paris: Masson & Cie. 1961.
316. JUNG, R.: Neurophysiologische Untersuchungsmethoden. In: Handbuch der Inneren Medizin, Bd. V, 1. Berlin-Göttingen-Heidelberg: Springer 1953.
317. JUNG, R.: Die praktische Bedeutung des Elektroencephalogramms für die klinische Diagnostik. Wien. med. Wschr. 109, 291—294 (1959).
318. JUNG, R.: Physiologie, Pathologie und Entwicklung des Hirnstrombildes. Elektroencephalographie im Kindesalter. Kongreß der Dtsch. Gesellsch. f. Kinderheilk., Heidelberg 1961.
319. KELLAWAY, P.: An ontogenetic study of certain electroencephalographic abnormalities in children. Electroenceph. clin. Neurophysiol. Vol. 5, 127 (1953).
320. KELLAWAY, P.: Head injury in children. Electroenceph. clin. Neurophysiol. Vol. 7, 497—498 (1955).
321. KUBICKI, ST.: Bewertung encephalographischer Bilder bei schweren cerebralen Funktionsstörungen. Verhandlungen der Dtsch. Gesellsch. f. Inn. Medizin, 69. Kongreß. München: J. F. Bergmann 1963.
322. KUGLER, J.: Elektroencephalographie in Klinik und Praxis. Stuttgart: Thieme 1963.
323. LAGET, P., BEYLE DE LAFAURIE, G.: Les rhythmes rapides dans l'électroencéphalogramme de l'enfant. Electroenceph. clin. Neurophysiol. 11, 763—775 (1959).
324. LAINE, E., PRUVOT, P., GALIBERT, P., PRUVOT, J.: The Hemiconvulsion-Hemiplegia-Syndrom due to mild cranial trauma in the young child. Electroenceph. clin. Neurophysiol. 17, 476 (1964).
325. LECHNER, H.: Elektroencephalographische Untersuchungen bei frischen geschlossenen Schädel-Hirn-Traumen. Zbl. Neurochir. 17, 65 (1957).
326. LENARD, H. G.: EEG-Veränderungen bei frischen Schädel-Hirn-Traumen im Kindesalter. Münch. med. Wschr. 107, 1820—1827 (1965).
327. LERIQUE-KOECHLIN, THEYSSONNIÈRE DE GRAMONT: Étude électroencéphalographique des traumatismes crâniens de l'enfant. Arch. franç. de Pédiatrie, Tome XV, 87—93 (1958).
328. LESNY, J.: Elektroencephalographie im Kindesalter. Berlin: VEB Verlag Volk u. Gesundheit 1962.
329. LINDSLEY, D. B.: Electrical potentials in the brain of children and adults. J. gen. Psychol. 19, 285—306 (1938).
329a. LINDSLEY, D. B., BOWDEN, J. W., MAGOUN, H. W.: Effect upon the EEG of acut injury to the brainstem activating system. Electroenceph. clin. Neurophysiol. 1, 475—486 (1949).
330. LORENZONI, E.: Die Bewertung von Krampfpotentialen im EEG nach frischen, geschlossenen Schädel-Hirn-Traumen. Wien. klin. Wschr. 77, 237 (1965).
331. MARSHALL, C., WALKER, A. E.: The value of electroencephalographie in the prognostication and prognosis of post-traumatic epilepsy. Epilepsia (Amst.) 2, 138—143 (1961).
332. MELIN, K. A.: Electroencephalography following head injuries in children. Acta paediat. Suppl. 75, 152—174 (1949).
333. MEYER, J. S., DENNY-BROWN, D.: Studies of cerebral circulation in brain injury. I. Electroenceph. clin. Neurophysiol. 7, 511—528 (1955).
334. MEYER, J. S., DENNY-BROWN, D.: Cerebral concussion. II. Vol. 7, 529—544 (1955).
335. MEYER, J. S., DENNY-BROWN, D.: Cerebral contusion, laceration and brainstem injury. III. Electroenceph. clin. Neurophysiol. 8, 107 (1956).
336. MEYER-MICKELEIT, R. W.: Das Elektroencephalogramm nach gedeckten Kopfverletzungen. Dtsch. med. Wschr. 78, 480—484 (1953).
337. MEYER-MICKELEIT, R. W.: Das EEG nach geschlossenen Kopftraumen. Nervenarzt 24, 476—477 (1953).

338. Müller, N., Rommelspacher, M.: Elektroencephalographische Untersuchungen bei traumatischen Anfallsleiden. Arch. Psychiat. u. Z. Neurologie 187, 547—554 (1952).
339. Müller, R.: Vergleichende klinische und hirnelektrische Untersuchungen bei gedeckten traumatischen Hirnschädigungen. Nervenarzt 25, 186—191 (1954).
340. Osler, L. D., Fusillo, M. G.: A peculiar type of post-concussive "black-out". J. Neurol. Neurosurg. Psychiat. 28, 344 (1965).
341. Özek, M., Meyer-Mickeleit, R. W.: Das EEG bei Hirntraumen im Kindesalter. Nervenarzt 27, 372 (1956).
342. Pache, H. O.: Das EEG des Kindes und die Indikation zu seiner Ableitung. Ärztl. Mitt. Nr. 14 (1961).
343. Paillas, J. E., Courson, B., Paillas, N.: Epilepsie post-traumatique. Considérations sur une série de 216 observations. Sem. Hôp. Paris 38, 1191—1199 (1962).
344. Pampiglione, G.: Some EEG observations following head injuries in children. Kongreßbericht des Second Advanced Course in Electroencephalography, Salzburg 1965.
345. Pampiglione, G., Till, K.: Some observations in children soon after headinjuries. Electroenceph. clin. Neurophysiol. 11, 601 (1959).
346. Pampus, F.: Elektroencephalographische Befunde bei wiederholten Kopfverletzungen. Hefte Unfallheilk. H. 52, 144 (1956).
347. Pampus, F.: Früh- und Spätmanifestationen gedeckter Schädel-Hirnverletzungen im Elektroencephalogramm. Chirurg 29, 484—487 (1958).
348. Richter, K.: EEG-Befunde nach Schädeltraumen bei Kindern. Arch. Psychiat. Z. Neurol. 194, 432 (1956).
349. Richter, K.: Über Anlagefaktoren im EEG. Fortschr. Neurol. Psychiat. 28, 332—350 (1960).
350. Roth, B.: The clinical and theoretical importance of EEG-rhythms corresponding to states of lowered vigilance. Electroenceph. clin. Neurophysiol. 13, 395—399 (1961).
351. Roth, G.: Das Elektroencephalogramm des cerebral geschädigten Kindes. Wien. med. Wschr. 109, 63—65 (1959).
352. Sager, O., Mares, A.: Klinisch-anatomische und elektroencephalographische Eigenheiten bei Zirkulationsstörungen der Formatio reticularis. Neurol. Psichiat. Neurochir. 6, 507—516 (1961) (Bucaresti); Ref.: Zbl. Neurol. Psychiat. 169, 186 (1963).
353. Schneider, E., Hubach, H.: Das EEG der posttraumatischen Psychosen. Dtsch. Z. Nervenheilk. 183, 600 (1961/62).
354. Seligmann, F.: Les séquelles affectives des traumatismes crâniens et leurs éventuels rapports avec des alterations électroencéphalographiques. Rev. Neuropsychiatr. infant. 13, 517—529 (1965).
355. Silverman, D.: Electroencephalographic study of acute head injury in children. (15. annuel meeting of the American Electroencephalographic Society.) 1961. Neurology (Minneapolis) 12, 273 (1962).
356. Steinmann, H. W.: Das Elektroencephalogramm bei der Untersuchung und Begutachtung von Schädel-Hirn-Traumen. Arbeit und Gesundheit, Heft 69. Stuttgart: Thieme 1959.
357. Steinmann, H. W.: Über die Beziehung zwischen Anfallserscheinungen und EEG-Veränderungen bei experimentellen Hirnläsionen. Dtsch. Z. Nervenheilk. 184, 427—458 (1963).
358. Steinmann, H. W., Tönnis, W.: Elektroencephalographische „Längsschnittuntersuchungen" bei frischen gedeckten Hirnschädigungen. Zbl. Neurochir. 11, 65—72 (1951).
359. Steinmann, H. W., Tönnis, W.: Das EEG bei frischen gedeckten Hirnschädigungen. Dtsch. Z. Nervenheilk. 165, 22 (1951).
360. Streifler, M., Freundlich, E., Beller, A. J.: Electroencephalography in subdural hematoma and effusion in infants. J. Dis. Child. 95, 25 (1958).
361. Vigouroux, R., Naquet, R., Baurand, C., Choux, M., Solamon, G., Khalie, R.: Evolution électro-radio-clinique de comas graves prolongés posttraumatiques. Rev. neurol. 110, 72—81 (1964).
362. Vogel, F.: Genetische Aspekte des Elektroencephalogramms. Dtsch. med. Wschr. 88, 1748—1758 (1963).

362a. VOGEL, F., GÖTZE, W., KUBICKI, ST.: Der Wert von Familienuntersuchungen für die Beurteilung des Niederspannungs-EEG nach geschlossenem Schädel-Hirn-Trauma. Dtsch. Z. Nervenheilk. **182**, 337—354 (1961).

363. WALKENHORST, A.: Ausgeprägte Herdveränderungen im Hirnstrombild nach leichten Schädeltraumen bei Kindern. Nervenarzt **26**, 250—251 (1955).

364. WERNER, R.: Die Bedeutung des EEG in der Diagnostik und Begutachtung der Schädel-Hirn-Traumen. Psychiat. Neurol. med. Psychol. **17**, 303—307 (1965).

365. WILLIAMS, D.: Neurological and EEG aspects of head injury. Electroenceph. clin. Neurophysiol. **7**, 495 (1955).

366. WITTER, H., MÜLLER, R.: Die Aktivierung des EEG durch Evipan bei gedeckten traumatischen Hirnschädigungen. Nervenarzt **24**, 97—102 (1953).

367. WOLTER, M., GÖTZE, W., LANGE-COSACK, H.: EEG-Untersuchungen an hirnverletzten Kindern. Zbl. Neurochir. **19**, 193—198 (1959).

# Sachverzeichnis

Druck: Color-Druck, Berlin

Universitätsdruckerei H. Stürtz AG, Würzburg
Buchbinder: ...
Bindearbeiten: ...

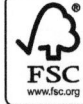